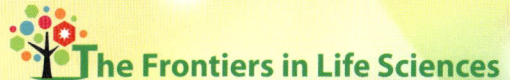

がん免疫療法のメカニズム解明と臨床への展開

がんと免疫

編集

坂口志文 大阪大学免疫学フロンティア研究センター
実験免疫学 教授／大阪大学特別教授

西川博嘉 国立がん研究センター 先端医療開発センター
免疫TR分野 分野長

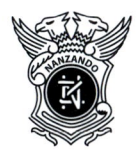

南山堂

編者・執筆者一覧

坂 口 志 文	大阪大学免疫学フロンティア研究センター 実験免疫学 教授／大阪大学特別教授
西 川 博 嘉	国立がん研究センター 先端医療開発センター 免疫TR分野 分野長

執筆者一覧（掲載順）

池 田 裕 明	三重大学大学院医学系研究科 遺伝子・免疫細胞治療学 教授
小 笠 原 康 悦	東北大学加齢医学研究所 生体防御学分野 教授
本 橋 新 一 郎	千葉大学大学院医学研究院 免疫細胞医学 教授
中 山 俊 憲	千葉大学大学院医学研究院 免疫発生学 教授
廣 田 圭 司	大阪大学免疫学フロンティア研究センター 実験免疫学 准教授
瀬 谷 司	北海道大学大学院医学研究科 免疫学 教授
松 本 美 佐 子	北海道大学大学院医学研究科 免疫学 准教授
中 山 睿 一	川崎医療福祉大学医療福祉学部 特任教授／岡山大学特命教授／岡山大学名誉教授
河 上 裕	慶應義塾大学医学部 先端医科学研究所 細胞情報研究部門 教授／所長
藤 井 眞 一 郎	理化学研究所 統合生命医科学研究センター 免疫細胞治療研究チーム チームリーダー
馬 場 義 裕	大阪大学免疫学フロンティア研究センター 分化制御 特任准教授

垣 見 和 宏	東京大学医学部附属病院 免疫細胞治療学講座 特任教授
宮 井 まなみ	東京大学医学部附属病院 免疫細胞治療学講座
三 野 享 史	京都大学ウイルス研究所 感染防御研究分野
竹 内 理	京都大学ウイルス研究所 感染防御研究分野 教授
猪 爪 隆 史	山梨大学医学部 皮膚科学 講師
島 田 眞 路	山梨大学医学部 皮膚科学 教授
小 澤 敬 也	東京大学医科学研究所 先端医療研究センター 遺伝子治療開発分野 教授
河 本 宏	京都大学再生医科学研究所 再生免疫学分野 教授
前 田 卓 也	京都大学再生医科学研究所 再生免疫学分野
増 田 喬 子	京都大学再生医科学研究所 再生免疫学分野
北 野 滋 久	国立がん研究センター中央病院 先端医療科
玉 田 耕 治	山口大学大学院医学系研究科 免疫学 教授
内 橋 俊 大	東京大学医科学研究所 先端医療研究センター 先端がん治療分野
藤 堂 具 紀	東京大学医科学研究所 先端医療研究センター 先端がん治療分野 教授
塚 原 智 英	札幌医科大学医学部 病理学第一講座 講師
鳥 越 俊 彦	札幌医科大学医学部 病理学第一講座 准教授
廣 橋 良 彦	札幌医科大学医学部 病理学第一講座 講師
金 関 貴 幸	札幌医科大学医学部 病理学第一講座
Vitaly Kochin	札幌医科大学医学部 病理学第一講座
佐 藤 昇 志	札幌医科大学名誉教授

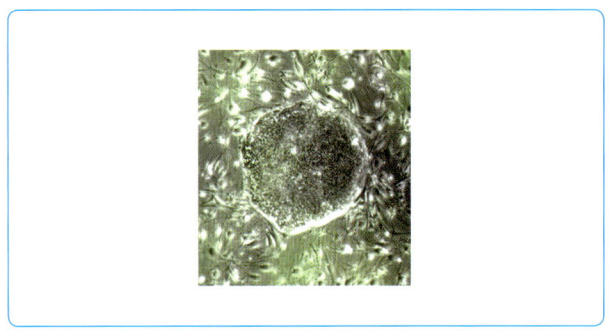

写真1　MART-1-T-iPS細胞コロニー（本文p.142参照）

[Vizcardo R, et al.：Cell Stem Cell, 12：31-36, 2013]

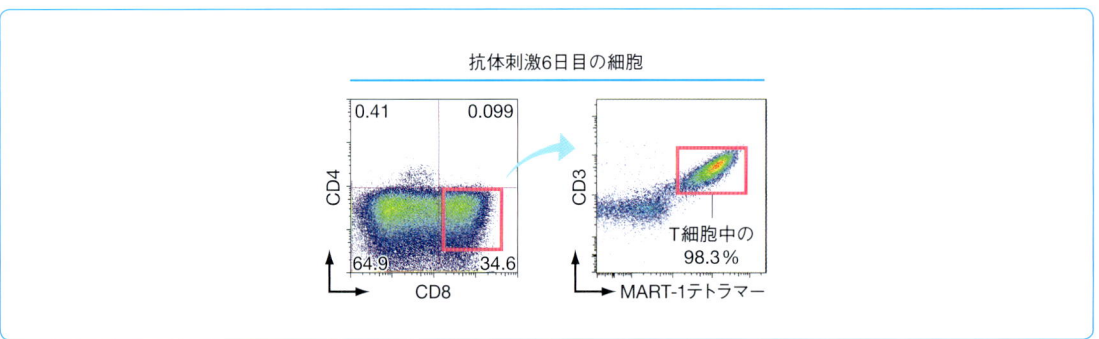

写真2　MART-1-T-iPS細胞から分化誘導したMART-1抗原特異的T細胞
抗体刺激6日目には大量の成熟CD8$^+$T細胞が生成した．このなかのほとんどすべてがMART-1抗原に結合できるT細胞受容体（TCR）を発現していた（本文p.142参照）．

[Vizcardo R, et al.：Cell Stem Cell, 12：31-36, 2013を一部改変]

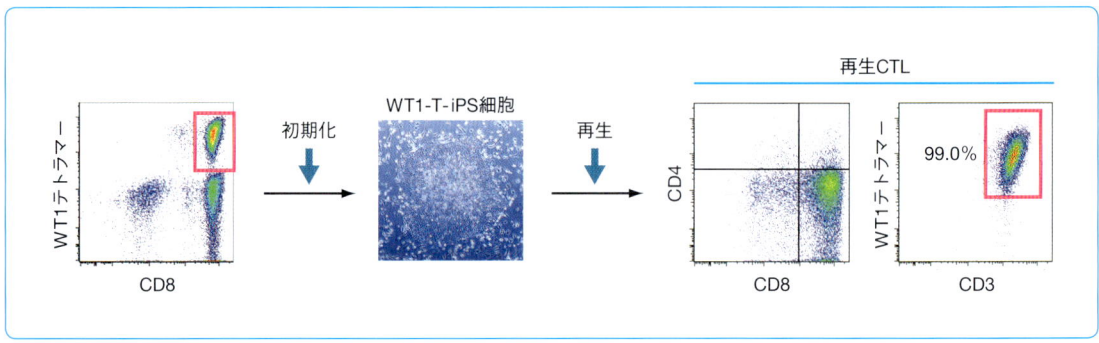

写真3　WT1抗原特異的CTLの再生
健常人の末梢血からWT1ペプチドを用いてWT1テトラマー陽性細胞を増幅した．WT1テトラマー陽性細胞からiPS細胞（WT1-T-iPS細胞）を作製し，WT1-T-iPS細胞からCD8$^+$T細胞を分化誘導した．なお，再生したCD8$^+$T細胞はCD8αCD8βヘテロ二量体型で，もとになったCTLに匹敵する抗原特異的な細胞傷害活性を示した（データ非表示．本文p.148参照）．

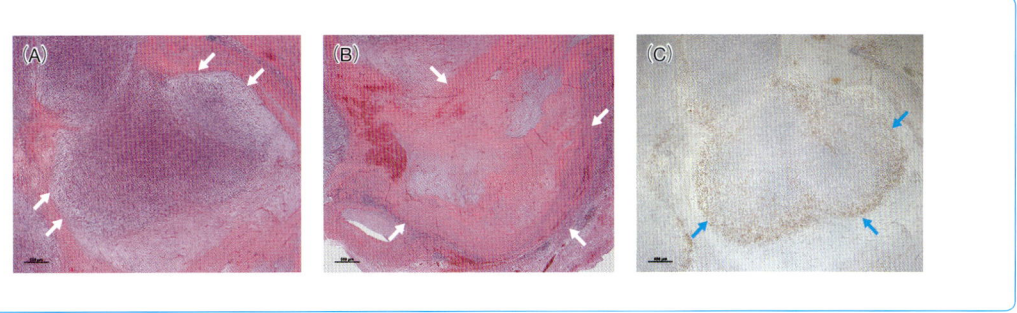

写真4 粘液性線維肉腫症例の切除標本の組織学的所見
残存腫瘍（A，矢印）がみられたが，およそ半分の領域には壊死（B，矢印）がみられた．残存腫瘍の周囲にCD8⁺細胞の強い浸潤がみられた（C，矢印）．スケールバ＝500μm（本文p.180参照）．

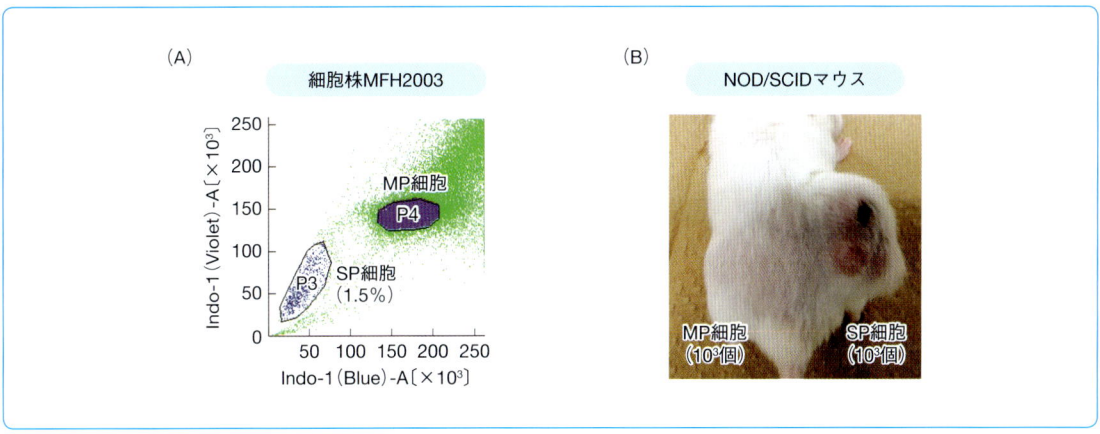

写真5 悪性線維性組織球腫細胞株MFH2003を用いたがん幹細胞の同定
（A）MFH2003には1.5％のサイドポピュレーション細胞（SP細胞）が含まれていた．（B）免疫不全マウス移植においてSP細胞はMP細胞に比べて高い造腫瘍能を示した（本文p.182参照）．

［Murase M, et al.：Br J Cancer, 101：1425-1432, 2009を一部改変］

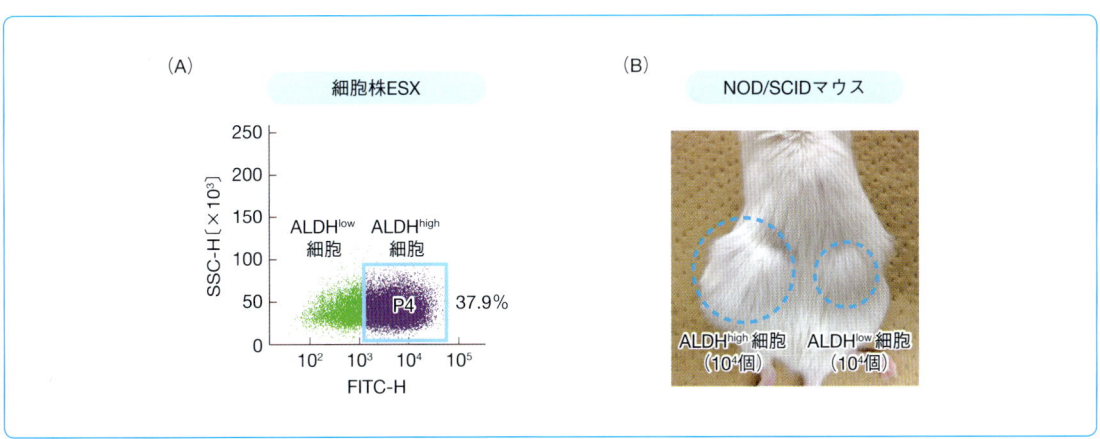

写真6 類上皮肉腫細胞株ESXを用いたがん幹細胞の同定
（A）ESXには37.9％のALDH^high細胞が含まれていた．（B）免疫不全マウス移植においてALDH^high細胞はALDH^low細胞に比べて高い造腫瘍能を示した（本文p.182参照）．

［Emori M, et al.：PLoS One, 8：e84187, 2013を一部改変］

序

　現在，日本人の約半数が悪性腫瘍（がん）に罹患する．がんは日本人の死亡原因の3割を超え，年々増加傾向にあり，まさに"国民病"である．がんの三大標準治療である外科療法，化学療法，放射線療法はそれぞれ目覚ましい進歩を遂げているものの，"がん"の完全治癒はまだ困難であるのが現状であり，より効果的ながん治療法の開発が喫緊の課題である．そのようななか，がん細胞が免疫監視機構を逃避する仕組みの解明が進み，それらを標的とした，これまでとはまったく異なるアプローチによるがん治療，"がん免疫療法"の開発が進んでいる．

　とくに，免疫チェックポイント分子とよばれる，免疫応答を負に制御する分子に対するモノクローナル抗体（抗 CTLA-4 抗体や抗 PD-1 抗体など）および T 細胞療法〔キメラ抗原受容体（CAR）導入 T 細胞など〕が，悪性黒色腫（メラノーマ），非小細胞肺がんおよび血液悪性腫瘍などで劇的な抗腫瘍効果を示したことで臨床応用が進み，がん免疫分野は新たな時代に入ったといえる．わが国でも，がんペプチドワクチン療法にはじまり，免疫チェックポイント阻害剤が臨床応用へとつながることで，がん免疫治療は新たな展開をみせている．さらに，制御性 T 細胞をはじめとするがん局所での免疫抑制機構に焦点をあてた研究は，世界的にも急速な進展をみせ，現在，臨床応用がはじまろうとしている．

　一方，がん免疫療法の臨床への展開に伴い，既存のがん治療における免疫担当細胞の役割にも注目が集まり，がん治療全体を考えるうえでも，がんに対する免疫応答の理解が，より重要な要素となってきている．

　このような現状をふまえ，本書では，がんに対する免疫応答研究の歴史から昨今の臨床応用を含めた急速な進展を取り上げることとした．本研究領域に意欲的に取り組まれている第一線の研究者の方々にご尽力いただき，がん免疫分野における新しいパラダイムの誕生を感じることができる充実した内容になったと自負している．本書ががん免疫に関する研究の基礎から臨床応用までの理解につながり，がん免疫研究の発展，がんの治癒を目指した効果的な次世代がん免疫療法の開発・確立につながる礎となることを願っている．

　2015 年 9 月

編　者

目 次

1 概 論 ……………………………………………………… 西川博嘉 3

- **1-1** がん免疫研究の歴史と展開 …………………………………………… 3
- **1-2** がんに対する免疫応答 ………………………………………………… 4
  - ❶ 抗腫瘍免疫応答 …………………………………………………… 4
    - 1) 自然免疫 ……………………………………………………… 4
    - 2) 獲得免疫 ……………………………………………………… 5
  - ❷ 腫瘍免疫制御 ……………………………………………………… 6
- **1-3** 治療への応用 …………………………………………………………… 6

第 I 部 抗腫瘍免疫応答

2 がんの免疫監視機構からがん免疫編集 ……………………… 池田裕明 11

- **2-1** がんの免疫監視機構の概念の提唱と議論 …………………………… 11
- **2-2** がんの免疫監視機構の再考とがん免疫編集仮説の提唱 …………… 12
- **2-3** がんの免疫監視機構の存在に対する批判と反証 …………………… 13
- **2-4** ヒトにおけるがんの免疫監視機構 …………………………………… 14
- **2-5** 免疫監視機構にかかわる抗原の探索 ………………………………… 15
- **2-6** ヒトのがん免疫療法におけるネオ抗原の意義 ……………………… 16

自然免疫

3 NK細胞 ……………………………………………………… 小笠原康悦 19

- **3-1** NK細胞とは …………………………………………………………… 19
  - ❶ NK細胞の特徴 …………………………………………………… 19
  - ❷ NK細胞の標的細胞認識機構 …………………………………… 20

- **3-2** 腫瘍免疫におけるNK細胞 ································· 24
  - ❶ サイトカインによるNK細胞の活性化 ···························· 24
  - ❷ 活性化受容体NKG2Dとその役割 ······························· 25
  - ❸ NK細胞とがん細胞との攻防 ··································· 26

4　腫瘍免疫におけるNKT細胞の役割と臨床応用　本橋新一郎　中山俊憲　31

- **4-1** NKT細胞の分類 ··· 31
- **4-2** 担がん症例におけるiNKT細胞の機能 ····························· 33
- **4-3** iNKT細胞を用いた免疫細胞療法の臨床研究 ······················· 33
  - ❶ 肺がんに対するiNKT細胞を用いた免疫細胞療法 ················ 34
  - ❷ 頭頸部がんに対するiNKT細胞を用いた免疫細胞療法 ············ 34
  - ❸ 先進医療としてのα-GalCerパルス樹状細胞療法 ················ 35
  - ❹ iNKT細胞を標的とした免疫細胞治療の今後の展開 ··············· 35

5　自然リンパ球の機能と腫瘍形成　廣田圭司　37

- **5-1** ILC1の抗腫瘍活性？ ··· 39
- **5-2** ILC2の機能と腫瘍組織に与える影響 ······························ 39
- **5-3** ILC3の機能と腫瘍形成 ··· 40

6　がんの免疫アジュバント療法　瀬谷司　松本美佐子　42

- **6-1** 抗がん免疫アジュバントの歴史 ··································· 44
- **6-2** 抗原提示樹状細胞のPRR ··· 45
- **6-3** 腫瘍関連マクロファージのPRR ··································· 48
- **6-4** 腫瘍細胞のアジュバント応答 ····································· 49

獲得免疫

7 がん抗原 ……………………………………………………… 中山睿一　51

- **7-1** 免疫監視機構 …………………………………………………… 51
- **7-2** がん抗原の発見 ………………………………………………… 52
- **7-3** がん・精巣抗原（CT抗原）…………………………………… 52
- **7-4** ミュータノーム ………………………………………………… 58

8 がんに対するT細胞応答 ………………………………… 西川博嘉　60

- **8-1** T細胞サブセット ……………………………………………… 60
  - ❶ 細胞傷害性T細胞（CTL）………………………………… 60
  - ❷ ヘルパーT細胞（Th）……………………………………… 61
  - ❸ 制御性T細胞（Treg）……………………………………… 62
  - ❹ γδT細胞 …………………………………………………… 62
- **8-2** T細胞受容体（TCR）…………………………………………… 63
- **8-3** T細胞活性化 …………………………………………………… 64
- **8-4** がん抗原に対するT細胞応答 ………………………………… 65

9 腫瘍免疫微小環境 ………………………………………… 河上　裕　68

- **9-1** がん関連微小環境におけるがん細胞促進的，免疫抑制的な環境 …… 68
- **9-2** がん関連微小環境における免疫状態の個人差と
  腫瘍浸潤T細胞のがん治療への関与 ………………………… 70
- **9-3** 抗腫瘍T細胞誘導系に関与するがん免疫病態とその機序 … 71
  - ❶ がん細胞のパッセンジャー突然変異に由来するネオ抗原に対する
    抗腫瘍T細胞の誘導 ……………………………………… 71
  - ❷ がん細胞の遺伝子異常によるケモカイン・サイトカイン産生低下による
    腫瘍浸潤T細胞の減少 …………………………………… 73
- **9-4** 抗腫瘍免疫抑制系に関与するがん免疫病態とその機序 …… 73
  - ❶ 抗腫瘍T細胞を起点とした免疫抑制 …………………… 73
  - ❷ がん細胞の遺伝子異常を起点とした免疫抑制 ………… 74

10 樹状細胞の生物学的特徴と樹状細胞標的療法の進歩 …… 藤井眞一郎　76

10-1 樹状細胞の生物学的特徴 …… 76
- ❶ 樹状細胞の生理学的機能 …… 77
- ❷ 樹状細胞のサブセット …… 78

10-2 樹状細胞によるがんワクチン療法 …… 79
- ❶ ex vivo 樹状細胞療法と問題点 …… 79
- ❷ in vivo 樹状細胞標的ワクチンの開発：生体内の樹状細胞への抗原輸送 …… 80

11 B細胞による腫瘍制御 …… 馬場義裕　84

11-1 液性免疫とがん …… 85

11-2 B細胞による腫瘍免疫抑制 …… 87
- ❶ IL-10産生制御性B細胞 …… 88
- ❷ TGF-β産生制御性B細胞 …… 89
- ❸ その他のサイトカイン産生B細胞 …… 89

11-3 B細胞によるがん細胞活性化 …… 89

11-4 腫瘍免疫を正に制御するB細胞 …… 90

第II部　腫瘍免疫制御

12 制御性T細胞と腫瘍免疫 …… 坂口志文　95

12-1 免疫自己寛容，腫瘍免疫とTreg …… 95

12-2 Treg機能の分子的基礎 …… 97

12-3 生体内での腫瘍反応性T細胞の免疫状態 …… 98

12-4 ヒトFoxp3$^+$T細胞サブセットと腫瘍免疫応答 …… 99

12-5 Tregを標的とした新しいがん免疫療法の確立に向けて …… 100

13 骨髄由来抑制細胞(MDSC) …………………………… 垣見和宏　宮井まなみ　102

- **13-1** MDSCのマーカーとサブセット ………………………………………………… 102
- **13-2** MDSCが腫瘍に集積するメカニズムと腫瘍内微小環境の形成 ……………… 104
- **13-3** MDSCの免疫抑制作用とメカニズム ………………………………………… 106
- **13-4** MDSCを標的とする治療 ……………………………………………………… 107

14 マクロファージの分化機構とがんにおける役割 …… 三野享史　竹内　理　111

- **14-1** マクロファージの病原体認識機構 …………………………………………… 112
- **14-2** 組織常在性マクロファージの分化機構 ……………………………………… 113
- **14-3** 組織侵襲に対するM1マクロファージ，M2マクロファージの分化 ……… 114
- **14-4** 腫瘍進行における腫瘍関連マクロファージ(TAM)の役割 ……………… 116
- **14-5** TAMを標的としたがん治療 ………………………………………………… 117

15 がん免疫における共刺激分子，共抑制分子と免疫チェックポイント ……………………………… 猪爪隆史　島田眞路　120

- **15-1** がん免疫と免疫チェックポイント分子を介した免疫抑制 ………………… 121
- **15-2** がん免疫に関与する共刺激分子，共抑制分子 ……………………………… 123
  - ❶ CD28ファミリー …………………………………………………………… 123
    CTLA-4 ／ PD-1 ／ ICOS ／ TIGIT
  - ❷ TNF受容体スーパーファミリー ………………………………………… 126
    CD27 ／ 4-1BB ／ OX40 ／ GITR
  - ❸ その他 ………………………………………………………………………… 127
    CD226 ／ BTLA ／ TIM-3 ／ LAG-3

第III部 治療への応用

16 遺伝子操作T細胞療法 —CAR-T遺伝子治療を中心に— ..... 小澤敬也 133

- 16-1 CAR-T遺伝子治療の基本コンセプト 133
- 16-2 CAR-T遺伝子治療とTCR遺伝子治療 135
- 16-3 B細胞性腫瘍に対するCAR-T遺伝子治療の臨床試験 136
- 16-4 CAR-T遺伝子治療の副作用と対策 138
- 16-5 CAR-T遺伝子治療の今後の展開 138

17 iPS細胞技術を用いたがん抗原特異的T細胞のクローニングと再生 —他家移植の系で使えるT細胞製剤の開発に向けて— ..... 河本 宏　前田卓也　増田喬子 140

- 17-1 T細胞をうまく使えばがんを治すことができる 140
- 17-2 リプログラミング技術を利用したT細胞のクローニング 141
- 17-3 他家移植への応用 142
- 17-4 臨床応用へ向けての留意点 145
- 17-5 具体的な計画と進捗状況 148

18 抗体療法（免疫チェックポイント阻害療法） ..... 北野滋久　玉田耕治 151

- 18-1 T細胞の活性化を制御する共刺激（活性，抑制）分子群 151
  - ① 免疫チェックポイント阻害剤 151
  - ② 抗CTLA-4抗体 152
  - ③ 抗PD-1抗体 156
  - ④ 抗PD-L1抗体 159
- 18-2 免疫チェックポイント阻害剤を含む併用療法 161
  - ① 抗CTLA-4抗体と抗PD-1抗体の併用療法 161
  - ② 抗PD-1抗体と多標的キナーゼ阻害剤（抗VEGF抗体）の併用療法 162

- **18-3** 免疫チェックポイント阻害剤による免疫療法と従来の化学療法との効果発現の違い …… 162
- **18-4** 免疫チェックポイント阻害剤に特有の有害事象 …… 163
- **18-5** 臨床効果予測および毒性予測のバイオマーカーの現況 …… 164

19 がんのウイルス療法 …… 内橋俊大　藤堂具紀　168

- **19-1** がん治療用ウイルス …… 168
  - ① 単純ヘルペスウイルスⅠ型（HSV-1） …… 170
  - ② アデノウイルス …… 171
  - ③ レオウイルス …… 171
  - ④ ワクシニアウイルス …… 171
  - ⑤ その他 …… 171
- **19-2** がん治療用ウイルスによる特異的抗腫瘍免疫惹起のしくみ …… 172
- **19-3** 外来遺伝子発現型ウイルスを利用したさらなる抗腫瘍免疫の惹起 …… 173

20 次世代ペプチドワクチン療法の開発 …… 塚原智英　鳥越俊彦　廣橋良彦　金関貴幸　Vitaly Kochin　佐藤昇志　176

- **20-1** がん抗原の同定 …… 177
  - ① forward immunology …… 177
  - ② reverse immunology …… 178
- **20-2** がん抗原ペプチドワクチンの第Ⅰ相臨床試験 …… 179
  - ① サバイビン2Bペプチド …… 179
  - ② *SYT-SSX* 転座融合遺伝子由来ペプチド …… 180
  - ③ PBFペプチド …… 180
  - ④ PBFペプチドとサバイビン2Bペプチドを用いたカクテルワクチン …… 180
- **20-3** 細胞移入療法の効果と問題点 …… 180
- **20-4** 免疫チェックポイント阻害剤とがん抗原 …… 181
- **20-5** がん幹細胞抗原の同定 …… 182

日本語索引 …… 187
外国語索引 …… 190

概　論

1 概論

西川博嘉

1-1 ▪ がん免疫研究の歴史と展開（図1-1）

　W. B. Coley により，約1世紀前に"免疫応答により悪性腫瘍が退縮する"ことが報告された[1]．免疫系は生体内に存在する自己と存在しない非自己を識別し，非自己の物質を排除する機構である．がんは細胞の遺伝子変異の蓄積により発生することから，細胞が本来もっていない非自己の物質（抗原）を有していると考えられ，20世紀初頭，P. Ehrlich は免疫系が"がん"から生体を防御しているという考えを提唱した[2]．この考えは，F. M. Burnet と L. Thomas により，"生体内では細胞に遺伝子変異がつねに起こり，異常細胞が出現するが，これらの危険な異常細胞は免疫系により見つけだされ，排除される"という"がん免疫監視機構 cancer immuno-surveillance"として1950年代にまとめられた[3]．また，1943年に L. Gross は，純系マウスモデルを用いて，化学発がん剤により誘導された同系マウスのがん細胞株を移植されて，それらを拒絶したマウスは同じがん細胞株に抵抗性となることを明らかにし，免疫系によるがん拒絶に特異性があることから，標的となる抗原（がん抗原）の存在を推測した[4]．

　一方，Coley らにより開始された Coley's toxin の治療効果が不十分であったことや，P. B. Medawar による，腫瘍は自己であることから免疫系によって排除されないといった免疫寛容説などにより[5]，がんに対する免疫応答は否定的な見解が示された．さらに1970年代，O. Stutman により，胸腺を欠損したヌードマウスにおいて，化学発がん剤による発がんが野生型マウスと同等である[6]ということが示されたことも，がんに対する免疫応答の存在を疑問視した．しかし，Stutman らが用いたヌードマウスは T 細胞が末梢で残存していることや，ナチュラルキラー細胞（NK 細胞）の活性が野生型マウスに比較して高いことから，より精密に種々の免疫関連遺伝子変異動物などを用いた研究が進められた結果，IFN-γやパーフォリンといった抗腫瘍免疫応答にかかわる分子が欠損したマウスでは発がんが促進することが明らかになり，がん免疫監視機構の存在が動物モデルで確認されてきている．また，1991年には，ヒトがん抗原が T. Boon らによって同定され，ヒトにおいてもがん免疫応答の存在が示された[7]．現在，免疫応答が発がんからがんの進展にかかわる過程は"がん免疫編集 cancer immuno-editing"として，L. J. Old, R. D. Schreiber らによってまとめられた[8]．免疫系は，生体内に生じたがん細胞を破壊し，がんの進展を抑制しているが，がん細胞がその微小環境において生存するのに適したがん細胞を選択し，免疫系から逃避するとともに，積極的に抗腫瘍免疫応答を抑制する環境をつくりあげ，臨床的"がん"となる．事実，近年のヒト悪性腫瘍の網羅的遺伝子解析データでも，細胞傷害関連分子は免疫抑制分子とともに発現しているといったように，免疫逃避機構の存在の重要性が示されている．つまり，免疫系はがんを攻撃して腫瘍制御にはたらく細胞や分子と，これらの抗腫瘍免疫応答を抑制して腫瘍増

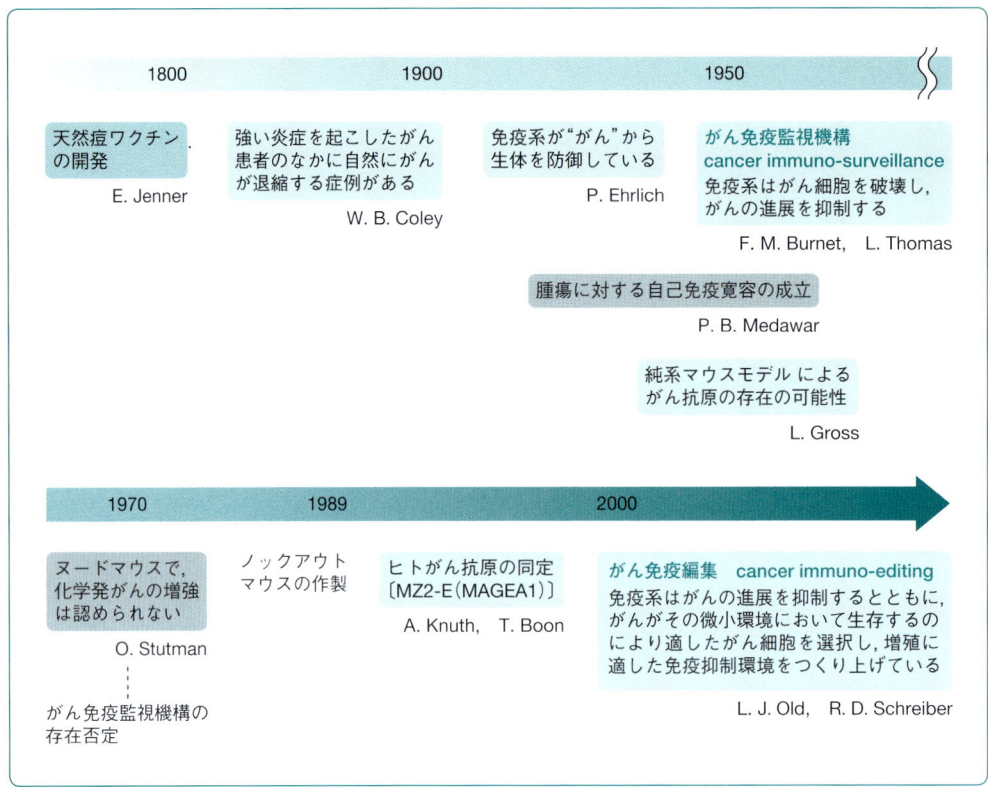

図1-1 腫瘍免疫学の歴史

殖を助ける免疫抑制細胞，免疫抑制分子の両方の機能をもっており，臨床において認められる"がん"ではそのバランスが免疫抑制に傾いていることが明らかになってきている．よって，抗 CTLA-4（cytotoxic T lymphocyte-associated antigen-4）抗体[9]や抗 PD-1（programmed cell death-1）抗体[10]をはじめとする免疫チェックポイント阻害剤や CAR（chimeric antigen receptor，キメラ抗原受容体）導入 T 細胞[11]をはじめとする T 細胞療法のように，正と負の両面を標的としたがん免疫療法が近年展開されている．本書では，**第Ⅰ部**では抗腫瘍免疫応答，**第Ⅱ部**では腫瘍免疫制御，および**第Ⅲ部**では治療への応用を詳細に解説する．

1-2 がんに対する免疫応答

❶ 抗腫瘍免疫応答

免疫系が生体内に生じた異常細胞（がん細胞）を排除するため，外来微生物を排除するのと同様に，自然免疫機構および獲得免疫機構のさまざまな細胞がかかわっていることが明らかになっている．がん免疫療法では獲得免疫，とりわけ T 細胞応答が注目されているが，自然免疫の抗腫瘍免疫応答へのかかわりも重要である．

1）自然免疫

自然免疫にかかわる細胞は，獲得免疫にかかわる T 細胞のように抗原特異的な受容体を

もたず，抗原刺激を受けなくてもがん細胞に対して，パーフォリン，グランザイム，IFN-γ，TNF-αおよび Fas-Fas リガンドを介する免疫応答を引き起こし，殺傷効果を示す．自然免疫の代表的な細胞である NK 細胞を例にとると，その活性化には細胞表面の活性化受容体 killer cell activating receptor（KAR）と抑制性受容体 killer cell inhibitory receptor（KIR）がともに関与している．KAR を介して活性化シグナルが伝えられても，正常細胞は MHC を発現しているため，KIR からの抑制性シグナルにより NK 細胞の活性化は起こらない．しかし，がん細胞にはがん免疫応答を逃避するために MHC を消失もしくは低下させている細胞があり，NK 細胞はこれらの細胞を攻撃する．NK 細胞は IL-2 と培養すると殺細胞効果がさらに亢進し，LAK 細胞 lymphokine activated killer cell とよばれる細胞になることから，これらの LAK 細胞によるがん治療が試みられたが，治療効果は証明されなかった．

しかし，多細胞生物のうち獲得免疫機構をもつ生物は約1.4％であることを考えると，自然免疫の抗腫瘍免疫応答へのかかわりがきわめて重要であることは言を俟たない．NK 細胞，NKT 細胞や$\gamma\delta$T 細胞を欠損したマウスでは，化学発がん，自然発がんが促進するとともに，発がん細胞の免疫原性が高いことも明らかになっている[12]．これらの自然免疫応答をがん免疫療法に応用する試みを成功に導くには，自然免疫から獲得免疫につながるシームレスな抗腫瘍免疫応答の活性化が重要であると考えられる．

2）獲得免疫

獲得免疫にかかわる T 細胞および B 細胞は，抗原特異的受容体をもち，抗原刺激により活性化され，免疫応答を引き起こす．細胞に遺伝子変異が蓄積することによりがん化することから，がん細胞には正常細胞では発現がみられないタンパク質や変異を伴ったタンパク質など新たに出現するタンパク質（がん抗原）が存在する[13]．これらは獲得免疫系から異物とみなされ，免疫応答の標的となる．たとえば，CD8$^+$T 細胞の抗腫瘍免疫応答での重要性は，がん抗原で免疫された動物の CD8$^+$T 細胞が *in vitro* で直接腫瘍細胞を傷害すること，また，がん特異的 CD8$^+$T 細胞を養子免疫することにより，がん抵抗性をほかの動物に移入できることなどから明らかになっている[14, 15]．CD8$^+$T 細胞は，樹状細胞などの抗原提示細胞上の MHC クラス I 上に提示されたがん抗原由来の9個前後のアミノ酸断片（ペプチド）を認識して活性化される．このとき同時に，自然免疫系からのシグナルなどで活性化した抗原提示細胞上の CD80/CD86 から T 細胞上の CD28 を介した共刺激が CD8$^+$T 細胞の十分な活性化に必須である．

がん抗原は，多くのがん患者で共通して認められる自己由来の抗原の発現増強もしくは異常発現による抗原（shared antigen）と，おのおのの患者ごとに異なる遺伝子変異に由来する抗原（ネオ抗原 neo-antigen）に大別されている．Burnet や Medawar にはじまる自己免疫寛容の観点からすると，shared antigen に比較してネオ抗原は外来抗原に近いと考えられ，CD8$^+$T 細胞の標的としては理想的である[16]．しかし，がん局所に存在する shared antigen 特異的 CD8$^+$T 細胞およびネオ抗原特異的 CD8$^+$T 細胞の比率による抗腫瘍免疫応答誘導の差があるのか，遺伝子変異がそのままネオ抗原特異的 CD8$^+$T 細胞につながるのか，shared antigen 特異的 CD8$^+$T 細胞は，後述する免疫制御機構の解除を試みることで抗腫瘍効果を発揮できるのかなど，適切な抗腫瘍免疫応答を誘導するがん免疫療法を開発するうえで明らかにすべき課題は多い．

2 腫瘍免疫制御

　抗腫瘍免疫応答の制御にかかわる細胞や分子の重要性は，動物モデルで制御性T細胞（Treg），MDSC（myeloid-derived suppressor cell，骨髄由来抑制細胞）やM2マクロファージを除去したり，免疫抑制にかかわる免疫チェックポイント分子とよばれるCTLA-4やPD-1のシグナルをブロックまたは除去することで抗腫瘍免疫応答が誘導されること，また，ヒトのがん局所でおのおのの細胞浸潤の頻度，分子発現の増強が予後不良因子となることから明らかになってきた[17]．これらの細胞や分子は，過剰な免疫応答を抑制したり，自己免疫寛容を維持したりすることで，免疫系の恒常性を保っている．がん細胞は，これらの細胞や分子を巧みに利用することでがん局所に免疫抑制ネットワークを構築し，免疫系からの攻撃を逃避している．

　Tregを例にとると，がん細胞はTregが強発現しているようなケモカイン受容体（たとえばCCR4など）のリガンドを発現することでTregをがん局所に遊走させる．Tregはほかの$CD4^+$ T細胞に比較して自己抗原を認識するため，がん局所でがん細胞の増殖と破壊によって放出される多数の自己抗原により活性化され，増殖する．このようにしてがん局所では活性化され抑制活性が増強したTregが多数存在し，抗腫瘍免疫応答を抑制している[17]．よって，抗腫瘍免疫応答の活性化に加えて免疫抑制ネットワークの解除が必須であるが，おのおのの細胞や分子は免疫系の恒常性を保つうえできわめて重要であるため，これらの免疫抑制機構を標的とした治療は，つねに効果と毒性の両者を配慮する必要がある．すなわち，どの程度（すべてなのか一部なのか）免疫抑制ネットワークを解除すれば抗腫瘍効果がみられるのか，がん局所の免疫抑制ネットワークのみを選択的に解除する手法の開発などが今後の課題と考えられる．

1-3 ▪ 治療への応用（図1-2）

　免疫応答をがん治療に応用する試みはColey's toxinにはじまる[1]．その後，BCG（*Bacille de Calmette et Guérin*，ウシ型弱毒結核菌ワクチン）の膀胱がん治療への応用例があるものの[18]，抗腫瘍免疫応答をがん治療に応用する試みは長期にわたり成功に結びつかなかった．ヒトがん抗原を世界で初めて同定したBoonは，がん抗原を投与して免疫応答を増強するがんワクチン療法の状況に対して，"Success has been too rare for one to be convinced, but too frequent for one to give up."と述べている．がんワクチン療法のほとんどが自己由来のshared antigenを標的としてきたため，すでに免疫寛容が成立しており，免疫抑制機構の解除なくしては十分な抗腫瘍免疫応答を誘導できなかったとの指摘もある．がん抗原に対するがん免疫療法は，患者おのおのの変異により生じたネオ抗原を標的としたものや，Tregなどの免疫抑制機構の解除との併用が試みられはじめ，新たな局面を迎えている．加えて，がん抗原を標的とした細胞療法，とりわけCD19を標的としたCAR導入T細胞療法は$CD19^+$ ALL（acute lymphocytic leukemia，急性リンパ性白血病）で劇的な治療効果を示すことが報告されており，さらなる展開が期待される[11]．また，T細胞をiPS技術により初期化して増殖させる試みもはじまっている[19]．細胞療法のがん治療への展開においては，細胞製剤を作製するハード面についても，今後，考えていく必要がある．

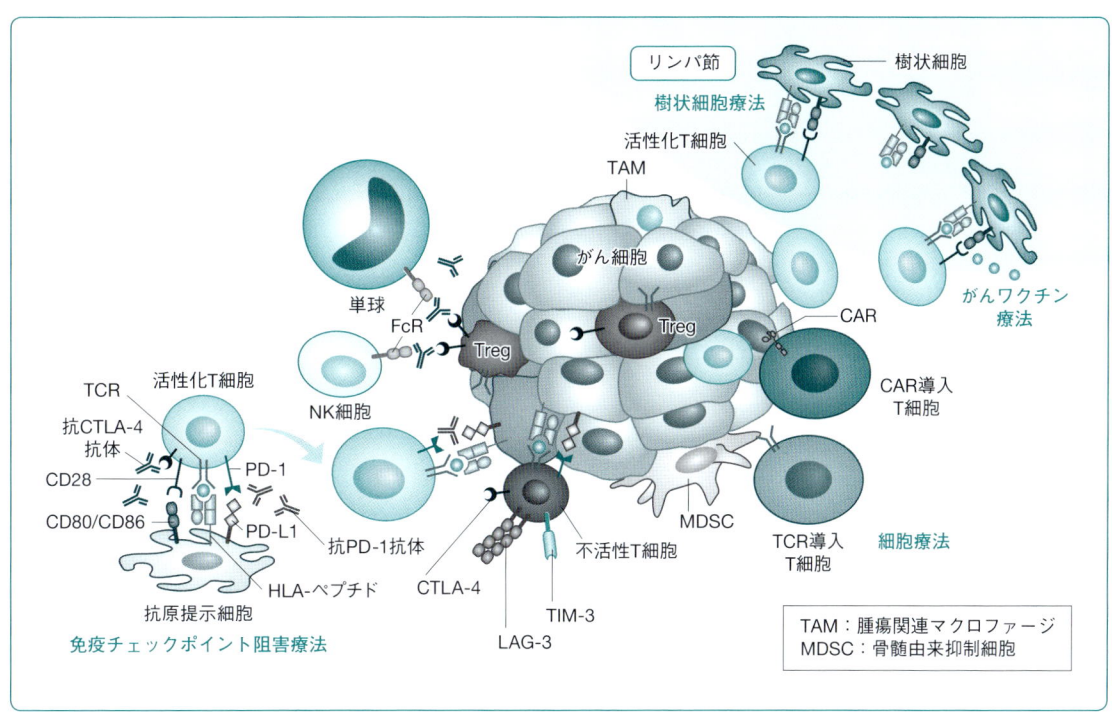

図1-2 さまざまながん免疫療法

　免疫抑制機構のうち，免疫チェックポイント分子とよばれる免疫抑制分子，CTLA-4やPD-1のシグナルをモノクローナル抗体にてブロックすることにより，抗腫瘍活性を増強させる試みが大きな成功を収めている．これらの抗体は，欧米各国，わが国でも悪性黒色腫（メラノーマ）に対する治療薬として承認され，非小細胞肺がんなどへの展開も期待されている．しかし，これらの製剤の単剤での臨床効果は依然として不十分（20〜30％）で，免疫療法どうしおよびほかの分子標的製剤などの抗がん剤との併用療法によるさらなる臨床効果の向上が検討されている[20]．

　がん免疫療法による抗腫瘍効果は宿主の免疫応答に依存する．よって，さまざまなツールを用いて十分に免疫応答をモニタリングし，適切に免疫療法を組み合わせることが，がん免疫療法の効果を最大限発揮するうえで枢要である．つまり，がん局所にすでに多くの $CD8^+$ T細胞が浸潤し，抗腫瘍免疫応答が ready to go となっている患者と，$CD8^+$ T細胞が少なく，より強力な免疫応答の賦活化が求められる患者では，適切な免疫応答モニタリングに基づく異なる個別化がん治療が必要となると考えられる．

文　献

1) Wiemann B, et al.: Pharmacol Ther, 64: 529-564, 1994.
2) Ehrlich P: Ned Tijdschr Geneeskd, 5: 273-290, 1909.
3) Burnet M: Br Med J, 1: 779-786, 1957.
4) Gross L: Cancer Res, 3: 326-333, 1943.
5) Billingham RE, et al.: Nature, 172: 603-606, 1953.

6) Stutman O : J Natl Cancer Inst, 62 : 353-358, 1979.
7) van der Bruggen P, et al. : Science, 254 : 1643-1647, 1991.
8) Schreiber RD, et al. : Science, 331 : 1565-1570, 2011.
9) Hodi FS, et al. : N Engl J Med, 363 : 711-723, 2010.
10) Topalian SL, et al. : N Engl J Med, 366 : 2443-2454, 2012.
11) Grupp SA, et al. : N Engl J Med, 368 : 1509-1518, 2013.
12) Dunn GP, et al. : Nat Immunol, 3 : 991-998, 2002.
13) Pardoll D : Annu Rev Immunol, 21 : 807-839, 2003.
14) Melief CJ : Adv Cancer Res, 58 : 143-175, 1992.
15) Wagner H, et al. : Adv Cancer Res, 31 : 77-124, 1980.
16) Snyder A, et al. : N Engl J Med, 371 : 2189-2199, 2014.
17) Nishikawa H and Sakaguchi S : Curr Opin Immunol, 27 : 1-7, 2014.
18) Old LJ, et al. : Nature, 184 : 291-292, 1959.
19) Vizcardo R, et al. : Cell stem cell, 12 : 31-36, 2013.
20) Lesokhin AM, et al. : Sci Transl Med, 7 : 280sr281, 2015.

I

抗腫瘍免疫応答

2 がんの免疫監視機構からがん免疫編集

池田裕明

Summary

1950年代に提唱された"がんの免疫監視機構"という概念は，免疫系ががんを認識し，排除するポテンシャルに対する関心を多くの人々に引き起こし，そのメカニズムを治療に応用することに期待を抱かせた．しかしながら，その期待の具現化には半世紀以上を要した．2000年ころには，さまざまな免疫不全マウスにおいて，化学発がん剤により誘発される腫瘍の発生頻度が上昇し，発生時期が早くなることが確認された．その際，免疫系の存在によって発生する腫瘍の免疫原性が形成（編集）されることに注目し，"がんの免疫監視機構"の概念を発展させて，排除相，平衡相，逃避相の3つの相からなる"がん免疫編集"という仮説が提唱された．"がんの免疫監視機構"および"がん免疫編集"の根底にある重要な考え方は，免疫系はがんと正常組織の違いを認識することができ，条件によってはがんを排除するポテンシャルをもつということであるが，その際，認識抗原として，腫瘍に特異的な変異抗原（ネオ抗原）の重要性が見いだされた．一方，近年の免疫チェックポイント阻害療法やT細胞の輸注療法は，臨床試験において顕著な効果を示し，腫瘍を一定に制御するのみならず，がんを治癒させうる可能性さえ期待されているが，これらの治療効果には，個々の患者のネオ抗原に対して，患者の体内で発動していた免疫応答が貢献していることが示唆されている．これまで取り組まれてきたがんと免疫系の相互作用に関する哲学的かつ科学的な省察と，がんの治療とが結びついた歴史的な転換点に今，われわれはいる．

Keyword

◆ がんの免疫監視機構　　◆ がん免疫編集　　◆ ネオ抗原　　◆ 免疫チェックポイント阻害療法

2-1 ▪ がんの免疫監視機構の概念の提唱と議論

1909年，P. Ehrlich は，もし免疫系が体内で絶え間なく出現する変異細胞を除去しないのであれば，がんの発生は驚くべき頻度になるだろうと考えた[1]．この省察は，L. Thomas と F. M. Burnet に引き継がれ，彼らは1950年代にリンパ球こそが宿主をがんの発生から守る基本的な担い手であると考え，"がんに対する免疫監視機構 cancer immuno-surveillance"という概念を提唱した[2,3]．この考えは，一般には好意的に受けとめられ，免疫によるがん制御への期待を高めたとみられる．ところが，1970年代に O. Stutman らは，当時の免疫不全マウスの代表であるヌードマウスに化学発がん剤を投与して，腫瘍の発生時期と発生頻度を野生型マウスと比較する実験を行った[4]．彼らの度重なる実験では，ヌードマウスと野生型マウスとのあいだに腫瘍の発生時期，発生頻度ともに違いは認められず，がんの免疫監視機構という考え方には大きく疑問がもたれることになった．Stutman らがこのような実験結果を得た理由としては，ヌードマウスにはナチュラルキラー細胞（NK細胞）や一部T細胞が存在すること，化学発がん剤に対する感受性が非常に高い系統のマウスを使用していたことな

どが考えられている．その後，がん免疫研究の潮流は腫瘍抗原の同定などに移り，この問題はしばらく保留されたままであった．

2-2 ▪ がんの免疫監視機構の再考とがん免疫編集仮説の提唱

　1990年代になると，さまざまな遺伝子ノックアウトマウスが作製されるようになり，より明確な免疫異常マウス，あるいはより重篤な免疫不全マウスを用いた発がん実験が行われるようになった．R. D. Schreiberらは，RAG2ノックアウトマウス（T細胞受容体およびB細胞受容体の形成不全）やSTAT1ノックアウトマウス〔インターフェロン（IFN）シグナル不全〕を用いて，野生型マウスとのあいだで化学発がん剤メチルコラントレンによる腫瘍の発生時期と発生頻度を観察した．その結果，これらのノックアウトマウスでは腫瘍がより早期に発生し，発生頻度も上昇することが示された．さらに，野生型マウスに発生した腫瘍を別の野生型マウスに移植すると，どの腫瘍株もほぼ100％生着したのに対して，RAG2ノックアウトマウスに発生した腫瘍を野生型マウスに移植すると，約40％の腫瘍株は拒絶された．RAG2ノックアウトマウス由来の腫瘍はRAG2ノックアウトマウスに移植すれば100％生着した[5]．すなわち，免疫不全マウスでは，もし免疫系が正常であれば排除されていたであろう腫瘍もプレッシャーを受けずに成長してきたことが示唆された．別の見方をすれば，免疫系の存在が，発生し成長する腫瘍の免疫原性を形成（編集）し，より免疫原性の低い腫瘍を選択して，その進展を促進することが示唆された．このことから，Schreiberらは，発生してくるがんと免疫系とのあいだに，免疫原性の高いがんが排除される排除相，がんは完全に排除されていないものの，急速に成長もしない平衡相，平衡相のあいだに蓄積したがんの遺伝的不安定性に基づく追加の変異ががんの免疫系からの逃避，成長，転移などに有利にはたらく逃避相の3つの相を考え，"がん免疫編集 cancer immuno-editing"という仮説として2002年に提唱した[6,7]（図2-1）．がん免疫編集仮説によると，われわれが臨床的に目にする腫瘍は

> **Keyword解説**
>
> ◆ **がんの免疫監視機構**：cancer immuno-surveillance ともいう．1950年代に F. M. Burnet らが提唱した，免疫系，とくにリンパ球が宿主をがんの発生から守っているという概念．
>
> ◆ **がん免疫編集**：cancer immuno-editing ともいう．2002年に R. D. Schreiber らががんの免疫監視機構の考えをすすめて提唱した仮説．がんと免疫系との相互作用の形態として，抗原性が高い腫瘍が排除される排除相，がんが微小な状態に保たれる平衡相，がんが免疫系からの逃避機構，抑制機構を獲得して成長する逃避相の3つの相が示された．
>
> ◆ **ネオ抗原**：がんの遺伝子における点突然変異などの変異が免疫系によって正常細胞と区別され，認識される場合の抗原．
>
> ◆ **免疫チェックポイント阻害療法**：CTLA-4やPD-1，PD-L1などの，本来は，異常な免疫応答，過剰な免疫応答，遷延する免疫応答を抑制的に制御し，免疫応答が生体に不利にはたらかないよう恒常性を維持する免疫チェックポイント分子を標的とし，これらの分子に対する抗体などで免疫抑制機構を阻害する治療法．

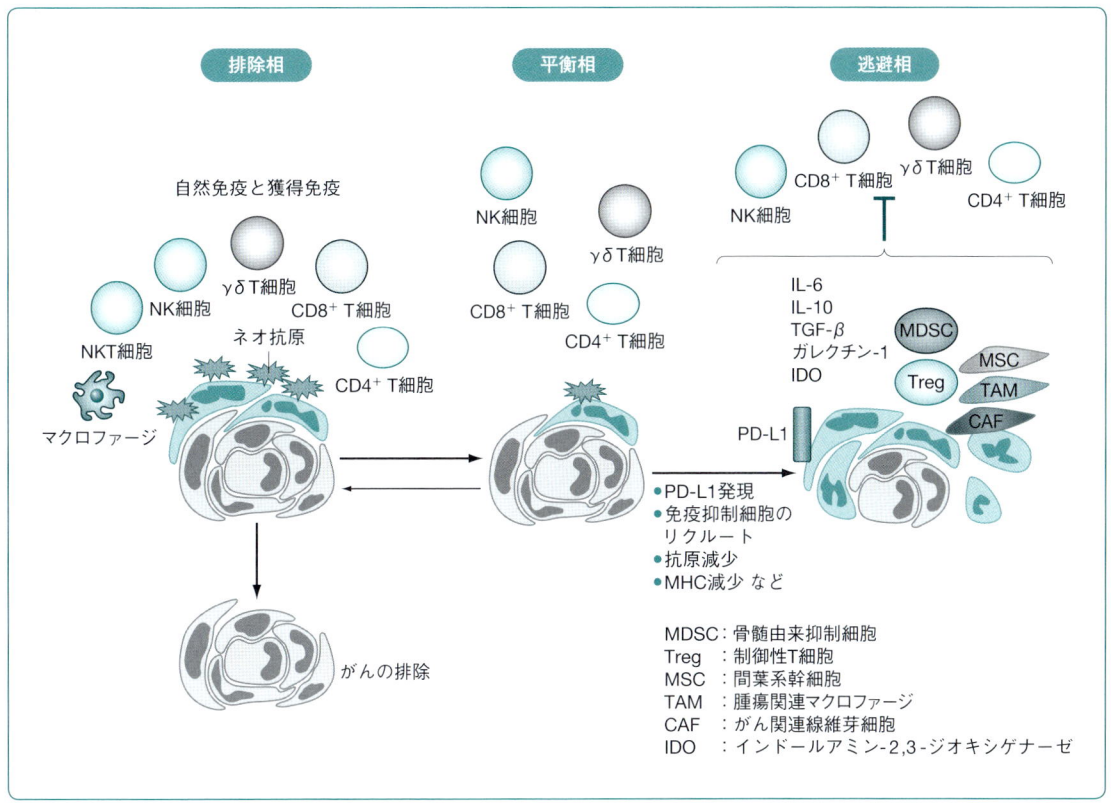

図2-1　がん免疫編集における3つの相
R. D. Schreiberらは，免疫原性の高いがんが排除される排除相，がんは完全に排除されていないものの，急速に成長もしない平衡相，免疫系からの逃避，成長，転移などに有利な性質をがんが獲得する逃避相の3つの相を考え示した．

逃避相にある腫瘍ということになる．平衡相に関しては，その後，マウスの実験系での検証が報告され，発がん剤の投与後に小さな腫瘤が長期にわたりくすぶっているマウスに，抗CD4抗体，抗CD8抗体，抗IFN-γ抗体を投与して免疫不全とすると，くすぶっていた腫瘍が急速に成長することが示された[8]．

2-3 ▪ がんの免疫監視機構の存在に対する批判と反証

　化学発がん剤による腫瘍形成に関しては，免疫系，とくにIFN-γ産生細胞が存在すると，異物反応として化学発がん剤の周囲の線維化，被覆化が進み，発がん率が低下するのではないかという批判がなされた[9]．しかし，ほかのがん誘導法や，自然発生腫瘍による実験も行われ，やはり多くの免疫不全マウスで腫瘍の発生頻度が増加することが報告されている[10]．ノックアウトマウスによる発がん実験では，ノックアウトマウス作製時の遺伝子操作が不測の影響を及ぼしているのではないかという批判も可能であるが，さまざまな免疫担当細胞や免疫関連分子に対する抗体を野生型マウスに投与して，これらの細胞群および分子を消去あるいは中和する方法でも同様の結果が得られている[10]．

がんの免疫監視機構に対する痛烈な批判のひとつは T. Blankenstein らによってなされた．彼らは，化学発がん剤に対する異物反応は IFN-γ によってなされるという主張のほかに，移植腫瘍を用いた実験を批判した[11]．また，彼らは，Cre-*loxP* システムにより誘導される SV40 T 抗原(Tag)による発がんマウスの系では，Tag の高い抗原性にもかかわらず，免疫系が正常なマウスに腫瘍が発生し，マウスの T 細胞は Tag に対して寛容になっていることが示され，がんの免疫監視機構は自然発生腫瘍に対しては存在しないと主張した[12]．

後述するように，がんの免疫監視機構，がん免疫編集の機構がその標的とする分子として，点突然変異などによる個別のがんに特異的な変異抗原(ネオ抗原 neo-antigen)の関与が大きいことが近年示唆されはじめている．すなわち，突然変異の数が多い悪性黒色腫(メラノーマ)や非小細胞肺がんでは，自然にこれらの腫瘍を認識する T 細胞が体内で誘導されており，その腫瘍攻撃を抑制しているチェックポイント分子を阻害する抗体製剤を投与するだけで腫瘍の退縮が観察されるが，突然変異の少ない腫瘍ではこの現象がみられにくいというわけである．

このことをふまえて，これら過去の論争を振り返ってみると，Schreiber らは化学発がん剤という非常に多くのランダムな遺伝子変異を誘導する発がん方法を採用したので，がんの免疫監視機構が観察されたが，Blankenstein らの発がんの方法は，多くの遺伝子変異を必要とせずに発がんする系であるため，がんの免疫監視機構が観察されにくかったのかもしれない．また，観察可能な大きさにまで自然に発生した腫瘍は，すでにがん免疫編集仮説の逃避相にあり，寛容を誘導していても不思議ではない．その場合，いわゆる免疫チェックポイント阻害剤などによる逃避解除があってはじめて，その抗原性に対する T 細胞の効果的な応答が観察されるのかもしれない．

さらに，Blankenstein らは免疫不全マウスと免疫正常マウスとの比較を行っていない．がんの免疫監視機構は，有効だが不完全なシステムであることに留意が必要である．Schreiber らの発がん実験の観察においても，免疫不全マウスのみでなく，免疫正常マウスにも頻度はより低いながら腫瘍は発生している．RAG 2 ノックアウトマウスに発生した腫瘍の 40％ は高い抗原性のため野生型マウスに拒絶されたが，腫瘍の 60％ は野生型マウスに移植可能であったことを忘れてはいけない．がんの免疫監視機構の存在を否定するには，野生型マウスに腫瘍が発生することを示すだけでは不十分であり，免疫不全マウスと野生型マウスでは発がん頻度などが変わらないことや，それぞれのマウスに発生する腫瘍抗原性が同程度であることなどを示す必要がある．

なぜ，がんの免疫監視機構は有効だが不完全なシステムなのだろうか．多くのがんはある程度加齢した個体に発生するため，がんの免疫監視機構の確立は病原体からの免疫監視機構に比較すると，種の保存を有利に導く圧力にはあまり曝されてこなかったと考えられ，有効だが不完全なシステムにとどまっているのかもしれない．このことは，今後の臨床応用において，がん免疫療法がそもそも有効な症例と無効な症例の選別をする重要性を示唆している．

2-4 ヒトにおけるがんの免疫監視機構

さまざまな免疫不全状態のマウスを使用した発がん実験は，マウスにおけるがんの免疫監視機構の存在を支持しているが，はたして，ヒトにおけるがんの免疫監視機構の存在は確か

められているのだろうか．もちろん，ヒトにおけるさまざまな先天性あるいは後天性の免疫不全状態にはきわめて高い発がん頻度が観察されてきたが，その多くはウイルスなどの微生物の感染に関連したがんであり，免疫不全状態ではこれらの微生物を効果的に排除できないことに第一義的な原因が求められている．また，ヒトにおいて遺伝的背景や発がん様式を完全に制御した研究は困難である．

　ヒトにおけるがんの免疫監視機構の存在を間接的に示唆する観察として，以下のような報告がある．第1に，臓器移植にともなう免疫抑制剤の長期投与者では，同年代の免疫系が正常な対照群に比較して高い発がん頻度がさまざまながんで報告されており，それらのがんにはウイルスなどの微生物による発がん機転が知られていないがん種も多く含まれている[7]．第2に，がん患者の腫瘍に浸潤するリンパ球と患者の予後には正の相関があることが，さまざまながん種で繰り返し報告されてきた[7]．一例として，2006年に大腸がん患者において腫瘍組織へ浸潤する $CD3^+$ T細胞を多くもつ患者はきわめて良い予後を示すことが報告された[13]．驚くことに，腫瘍の進展度を示し，予後の強力な予測因子として知られている TNM 分類の同じステージに属する患者であっても，腫瘍への T 細胞浸潤の程度により明らかな予後の違いが示された．第3に，がん患者では自家がんに対して自然免疫系，獲得免疫系のさまざまな免疫応答が誘導されることが示されてきた[7]．これらの研究はいわゆるがん抗原の同定にもつながってきた．とくに，近年の免疫チェックポイント阻害療法の顕著な効果は，免疫チェックポイント阻害剤の投与前にすでに患者の体内でがんを認識し，排除可能なポテンシャルをもつ T 細胞が誘導されていたなによりの左証である．臨床的に検出可能になった腫瘍は，がん免疫編集仮説の逃避相にあり，がんが免疫系からの攻撃を逃れる分子機構を阻害すると腫瘍が拒絶されるという説明と矛盾しないものである．

2-5 ▪ 免疫監視機構にかかわる抗原の探索

　がんの免疫監視機構が存在し，がん免疫編集が起動していると仮定すると，はたして，どのような抗原がリンパ球の標的になっているのだろうか．マウスにおける発がん実験は歴史的にその多くが化学発がん剤メチルコラントレンを用いてきたが，その際には各腫瘍に特異的な免疫応答が観察されてきた．筆者らは，BALB/c マウスのメチルコラントレンにより誘発された腫瘍の腫瘍拒絶抗原が，MAP キナーゼ(MAPK)の ERK2 の点突然変異部分のエピトープペプチドであることを1997年に報告した[14]．がんの免疫監視機構の標的を考える場合，免疫正常マウスに成長した腫瘍はすでに免疫監視，免疫編集を経た腫瘍であり，初期の免疫監視機構で認識され，排除されるような高い抗原性を失った腫瘍である可能性が考えられる．そうであれば，初期の免疫監視機構(排除相)ではどのような抗原が認識されているのだろうか．

　RAG2ノックアウトマウス由来の化学発がん剤により誘導された腫瘍に発現し，野生型マウスの免疫系に認識されて拒絶を誘導する抗原として，点突然変異をもつスペクトリンβ2が同定された[15]．この点突然変異をもつスペクトリンβ2由来のペプチドは，非自己抗原(ネオ抗原)となり，野生型マウスの $CD8^+$ T 細胞によって認識された．しかし，野生型マウス内での免疫系のプレッシャーによってこの抗原を失った腫瘍のサブクローンは，野生型マウ

スに移植しても成長するようになっていた．では，このような逃避相にある腫瘍はもはや免疫療法の対象にはなりえないのだろうか．その後，抗 PD-1 抗体，抗 CTLA-4 抗体により免疫チェックポイント分子を阻害することで，この変異スペクトリン β2 抗原消失サブクローンが野生型マウスに拒絶されることが示され，その際には，ともに点突然変異をもつ Alg 8 と Lama 4 に由来するネオ抗原が関与していることが報告された[16]．すなわち，通常の免疫状態では高い抗原性を失って逃避相にある腫瘍も，免疫チェックポイント阻害療法により拒絶されることが可能であり，その際には，別の変異遺伝子由来のネオ抗原が腫瘍拒絶抗原となりうることが示唆された．

2-6 ヒトのがん免疫療法におけるネオ抗原の意義

　近年，抗 CTLA-4 抗体，抗 PD-1 抗体，抗 PD-L1 抗体などの免疫チェックポイント阻害剤を用いたがん治療の臨床試験の成績が報告され，悪性黒色腫や非小細胞肺がんなどで顕著な有効性が示唆されている．悪性黒色腫では，治療抵抗性の転移性腫瘍をもつ患者での顕著な効果につづき，初期治療においても標準的に用いられている化学療法を上回る効果を示している (p.151, 第 18 章 参照)．また，難治性の非小細胞肺がんにおいて腫瘍の縮小を示す患者が一定の割合に認められ，卵巣がん，腎臓がんなどでも有効性を示すことが期待されている．

　免疫チェックポイント分子は，本来，異常な免疫応答，過剰な免疫応答，遷延する免疫応答を抑制的に制御し，免疫応答が生体に不利にはたらかないように恒常性を維持する分子である．これらの分子は，T 細胞に抗原特異的なシグナルを伝える T 細胞受容体と主要組織適合遺伝子複合体 (MHC)-抗原ペプチド複合体の結合を介したシグナルが T 細胞を活性化する際，共刺激としてそのシグナルを増強したり，抑制したりする分子群に属している．とくに，現時点で治療標的として臨床的にその有用性が広く確認されているのは，負の共刺激を伝える CTLA-4 や PD-1 の分子群であり，がんの免疫療法という観点では，これまでのところ，"抑制の抑制"が有効であると認められている．

　抗 PD-1 抗体で有効性を示した悪性黒色腫の患者では，治療前から腫瘍の周辺に CD8$^+$ T 細胞が存在しており，抗 PD-1 抗体を投与することにより，CD8$^+$ T 細胞が腫瘍内部にまで浸潤することが観察された[17]．一方，抗 PD-1 抗体無効例では，治療前に腫瘍周辺の CD8$^+$ T 細胞はほとんど観察されなかった．すなわち，有効例では腫瘍を認識可能な T 細胞がすでに腫瘍周辺に存在している．これらの T 細胞は PD-1-PD-L1 の作用により有効にはたらいていなかったが，抗 PD-1 抗体の投与により抑制が阻害され，有効ながんの排除につながったことが示唆されている．

　それでは，これらの免疫チェックポイント阻害療法において腫瘍排除にはたらいている T 細胞は，どのような抗原を認識しているのだろうか．悪性黒色腫に対する抗 CTLA-4 抗体療法の臨床試験と，非小細胞肺がんに対する抗 PD-1 抗体療法の臨床試験において，がんの突然変異数や突然変異から予測されるネオ抗原の数が多い患者ほど，治療に対する腫瘍縮小効果を示しやすく，予後が良いことが示された[18, 19]．ほかの研究では，抗 CTLA-4 抗体による治療で効果がみられた悪性黒色腫の患者において，反応性が上昇しているネオ抗原も同定された．これまでの観察からは，がん組織において 1 Mb あたり 10 個の体細胞突然変異 (こ

れは発現遺伝子あたり，ほぼ150個の非同義突然変異に相当）以上の変異があると，自己T細胞に認識されるネオ抗原が形成される可能性があると推測されている．

がんに対する免疫療法として，近年，大きく期待されているものに，腫瘍に反応するT細胞の輸注療法があげられる．キメラ抗原受容体 chimeric antigen receptor (CAR)を導入したT細胞や，TCR遺伝子を導入したT細胞など，遺伝子改変T細胞の輸注療法は，臨床試験で顕著な有効性を示すものもあり，期待されているが，歴史的にはより古くより，患者の腫瘍に浸潤する腫瘍浸潤リンパ球 tumor-infiltrating lymphocyte (TIL)を体外で刺激して拡大培養し，腫瘍反応性を示すTILを患者に輸注するTIL療法が試みられてきた．悪性黒色腫に対するTIL療法では，がん・精巣抗原(CT抗原)やメラノサイト分化抗原に反応するTCR遺伝子を導入した遺伝子改変T細胞の輸注療法と比較しても，同等あるいは場合によってはそれ以上の有効性を示すことも観察されてきた．これらのTIL療法の有効性に貢献しているリンパ球はどのような抗原を認識するリンパ球なのかということは，長年，議論されてきたが，近年，個別の腫瘍に特異的な遺伝子変異に基づくネオ抗原を認識するリンパ球がTIL療法の有効性に関与している可能性が示唆されつつある[20,21]．転移性胆道がん患者のTILから誘導したネオ抗原特異的CD4$^+$T細胞の輸注により，胆道がんの肺転移巣，肝転移巣が縮小したとの報告がある[21]．

近年の次世代シークエンサー技術の発達に支えられて，がん患者の個別のがんに特異的な遺伝子変異が短時間かつ効率的に検出することが可能となりつつある．また，MHCに結合するエピトープペプチドの予測法と組み合わせることにより，免疫系に認識されうるネオ抗原の同定が試みられている．これらの技術的開発とともに，個別変異に基づくネオ抗原をがん免疫療法の有効な標的として利用する努力が積み重ねられつつある．

一方，がん種によっては突然変異の頻度が非常に低いものもある．突然変異の数が多くても有効なネオ抗原のエピトープが見いだせないこともあるだろう．そのような場合には，異なった治療戦略が必要になる．B細胞の表面抗原CD19を標的としたB細胞性悪性腫瘍に対するCD19-CAR-T細胞輸注療法の近年の大きな成功は，1つのよい例示になると考えられる．この例ではがん特異的な発現ではないが，患者の生存に非必須の細胞群に発現する抗原を標的として遺伝子改変T細胞輸注療法を実施する戦略が成功したものである．

→ おわりに

がんの免疫監視機構，がん免疫編集の仮説は，がんの免疫系による認識という魅力的な概念の提唱にはじまり，免疫系によるがんの有効だが不完全な制御に関する考察を促してきた．その過程で，免疫系ががんを正常細胞から区別して認識する際の抗原として，がんの個別変異に基づくネオ抗原の重要性がクローズアップされてきた．一方，がんの免疫療法がついにがん患者に対して臨床的に有用な治療法を提供しはじめ，そのなかでやはりネオ抗原の重要性が見いだされていることは偶然ではないだろう．がん免疫編集仮説は，がんの免疫治療が一定の患者では十分に可能だという希望，標的抗原が少ない腫瘍をもつ患者をどのように治療するのかという課題，がんによる免疫抑制機構をどのように理解し，克服するべきかという問いかけを提供している．今後，がんと免疫の相互作用がより深く正確に理解され，がんの免疫療法がより多くの人々に適切に届けられる時代がくることを期待したい．

文　献

1) Ehrlich P: Ned Tijdschr Geneeskd, 5: 237-290, 1909.
2) Thomas L: Cellular and Humoral Aspects of the Hypersensitive States(ed. by Lawrence HS), pp. 529-532, Hoeber & Harper, 1959.
3) Burnet FM: Prog Exp Tumor Res, 13: 1-27, 1970.
4) Stutman O: Science, 183: 534-536, 1974.
5) Shankaran V, et al.: Nature, 410: 1107-1111, 2001.
6) Dunn GP, et al.: Nat Immunol, 3: 991-998, 2002.
7) Dunn GP, et al.: Annu Rev Immunol, 22: 329-360, 2004.
8) Koebel CM, et al.: Nature, 450: 903-907, 2007.
9) Blankenstein T and Qin Z: Adv Cancer Res, 90: 179-207, 2003.
10) Vesely MD, et al.: Annu Rev Immunol, 29: 235-271, 2011.
11) Qin Z and Blankenstein T: Nat Immunol, 5: 3-4, 2004.
12) Willimsky G and Blankenstein T: Nature, 437: 141-146, 2005.
13) Galon J, et al.: Science, 313: 1960-1964, 2006.
14) Ikeda H, et al.: Proc Natl Acad Sci U S A, 94: 6375-6379, 1997.
15) Matsushita H, et al.: Nature, 482: 400-404, 2012.
16) Gubin MM, et al.: Nature, 515: 5775-5781, 2014.
17) Tumeh PC, et al.: Nature, 515: 568-571, 2014.
18) Snyder A, et al.: N Engl J Med, 371: 2189-2199, 2014.
19) Rizvi NA, et al.: Science, 348: 124-128, 2015.
20) Robbins PF, et al.: Nat Med, 19: 747-752, 2013.
21) Tran E, et al.: Science, 344: 641-645, 2014.

自然免疫

3 NK 細胞

小笠原康悦

Summary

ナチュラルキラー細胞（NK 細胞）は，感作なしで細胞を殺傷することができる細胞である．ウイルス感染細胞やがん細胞を殺傷することができ，T 細胞やB 細胞とは異なった，特異な標的細胞認識機構によって機能を発揮している．標的細胞認識機構は活性化受容体と抑制性受容体の2種類の受容体のシグナルバランスによって決定され，自己の喪失を認識する機構，すなわち，missing self（ミッシングセルフ）仮説が支持されている．NK 細胞の機能はおもに細胞傷害活性とサイトカイン産生であり，免疫系を活性化している．NK 細胞はサイトカインで活性化され，強い細胞傷害活性をもつことができることから，がんの免疫療法に利用されてきた．NKG2D はがん細胞を認識する受容体の1つであり，がん細胞にNKG2D リガンドを強制発現させると，効率よくがん細胞を排除することができることから，がんワクチンとしての臨床応用も考えられている．しかし，その一方で，がん細胞はNK 細胞の攻撃を逃れるべく，NK 細胞活性化受容体の発現を低下させたり，NK 細胞の細胞死を誘導したりする機構をもっている．

Keyword

◆ missing self ◆ induced self ◆ ドレス現象

3-1 NK 細胞とは

1 NK 細胞の特徴

ナチュラルキラー細胞 natural killer cell（NK 細胞）は，その名の通り，感作なしで標的細胞を殺すこと（natural killing）ができる免疫細胞である．NK 細胞の発見は，R. B. Herberman, 仙道富士郎らが，リンパ球とがん細胞を共培養したとき，がん細胞が死んでしまう現象を発見したことによる．その後の研究で，T 細胞，B 細胞につぐ第3のリンパ球集団であることが判明した．NK 細胞は，ヒト末梢血リンパ球のなかでは10% 程度，マウス脾臓リンパ球のなかでは3〜5% 程度存在している．形態学的には，細胞質内にアズール顆粒を有する大顆粒リンパ球として分類される．ヒトでは CD 16, CD 56, NKG 2D など，マウスでは CD 16, NK 1.1, NKG 2D, アシアロ GM_1 などが NK 細胞上に発現している表面抗原である．

NK 細胞の機能として代表的なものは2つある．1つは，標的細胞を直接認識し，殺傷する機能である．これは，ウイルス感染細胞やがん細胞が標的細胞となる．もう1つは，サイトカイン，とくに IFN-γ を産生し，免疫系を活性化する機能である．NK 細胞は，IFN-γ, TNF-α, IL-5, MIP-1α（macrophage inflammatory protein-1α，マクロファージ炎症性タンパク質-1α）などをはじめとする種々のサイトカインの産生を通じて，T 細胞やマクロファージを活性化させ，免疫機能を向上させるはたらきがある．NK 細胞はこのような機能をもっ

ているため，生体内ではがん細胞の排除，ウイルス感染細胞の排除がおもなはたらきである[1, 2].

❷ NK細胞の標的細胞認識機構

NK細胞は感作なしに標的細胞を殺傷することができる．T細胞やB細胞はT細胞受容体やB細胞受容体を用いて，標的細胞を抗原認識というかたちで認識する．さらに，遺伝子再構成によって10^{20}通りもの多様性をもって標的細胞を認識することができる．しかし，NK細胞はT細胞受容体やB細胞受容体をもたないこと，遺伝子再構成はNK細胞分化に必須ではないことから，NK細胞の標的細胞認識機構は謎であった．

NK細胞は，すでに述べたように，リンパ球とがん細胞を共培養したときに，がん細胞が死んでしまう現象から発見された細胞であり，NK細胞にはがん細胞を認識できる何かが存在していると考えられるようになった．そして，NK細胞は主要組織適合遺伝子複合体（MHC）の異なる種類のがん細胞をも認識して殺傷することから，自己の目印であるMHCに拘束されない標的細胞認識機構があるのではないかと考えられていた．

これまでにNK細胞の標的細胞認識機構についていろいろな仮説，たとえば，マスキング仮説，Hh抗原仮説，missing self（ミッシングセルフ）仮説などが提唱されている．以前は，NK細胞には受容体などないのではないかとも考えられていたが，分子生物学的解析より，いまでは多くの受容体の存在が示され，NK細胞は活性化受容体と抑制性受容体で標的細胞を認識するというmissing self仮説が正しいと考えられている[3]．

1）missing self 仮説

missing self 仮説に基づいて，現在では，NK細胞の標的細胞認識機構は以下のように考えられている[3]（図3-1）．

ウイルス感染細胞や腫瘍細胞に対する細胞傷害活性が発揮されるためには，NK細胞と標的細胞との直接的な接触が必要である．さらに，NK細胞は異常細胞と正常な細胞を区別する信頼性の高い機構をもっていなければならない．この2つの必要性を満たすためには2つの受容体のセットが必要である．1つは抑制性受容体，もう1つは活性化受容体である．

抑制性受容体は自己のMHCクラスIや正常な細胞が発現する表面分子と結合すること

Keyword 解説

- **missing self**：主要組織適合遺伝子複合体（MHC）は自己の目印としての機能があり，正常細胞はMHCクラスIを発現している．しかし，ウイルス感染細胞やがん細胞ではMHCクラスIの発現が低下あるいは消失している．NK細胞はこれらの細胞を"自己の喪失した細胞"，"非自己細胞"として認識し，排除する．この自己の喪失を認識する現象を missing self という．

- **induced self**：傷害を受けた自己の細胞は，危機シグナルを発現してNK細胞に排除されやすくなる．危機シグナルとして発現する分子としてはNKG2Dリガンドが代表的である．このように自己の細胞が排除されやすくなることを induced self という．

- **ドレス現象**：トロゴサイトーシス trogocytosis ともよばれる，細胞接触による細胞間膜分子移動．以前から，接触依存性の膜分子成分の移動が起こりうるとの報告はされていたが，D. Hudrisier らにより，古代ギリシャ語の"かじる"という意味の"trogo"を用いて trogocytosis と命名された．細胞間コミュニケーションを介した免疫応答として注目されている．筆者らの発見した現象がトロゴサイトーシスとの同一性について検証されていなかったため，ドレス現象とよんだ．

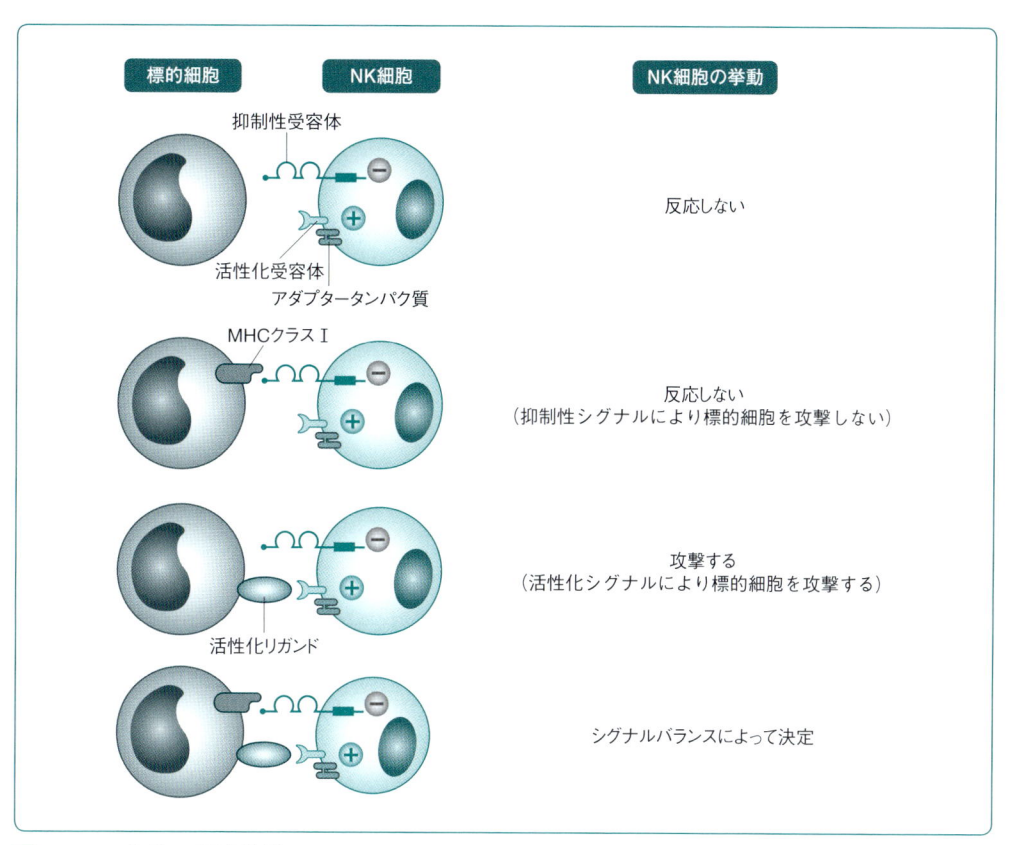

図 3-1 NK 細胞の認識機構

で細胞傷害活性を抑制する．それに対し，活性化受容体は細胞の損傷やウイルス感染によって発現誘導された活性化リガンドと結合し，細胞傷害活性を促進する．

NK 細胞による細胞傷害活性は，活性化受容体と抑制性受容体からのシグナルのバランスにより決定される．

このように，NK 細胞は自己の MHC クラス I 発現が低下した腫瘍細胞やウイルス感染細胞を missing self，すなわち，"自己の喪失した細胞"，"非自己細胞"として抑制性受容体によって認識したり，細胞の損傷やウイルス感染などのダメージによって誘導された抗原を発現する標的細胞を活性化受容体によって induced self として認識したりする．また，ウイルスにコードされた抗原として自己の異常細胞を認識し，傷害，排除することができる．

2) NK 細胞抑制性受容体

i) KIR ファミリーと Ly49 ファミリー

NK 細胞の主要な受容体は，免疫グロブリンスーパーファミリーあるいは C 型レクチンファミリーに属している．ヒト NK 細胞受容体の KIR (killer immunoglobulin like receptor, キラー細胞免疫グロブリン様受容体) ファミリーは免疫グロブリンスーパーファミリーの 1 つであり，マウス NK 細胞受容体の Ly49 ファミリーは C 型レクチンファミリーの 1 つである．KIR ファミリーはその機能においてマウスの Ly49 ファミリーに相当する (図 3-2)．これらの受容体の多くは遺伝子上にコードされており，2 つの主要な遺伝子ファミリーに大別され，それぞれの遺伝子ファミリーはゲノム上でクラスターを形成している[4]．

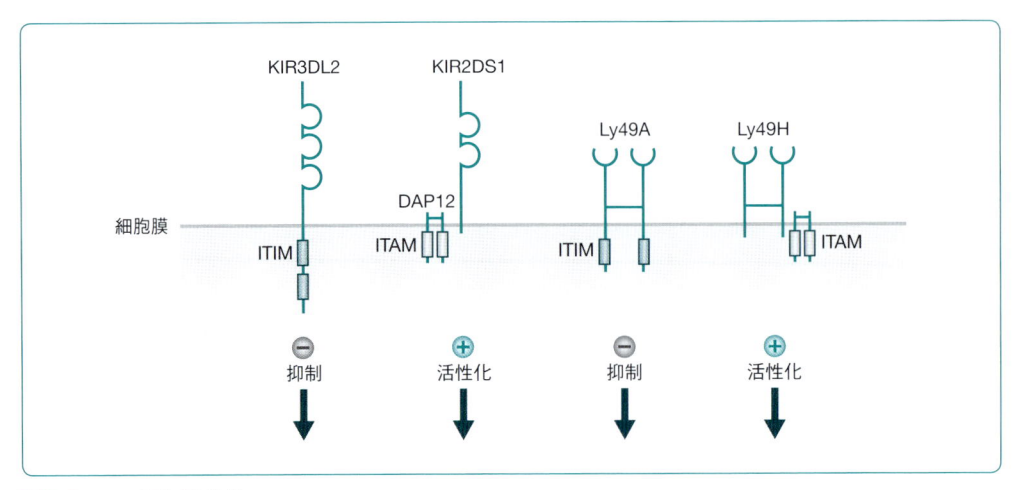

図3-2 NK細胞受容体

　抑制性受容体であるKIRファミリー, Ly49ファミリーは多型性をもち, 種々の異なったMHCクラスIを認識する. すべての細胞はMHCクラスIを発現するので, 抑制性受容体による細胞傷害活性の抑制機構は, NK細胞が正常細胞を破壊しないようにする重要な機能である.

　生体のほとんどの細胞は親から受け継いだMHCクラスIのすべてを発現しているが, 個々のNK細胞はMHCクラスIに結合する抑制性受容体の一部のサブセットしか発現していない. そして, これらのサブセットは細胞によって異なっている. 重要なことは, NK細胞の活性化の閾値はMHCクラスIの発現レベルによって精巧に調整されていることである. このことは, MHCクラスIの発現を阻害することにより獲得免疫反応のおもな細胞群である活性化 $CD8^+$ T細胞の攻撃を回避するウイルスに対して, NK細胞が即座に反応できる仕組みになっている.

ⅱ) CD94/NKG2A

　個々のNK細胞は抑制性受容体の一部のサブセットしか発現していない. したがって, すべてのNK細胞が細胞上の多型性をもったMHCクラスI変異を認識できるとは限らない. これを補うため, NK細胞が宿主MHCクラスIアリルを認識するためのよりランダムな機構の1つとして, 抑制性受容体であるCD94/NKG2Aによる機構がある. CD94/NKG2Aは多型性のない非古典的MHCであるHLA-E, マウスではこれに相当するQa-1を認識する[3].

3) NK細胞活性化受容体

ⅰ) NKG2D

　NK細胞のおもな活性化受容体は, 傷害により誘導された自己分子やウイルス産物を認識するものと考えられている. NKG2DはすべてのNK細胞で発現しており, ある種のγδT細胞, $CD8^+$ T細胞でも発現が認められる (**図3-3A**).

　NK細胞の定義として, がん細胞 (ヒトではK562, マウスではYAC-1) に対する細胞傷害活性を有することがあげられるが, この細胞傷害活性はおもにNKG2Dを介したものであり, NKG2DはNK細胞活性化受容体として最も重要なものの1つである[5].

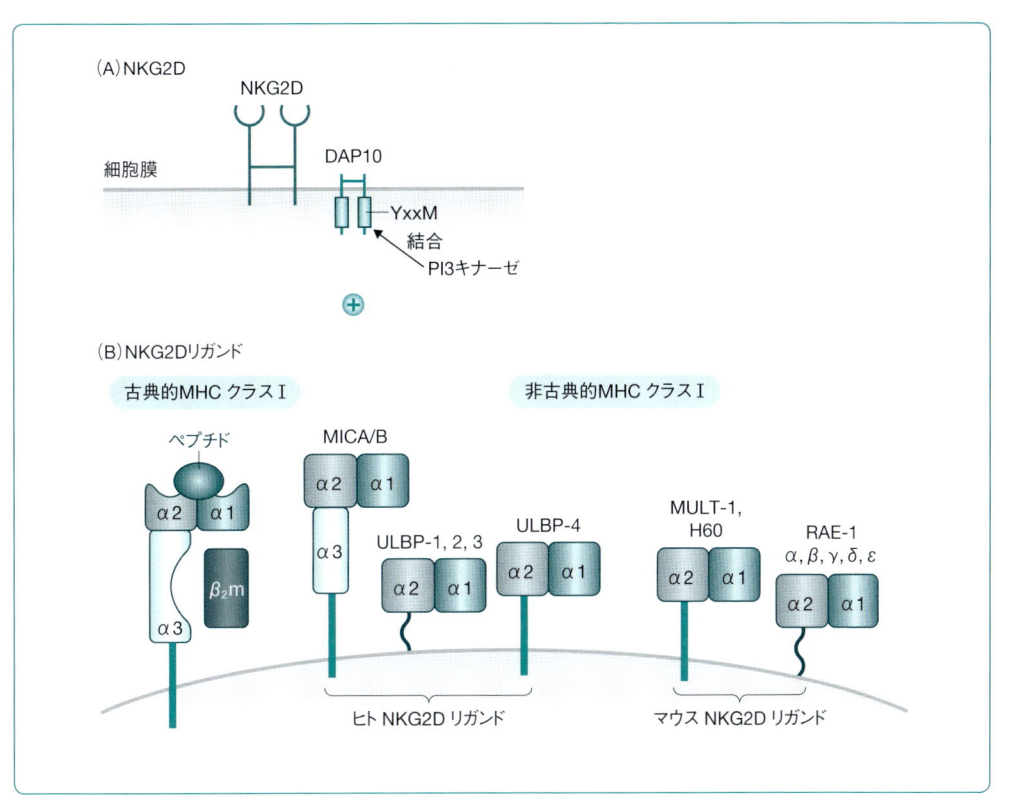

図3-3 NKG2DとNKG2Dリガンド

ii) NKG2D以外の活性化受容体

ヒトやマウスで抑制性受容体として知られる KIR ファミリーと Ly49 ファミリーであるが,一部は活性化受容体として機能する(図3-2).KIR ファミリー,Ly49 ファミリーのショートフォーム,たとえば KIR2DS や Ly49H などは,細胞外領域は抑制性受容体と同じものの,細胞内領域が短く,免疫受容抑制性チロシンモチーフ immunoreceptor tyrosine-based inhibition motif (ITIM) が欠如している.その代わり,アダプター分子が会合して活性化シグナルを伝えるため,活性化受容体として機能する[3].

さらに,活性化受容体群には NCR (natural cytotoxicity receptor) とよばれる NKp30,NKp44,NKp46 がある.とくに NKp46 はウイルスのヘマグルチニン hemagglutinin (HA) を認識し,インフルエンザに対する防御に関与している.

CD16 は低親和性 FcRⅢ受容体であるが,標的細胞に結合した抗体によって活性化し,さらに抗体の Fc 領域が NK 細胞上の CD16 と結合することによって抗体依存性細胞傷害 antibody-dependent cell cytotoxicity (ADCC) を引き起こす.また,CD94/NKG2C,CD94/NKG2E,CD244 などの活性化受容体は,細胞の損傷やストレスによって変化した,広範に発現するリガンドを認識する.

一般に,マウス NK 細胞を同定するときに用いられる NK1.1 マーカーは *NKR-P1C* 遺伝子産物であり,活性化受容体として知られている.抗 NK1.1 抗体でマウス NK 細胞を刺激するとサイトカイン産生を促す.しかしながら,これらの受容体がどのリガンドと結合するのかなど不明な点も多い[3].

ⅲ）その他の活性化シグナルとその受容体

　NK細胞の第3の活性化経路は，CD244（2B4ともよばれる）を介した経路である．CD244は6つの類似したタンパク質ファミリーの1つである．CD244はすべてのNK細胞に発現しており，CD48と結合する．CD48は免疫グロブリンスーパーファミリーに属し，細胞表面に発現する糖タンパク質で，広範に発現している．CD244および関連した受容体の細胞内領域にあるモチーフはTXYXXV/Iであり，SH2を含むアダプタータンパク質ファミリー群を活性化する．SH2を含むアダプタータンパク質ファミリー群で最もよく知られているものにX染色体から発現されるSH2D1A（別名：SAP）がある．

3-2　腫瘍免疫におけるNK細胞

❶ サイトカインによるNK細胞の活性化

　NK細胞はサイトカインによって活性化する．Ⅰ型インターフェロン（Ⅰ型IFN）として知られるIFN-α，IFN-βは，ウイルス感染防止，細胞増殖抑制にはたらくことがよく知られているが，NK細胞に対してはその細胞傷害活性を増強する．NK細胞の細胞傷害活性を増強するサイトカインとしては，IFN-α，IFN-β，IFN-γ，IL-2，IL-4，IL-12，IL-15，IL-18があげられる．IL-15はNK細胞の分化，増殖にも関与しており，NK細胞の発生，増殖，維持に重要なサイトカインである[6]．

　NK細胞には抗腫瘍効果が知られている．筆者らは，がんの転移研究を進めている過程で，免疫不全マウスとして知られるヌードマウス（T細胞欠損マウス）やSCIDマウス（T細胞，B細胞欠損マウス）においても通常の野生型マウスとがんの発生率は変わらないこと，がんの転移能力も変わらないことを見いだした．一方，NK細胞の機能が不全であるBeigeマウスにおいては，がんの転移能力が増強していることも明らかにした．これらの結果から，がんの転移を抑制する主要な細胞集団は，T細胞というよりはむしろNK細胞やナチュラルキラーT細胞 natural killer T cell（NKT細胞）であると考えるに至った．筆者らは当時，*in vivo* でNK細胞の活性を高める因子はリポ多糖 lipopolysaccharide（LPS）であり，LPSの全身投与によって著明にがんの転移を抑制できることを発見していたが，サイトカインの関与については不明のままであった．

　筆者らは，G. Trinchieri, M. H. Gately らがクローニングした遺伝子組換えマウスIL-12の *in vivo* における生理作用を世界に先駆けて追究できることとなった．当時，IL-12は *in vitro* でNK細胞の細胞傷害活性を増強する因子としてしか，その生理作用は知られていなかった．筆者らは，がんの転移抑制効果にIL-12が関与している可能性が高いと考え，IL-12の全身投与による効果を検討した．その結果，IL-12は *in vivo* でNK細胞，NKT細胞の活性化を誘導し，ほぼ完全ながんの転移抑制効果をもたらすことが判明した[7]．この方法によるがんの転移抑制は，旧来のIL-2やIFN-γの投与による効果よりはるかに優れていた[8]．さらに，抗IL-12抗体を用いて解析したところ，LPSによるがんの転移抑制効果はLPSによって産生誘導されたIL-12によること，IL-12がNK細胞，NKT細胞の活性化を促し，がん細胞の排除に深くかかわっていることも明らかとなった[9]．その後の研究により，IL-12のみならず，IL-18にもNK細胞の活性を増強させる効果があることも判明している．NK

細胞は，IFN-α，IFN-β，IFN-γ，IL-2，IL-4，IL-12，IL-15，IL-18によって活性が増強するが，筆者らの結果によって，とくにIL-12は非常に強力なNK細胞活性化因子であると世界的に認識され[7,8]，国際的に高く評価されている．

NK細胞の細胞傷害活性は，おもにパーフォリン依存性の経路と非依存性の経路がある．パーフォリンはその名の通り標的細胞に穴をあけて細胞を傷害する分子である．それに対して，パーフォリン非依存性の経路は膜タンパク質によってアポトーシスを誘導して細胞を傷害する．代表的な膜タンパク質としてはFasやTRAILを介したアポトーシスの誘導がある．TRAILはヒトがん細胞で高率に発現していることから，がんの免疫療法の標的にも使われている．筆者らがクローニングしたTRAILプロモーターの解析結果から，TRAILはIFN-α，IFN-βにより発現が増強することも明らかとなり[10]，IFN-α，IFN-βを用いたがんの免疫療法は効果的であると考えられる．

❷ 活性化受容体NKG2Dとその役割

1) 活性化受容体NKG2D

NKG2DはすべてのNK細胞に発現している活性化受容体である．レクチン様受容体であり，細胞内領域は短く，NKG2D自身はシグナル伝達モチーフをもたない．NKG2Dはホモ二量体で存在し，DAP10とよばれるアダプター分子が会合すること，また，DAP10の細胞内領域に存在するYxxMモチーフにホスファチジルイノシトール3-キナーゼ phosphatidyl inositol 3-kinase（PI3K，PI3キナーゼ）が結合するため，NKG2DはPI3キナーゼを用いてシグナルを伝達する[5,11]（p.23，図3-3A）．

2) NKG2Dリガンド

NKG2Dリガンドは非古典的MHCクラスIであり，ヒトではMICA/B（MHC class I chain-related molecule A/B）とULBP（UL16 binding protein．マウスRAE-1のオルソログ），マウスではRAE-1（retinoic acid early inducible-1），H60，MULT-1（mouse UL16-binding protein-like transcript-1）である（図3-3B）．これらのNKG2Dリガンドは通常は発現しておらず，細胞の危機的状況を知らせる危機シグナルとして機能していると考えられている．すなわち，細胞の損傷やウイルス感染などのダメージによって誘導されたNKG2Dリガンドが induced self としてNK細胞によって認識され，損傷を受けた細胞が排除されると考えられている[5,11]．

筆者らはNKG2Dリガンドの発現について検討したところ，腫瘍細胞で広範に発現すること，およびウイルス感染，細菌感染によってNKG2Dリガンドは発現誘導されることを見いだした．現在では，Toll様受容体 Toll-like receptor（TLR）からのシグナルや，サイトカインのTNF-αやIFN-α，IFN-βによってもNKG2Dリガンドが発現誘導されることも判明している[12]．

3) 腫瘍とNKG2D

すでに述べたように，NKG2Dリガンドは腫瘍細胞において広範に発現していることから，腫瘍細胞の排除にNKG2Dの関与が強く示唆される．NKG2DがNK細胞において重要な役割を担っており，また，NKG2Dリガンドの発現強度に応じてNK細胞の腫瘍細胞に対する感受性が異なるとの報告もあり，NKG2Dが in vivo での腫瘍細胞の排除に関与している可能性が考えられた．筆者らは，MHCクラスIを発現し，NKG2Dリガンドの発現

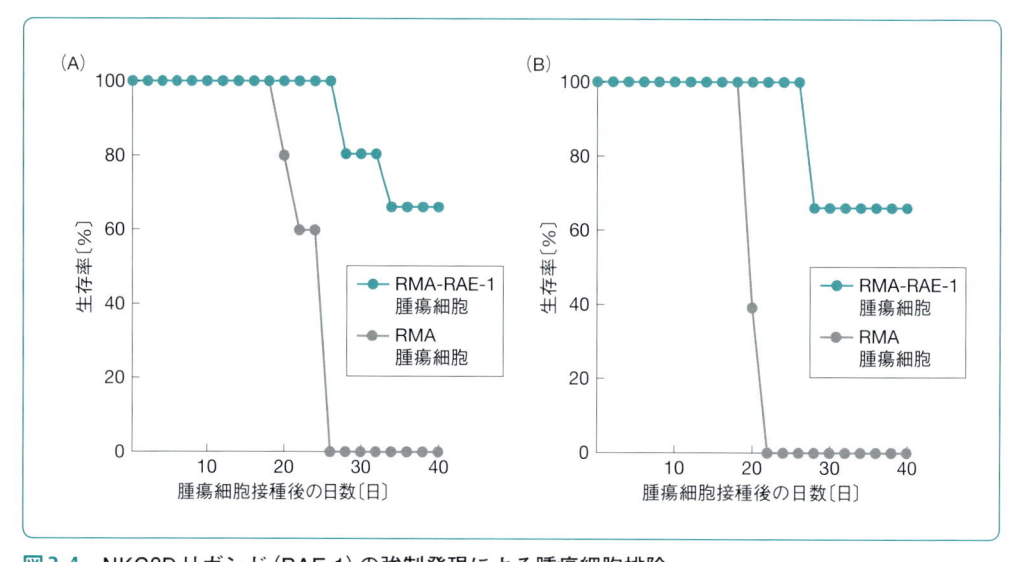

図3-4 NKG2Dリガンド(RAE-1)の強制発現による腫瘍細胞排除
(A) 10^5個の腫瘍細胞を接種したあとのマウスの生存率. (B) 10^4個の腫瘍細胞を接種したあとのマウスの生存率.

がない RMA 腫瘍細胞に NKG2D リガンドの RAE-1 を強制発現させた遺伝子導入細胞 RMA-RAE-1 を樹立し,マウスに接種してその拒絶を検討した.RMA 腫瘍細胞を接種した群では RMA 腫瘍細胞が増殖してマウスを死に至らしめるのに対し,RMA-RAE-1 腫瘍細胞を接種した群ではすみやかに腫瘍細胞は拒絶された(図3-4).さらに,抗 NK1.1 抗体により NK 細胞,NKT 細胞を欠如させたマウスに RMA-RAE-1 腫瘍細胞を接種した場合は,RMA-RAE-1 腫瘍細胞は増殖し,マウスを死に至らしめた.したがって,NK 細胞上の NKG2D が NKG2D リガンド発現腫瘍細胞の排除に深くかかわっていることが示された[13].

では,NK 細胞による腫瘍細胞排除の機構は生体内でどのような意義をもつのだろうか.D. H. Raulet らのグループは,筆者らと同様の実験系を用いて,RMA-RAE-1 腫瘍細胞が拒絶されたマウスに RAE-1 の発現のない RMA 腫瘍細胞を再接種することを試みた.その結果,$CD8^+$ T 細胞依存的に腫瘍細胞は排除された[14].このことは,RMA 腫瘍細胞上の腫瘍抗原を認識する記憶 $CD8^+$ T 細胞が分化,増殖し,記憶 $CD8^+$ T 細胞により RMA 腫瘍細胞が排除されたと考えられる.したがって,NKG2D 依存性の NK 細胞による腫瘍細胞排除は,記憶 $CD8^+$ T 細胞を誘導するはたらきをもつこと,NKG2D リガンドは記憶 $CD8^+$ T 細胞を誘導するための1つの標的分子となりうることが明らかとなった[14].

3 NK 細胞とがん細胞との攻防

1) NKG2D 発現低下

しかし,なぜ,腫瘍細胞は自らに不利になるような分子,すなわち,NKG2D リガンドを発現しているのだろうか.筆者らは,RAE-1 を強制発現させた腫瘍細胞をマウス脾臓に多量に接種し,NK 細胞上の NKG2D の発現を検討した.その結果,RAE-1 発現腫瘍細胞を接種したマウス NK 細胞上の NKG2D の発現が減弱していた(図3-5).さらに,*in vitro* における解析から,NKG2D リガンドにより誘導された NKG2D の発現低下により NK 細胞

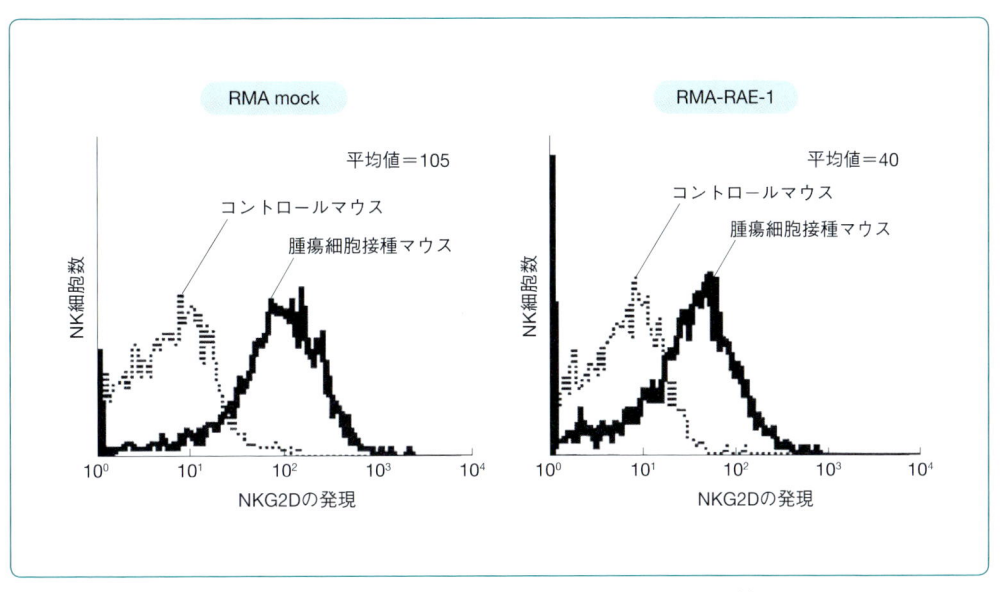

図 3-5 NK細胞とがん細胞との共培養によるNK細胞上のNKG2Dの発現低下

[Ogasawara K, et al.：Immunity, 18：41-51, 2003を一部改変]

の機能が著しく減弱した[15]．NKG2Dの発現低下は，PI3キナーゼを介したシグナルによってクラスリン依存性に起こること，およびNKG2Dの発現低下はNKG2Dのリソソームでの分解とは独立に起こることが判明した．さらに，NKG2Dと会合しているDAP10のYxxMモチーフがNKG2Dの発現低下に必須であることが明らかとなった[15]．以上のことから，腫瘍細胞はNKG2DリガンドをNK発現することによりNK細胞上のNKG2Dの発現低下を誘導することでNK細胞からの攻撃を逃れていると推察される．T. Spiesらも，MIC発現腫瘍細胞が可溶性MICを産生することでヒト$CD8^+$T細胞上のNKG2Dの発現の低下を誘導することを示している[16]．

2）ドレス現象によるNK細胞の細胞死

T細胞については活性化したのち，活性化細胞死（activated induced cell death）が起こって生体の恒常性を保っていることが知られているが，NK細胞の運命についてはよくわかっていなかった．活性化NK細胞は細胞傷害活性が強く，多量のIFN-γを産生するため，生体において活性化したままでは危険であり，長期間にわたり活性化したままであることはない．たとえば，ウイルス感染時にはNK細胞が活性化することが知られており，感染防御後は平常状態に戻っている．このことは，増殖した活性化NK細胞が，役割を終えたあとには減少し，平常状態に戻る機構が存在することを意味している[17]．

筆者らは，NK細胞の重要な活性化受容体であるNKG2Dに着目し，NK細胞の運命について研究を行った．NK細胞と標的細胞（RMAあるいはRMA-NKG2Dリガンド）を共培養し，細胞傷害活性を確認したところ，これまでの報告通り，NKG2Dリガンドを発現しているRMA-RAE-1に対する強い細胞傷害活性が認められた．その際，NK細胞の状態を観察したところ，RMA-NKG2Dリガンドを共培養したときにNK細胞の細胞死が確認された．この細胞死は抗NKG2D抗体で阻害できることから，NKG2D依存性の細胞死が誘導されることが明らかとなった[17]．さらに，この細胞死がパーフォリン依存性の細胞死か否かを

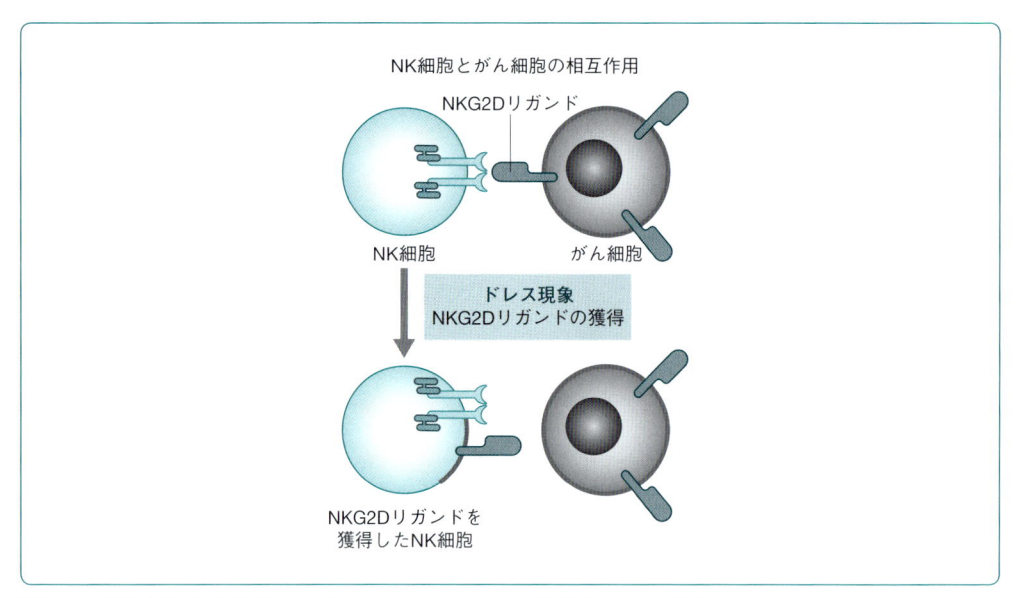

図3-6 細胞間膜分子移動によるNKG2Dリガンドの獲得（ドレス現象）

調べるために，パーフォリン遺伝子欠損NK細胞と標的細胞（RMA-NKG2Dリガンド）を共培養してみたところ，NK細胞の細胞死は観察できなかった．

NK細胞の細胞死がNKG2D-NKG2Dリガンドの相互作用，およびパーフォリンに依存した経路で起こっていることから，つぎにNK細胞自身のNKG2Dリガンドの発現の変化を評価した．NK細胞自身は培養中に活性化させてもNKG2Dリガンドを発現しなかったが，RMA-NKG2Dリガンド細胞との共培養後はNK細胞上にNKG2Dリガンドが高いレベルで発現していることが明らかになった[17]．

このNK細胞上のNKG2Dリガンドの発現を観察したところ，驚くべきことに，標的細胞から細胞膜ごとNKG2Dリガンドを奪っていることが判明した．NK細胞は，細胞傷害機能を発揮するために標的細胞と接触し，NKG2D-NKG2Dリガンドが結合してシナプスを形成し，その際，標的細胞のNKG2Dリガンドを獲得していることが明らかとなった（図3-6）．筆者らは，この細胞間膜分子移動をドレス現象と名付け，解析を行った．ドレス現象は共培養後わずか5分で起こること，細胞接触を避けるためにトランスウェルを用いた培養では起こらないこと，また，NK細胞と標的細胞が接触しうる環境でもアクチン重合を阻害したり，脂質ラフトを阻害したりした場合には起こらないことが明らかとなった．このことは，ドレス現象は，NK細胞と標的細胞が接触してNKG2D-NKG2Dリガンドが結合すること，細胞間膜分子が動く免疫シナプス形成が必須であり，数分で起こる非常に速い反応であることを意味している[17]．

ドレス現象ののち，NKG2Dリガンドを獲得したNK細胞（NK-NKG2Dリガンド細胞）の運命を検討したところ，NK-NKG2Dリガンド細胞は，ほかのNK細胞によって傷害，排除されることが明らかとなった．すなわち，NKG2DによりNKG2Dリガンドを発現するがん細胞を認識すると，NK細胞は腫瘍細胞由来のNKG2Dリガンドをドレス現象により速やかに獲得し，自らの細胞表面上に表出する．こうして腫瘍細胞由来のNKG2Dリガ

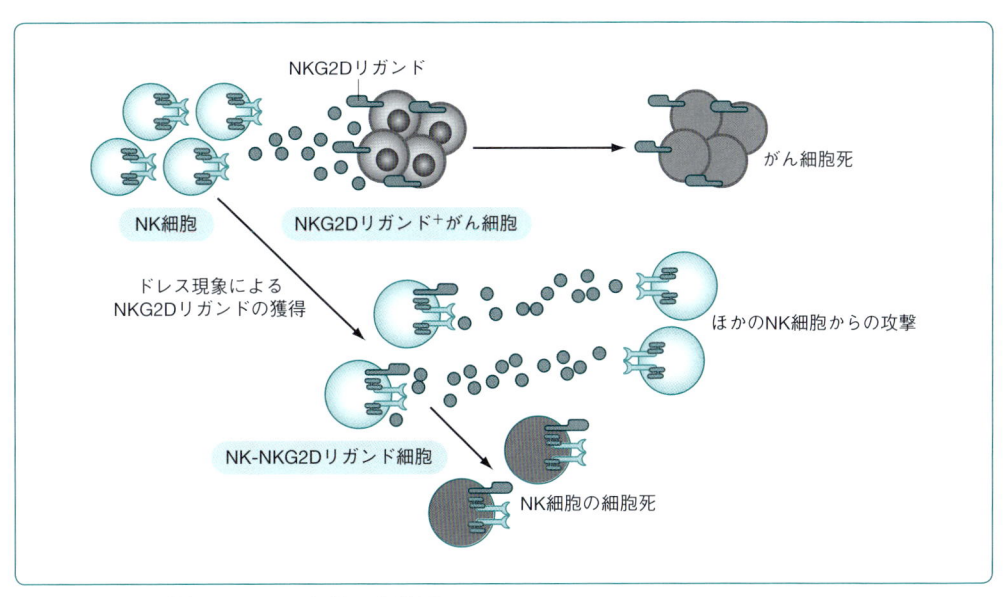

図3-7 ドレス現象によるNK細胞の細胞死

ンドを獲得したNK細胞は，ほかのNK細胞によってNKG2Dを介した免疫応答を受け，細胞死に至ることが判明した[17, 18]（図3-7）．

　NKG2Dリガンドのドレス現象によって誘導されるNK細胞の細胞死も，こうしたがん微小環境の抗腫瘍免疫破綻の一因となっていると示唆される．多くのがん患者の検体においてNKG2Dリガンドの発現が認められるという事実は，がん細胞がNKG2Dによるがん免疫監視を回避して進展することを示唆している．また，1990年代からサイトカインによる活性化NK細胞移入療法が，がんに対する免疫療法として試みられてきたが，その効果が一過性，限定的であることもこのドレス現象で説明できる．

→ おわりに

　NK細胞は，抗腫瘍，とくに抗転移効果をもち，免疫監視の最前線ではたらく細胞集団である．しかしながら，がんを撲滅することができないのは，がん細胞自身にNK細胞からの攻撃を逃れるメカニズムがあるからと考えられる．すでに述べたように，NK細胞活性化受容体であるNKG2Dの発現低下[15]，ドレス現象[18, 19]によるNK細胞の細胞死は，NK細胞の抗腫瘍効果を著しく減弱させるおもな要因と考えられる．今後，NKG2Dの発現低下を防ぐ方法や，NK細胞の細胞死を抑制する方法が開発され，がんに対する効果的な免疫療法が確立されることを願っている．

文　献

1) Cerwenka A and Lanier LL: Nat Rev Immunol, 1: 41-49, 2001.
2) Vivier E, et al.: Science, 331: 44-49, 2011.
3) Lanier LL: Annu Rev Immunol, 23: 225-274, 2005.
4) Yokoyama WM and Seaman WE: Annu Rev Immunol, 11: 613-635, 1993.

5) Ogasawara K and Lanier LL: J Clin Immunol, 25: 534-540, 2005.
6) Hamerman JA, et al.: Curr Opin Immunol, 17: 29-35, 2005.
7) Hashimoto W, et al.: J Immunol, 154: 4333-4340, 1995.
8) Takeda K, et al.: J Immunol, 156: 3366-3373, 1996.
9) Takahashi M, et al.: J Immunol, 156: 2436-2442, 1996.
10) Sato K, et al.: Eur J Immunol, 31: 3138-3146, 2001.
11) Raulet DH, et al.: Annu Rev Immunol, 31: 413-441, 2013.
12) Hamerman JA, et al.: J Immunol, 172: 2001-2005, 2004.
13) Cerwenka A, et al.: Proc Natl Acad Sci U S A, 98: 11521-11526, 2001.
14) Diefenbach A, et al.: Nature, 413: 165-171, 2001.
15) Ogasawara K, et al.: Immunity, 18: 41-51, 2003.
16) Groh V, et al.: Nature, 419: 734-738, 2002.
17) Nakamura K, et al.: Proc Natl Acad Sci U S A, 110: 9421-9426, 2013.
18) Nakamura K, et al.: Oncoimmunology, 2: e26529, 2013.
19) Nakayama M, et al.: Proc Natl Acad Sci U S A, 108: 18360-18365, 2011.

自然免疫

4 腫瘍免疫における NKT細胞の役割と臨床応用

本橋新一郎　中山俊憲

Summary

ナチュラルキラーT細胞（NKT細胞）は，抗原提示分子CD1dに提示された糖脂質抗原を認識して活性化する．活性化により急速に産生される多様なサイトカインやエフェクター分子の作用により，NKT細胞はさまざまな免疫応答に関与する．腫瘍免疫においてNKT細胞が果たす役割としては，特異的リガンドであるα-ガラクトシルセラミド（α-GalCer）による活性化によって直接の細胞傷害活性を示すとともに，自然免疫から獲得免疫への橋渡しを担い，免疫系全体を活性化することで抗腫瘍免疫を増強することがあげられる．この特性をがん治療へと臨床応用するため，肺がんおよび頭頸部がんに対して，内在性NKT細胞の活性化を目指したα-GalCerパルス樹状細胞の投与を中心とした臨床研究が実施され，その有効性や安全性が報告されてきた．この結果から，進行肺がん・再発肺がんおよび進行期の頭頸部がんに対するα-GalCerパルス樹状細胞療法は先進医療として承認を受け，臨床試験が実施されている．

Keyword

- ナチュラルキラーT細胞（NKT細胞）
- CD1d
- α-ガラクトシルセラミド（α-GalCer）

はじめに

悪性腫瘍に対する免疫系を利用した治療法には，がんを認識し，攻撃可能なエフェクター細胞を体外で増殖させて投与する養子免疫療法や抗体療法などの受動免疫療法と，がん抗原タンパク質やペプチドなどを直接接種または抗原提示細胞に提示させて投与するがんワクチン療法などの能動免疫療法がある．また，受動免疫療法，能動免疫療法ともに細胞療法というカテゴリーがあり，抗腫瘍効果を発揮できるように ex vivo で加工した免疫細胞製剤を用いる治療法が含まれる．2014年に再生医療等の安全性の確保等に関する法律が施行され，これまで医薬品化が困難であった自己末梢血由来の細胞製剤を用いたがん免疫細胞療法も今後の発展が期待されている．本章では，NKT細胞の発揮する抗腫瘍効果を利用したがん免疫細胞療法について，現在までに得られた知見とともに標準治療に向けた道のりを概説する．

4-1　NKT細胞の分類

ナチュラルキラーT細胞 natural killer T cell（NKT細胞）は，胸腺内で主要組織適合遺伝子複合体（MHC）クラスⅠb様の抗原提示分子であるCD1d拘束性に分化する細胞集団であり，きわめて多様性に乏しいT細胞受容体（TCR）を発現するインバリアントNKT細胞 invariant natural killer T cell（iNKT細胞．タイプⅠNKT細胞ともいう）と，多様なTCRを

第 I 部　抗腫瘍免疫応答

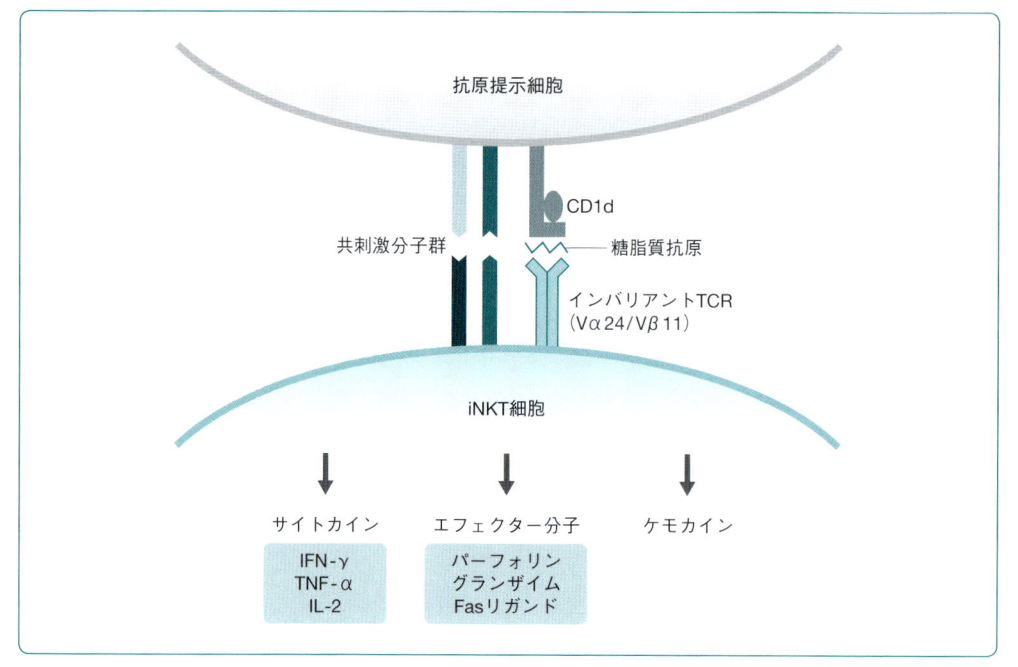

図4-1　iNKT細胞活性化による免疫増強機序

iNKT細胞は，抗原提示細胞上のCD1dに提示された糖脂質抗原をインバリアントTCRで認識して活性化する．MHCクラスⅠとは異なり，CD1dには多様性がないことから，特異的リガンドによって誰のiNKT細胞であっても活性化が可能である．活性化したiNKT細胞は，細胞傷害活性を有するエフェクター分子の産生を通じて，直接の抗腫瘍効果を発揮するとともに，サイトカイン産生やケモカイン産生を通じて間接の抗腫瘍効果を発揮する．

発現するタイプⅡ NKT 細胞が存在する[1]．

　ヒト iNKT 細胞が発現する唯一の TCR は，α鎖が Vα24，β鎖が Vβ11 の組み合わせで構成され，糖脂質抗原を認識することが知られている（図4-1）．iNKT 細胞は代表的な糖脂質抗原であるα-ガラクトシルセラミド α-galactosylceramide（α-GalCer）を認識後に活性化し，パーフォリンやグランザイム，Fas リガンドなどといったエフェクター分子の産生により，腫瘍細胞に対する直接の細胞傷害活性（直接の抗腫瘍効果）を示す[2]．さらに，活性化した iNKT 細胞は，インターフェロン-γ（IFN-γ）を代表とする多彩なサイトカイン産生および樹状細胞との相互作用を介して自然免疫から獲得免疫への橋渡しを行い，間接の抗腫瘍効

Keyword解説

◆ **ナチュラルキラーT 細胞（NKT 細胞）**：CD1d 拘束性と多様性のない T 細胞受容体（TCR）で抗原認識を行うリンパ球の1つ．

◆ **CD1d**：主要組織適合遺伝子複合体（MHC）のクラスⅠb 様分子で，抗原提示細胞上に発現するほか，消化管上皮細胞や肝細胞など，多くの臓器を構成する細胞に発現する．多様性を欠き，糖脂質の抗原提示を行う．

◆ **α-ガラクトシルセラミド（α-GalCer）**：海洋天然物の探索から抗腫瘍効果をもつ物質として同定された糖脂質．抗腫瘍効果はα-GalCer が NKT 細胞を活性化することで発揮されることが明らかとなった．

果を発揮することが示されている[3]．

これまでに行われたNKT細胞を用いたがん治療モデルの検討結果から，マウス肺がん転移において，腫瘍移植の翌日に樹状細胞を尾静脈から投与すると，α-GalCerをパルスした樹状細胞投与群のみが樹状細胞数依存性に肺転移を抑制することが明らかとなった．さらに，マウスメラノーマ肝転移モデルにおいては，微小転移を形成後にα-GalCerパルス樹状細胞の投与を開始しても，転移結節を完全に消退させることが可能であった[4]．また，腫瘍免疫に加えて，感染症や自己免疫疾患，炎症性疾患への関与といった，多様な疾患における幅広い免疫応答にかかわると考えられている[5]．

一方，タイプⅡNKT細胞は，多様なTCRを発現する細胞集団で，CD1d上に提示されたα-GalCerを認識せずにスルファチドなどをリガンドとして認識すること，腫瘍免疫を抑制することで腫瘍増殖促進性に作用することが報告されており，免疫調節機能を果たしていると考えられている[1,6]．

4-2 担がん症例におけるiNKT細胞の機能

担がん患者における末梢血単核球中のiNKT細胞数や機能の変化に関しては，これまでに多くの報告がされている．原発性肺がんにおいては，臨床病期Ⅰ〜Ⅳ期および術後再発した計60例を同年齢層の健常人20例と比較してみると，末梢血iNKT細胞数は有意に減少していたが，がんの進行度との有意な相関は認められなかった[7]．また，肺がん患者の末梢血iNKT細胞におけるIFN-γ産生能をmRNAレベルで検討してみると，健常者とほぼ同程度に保たれていることが報告された．さらに，末梢血単球由来の樹状細胞によるα-GalCer提示能は健常人と比較して減少を認めず，CD1dを介した抗原提示能が保たれていることも明らかとなった．

それに対して，臨床病期Ⅳ期の頭頸部扁平上皮がんの男性12例における末梢血iNKT細胞数は，同年齢層の健常人男性14例と同等であった[8]．また，原発腫瘍および頸部リンパ節へ50〜72グレイの放射線を照射後，末梢血T細胞数は有意に低下するものの，末梢血iNKT細胞数の低下は認めなかった．さらに，末梢血単核球中のα-GalCer刺激によるiNKT細胞の増殖能には低下は認められず，増殖したiNKT細胞によるIFN-γ産生能は放射線治療前のiNKT細胞と比較して明らかに上昇を認めた．以上のことから，iNKT細胞は放射線治療に対して耐性を有しており，頭頸部扁平上皮がんに対する放射線治療後のiNKT細胞を標的とする治療法の可能性が示唆された．

4-3 iNKT細胞を用いた免疫細胞療法の臨床研究

筆者らは，iNKT細胞を標的とした免疫細胞治療の開発研究として，肺がんおよび頭頸部がんを対象にして，α-GalCerを提示させた抗原提示細胞を投与する臨床研究を中心に実施している[9]．α-GalCerを提示させた抗原提示細胞の投与方法は疾患の特性にあわせて最適な方法を選択している（図4-2）．また，他施設からも，肺がんや多発性骨髄腫など，多様な

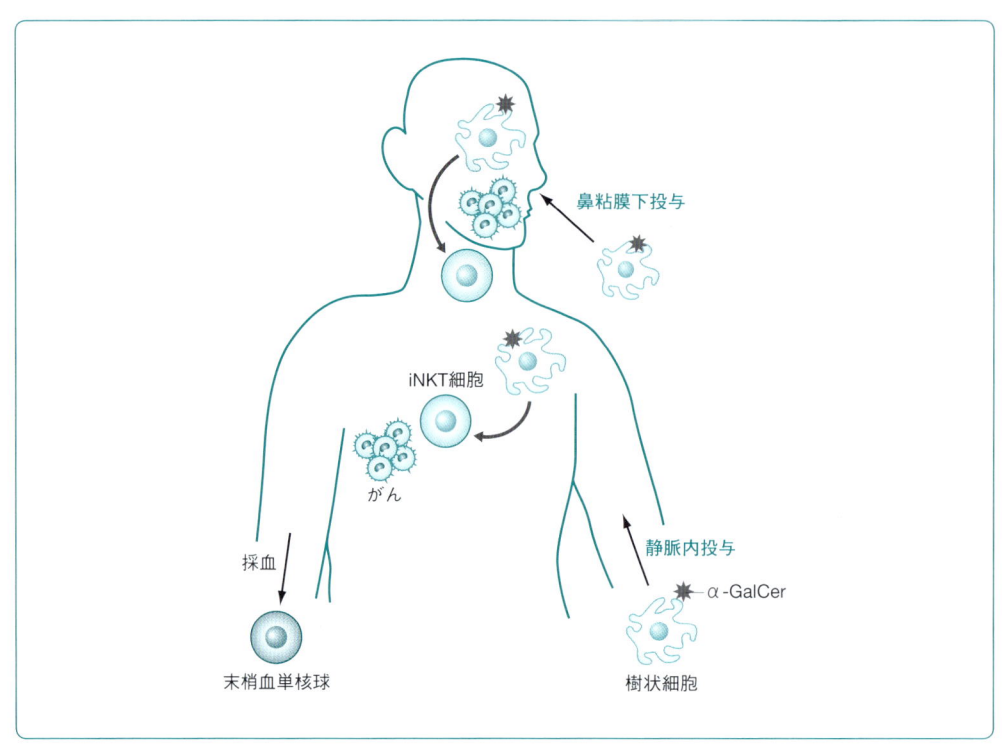

図4-2 肺がんおよび頭頸部がんに対する樹状細胞の投与方法
肺がんの場合にはα-GalCerパルス樹状細胞の静脈内投与を行い，肺内でiNKT細胞の活性化を図る．末梢静脈から投与されたα-GalCerパルス樹状細胞は，早期は肺内に留まり，24時間以内に肝臓や脾臓などへ移行する．頭頸部がんの場合には患側鼻粘膜下に投与することで，α-GalCerパルス樹状細胞は頸部所属リンパ節へと移行し，そこでiNKT細胞の活性化を図る．

がん種を対象としたα-GalCerパルス樹状細胞療法が報告されている[10-12]．

❶ 肺がんに対するiNKT細胞を用いた免疫細胞療法

　切除不能進行期肺がんまたは再発非小細胞肺がんの標準治療が終了した症例を対象として，α-GalCerパルス樹状細胞の静脈内投与を計4回施行する臨床研究を施行した[13]．末梢血単核球中のα-GalCer刺激特異的IFN-γ産生細胞数を測定した17例のうち10例で明らかな増加を認めた．α-GalCerに反応するIFN-γ産生細胞は，通常はNKT細胞であるが，α-GalCerパルス樹状細胞の投与後にはNK細胞が加わっており，これはNKT細胞のNK細胞への賦活作用と考えている．登録した23例の全生存期間の中央値は17.4カ月，治療後にIFN-γ産生の増強を認めた10例の全生存期間の中央値は29.8カ月と，不応例と比較して有意に延長を認めた．この作用機序として，α-GalCerパルス樹状細胞を単回投与したあとの切除検体を用いた解析において，腫瘍浸潤リンパ球中に明らかに多くの活性化したiNKT細胞画分が含まれることが明らかとなった[14]．これらの結果から，α-GalCerパルス樹状細胞の投与による全生存期間の延長を期待し，先進医療への申請を行った．

❷ 頭頸部がんに対するiNKT細胞を用いた免疫細胞療法

　頭頸部がんにおける腫瘍局所での効率的な免疫反応を誘導するため，α-GalCerパルス樹状細胞の投与法の検討を行った結果，鼻粘膜（下鼻甲介）下に投与した場合，投与同側の頸部

所属リンパ節にα-GalCerパルス樹状細胞が遊走することが明らかとなった[15]．この結果から，進行頭頸部扁平上皮がんまたは再発頭頸部扁平上皮がんにおける標準治療が終了した9例に対して，α-GalCerパルス樹状細胞の鼻粘膜下投与の臨床研究を実施した[16]．このとき投与した細胞数は，肺がんに対して投与したときの1/10量にもかかわらず，全身的なiNKT細胞特異的免疫応答が確認され，さらに1例では有意な腫瘍縮小効果が認められた．この結果から，α-GalCerパルス樹状細胞の鼻粘膜下投与の安全性と有効性が示唆された．

　つぎに，α-GalCerパルス樹状細胞の鼻粘膜下投与に加えて，*ex vivo*で活性化させたiNKT細胞を腫瘍の栄養動脈内に投与する複合免疫細胞療法を2つの臨床研究で実施した[17, 18]．標準治療を終了後の進行頭頸部扁平上皮がんまたは再発頭頸部扁平上皮がん8例に施行した臨床研究では，3例では腫瘍縮小効果を認めたものの，腫瘍の縮小に伴って咽頭と皮膚が交通する重篤な咽頭皮膚瘻を1例で生じた．また，再発頭頸部扁平上皮がんのうち，救済手術の適応症例を対象とした臨床研究では，術前に複合免疫細胞療法を施行した．登録された10例のうち5例で腫瘍縮小効果を認め，この5例の切除検体の解析において腫瘍浸潤リンパ球におけるiNKT細胞の明らかな増加を認めており，腫瘍へのiNKT細胞の浸潤が臨床効果へ寄与した可能性が示唆された．

❸ 先進医療としてのα-GalCerパルス樹状細胞療法

　これまでの臨床研究の結果から，非小細胞肺がんおよび頭頸部扁平上皮がんともに，先進医療の枠組みで臨床研究を実施中である．先進医療とは，医薬品，医療機器等の品質，有効性及び安全性の確保等に関する法律において未承認の医薬品・医療機器の使用を伴う先進的な医療技術を，厚生労働省の承認のもとで保険診療と併用して実施可能とする制度である．

　非小細胞肺がんにおけるα-GalCerパルス樹状細胞を用いた先進医療の臨床研究の目的は，進行非小細胞肺がん・再発非小細胞肺がんに対する標準的二次治療としての有効性・安全性を検討することである．主要評価項目としては全生存期間を検討する35例の単群試験であり，2017年に結果が明らかになる予定である．

　一方，頭頸部扁平上皮がんに対するα-GalCerパルス樹状細胞の鼻粘膜下投与は，標準治療によって完全寛解が得られた頭頸部扁平上皮がんのⅣ期の症例を対象として，再発抑制を目的に試験が実施されている．主要評価項目としては無再発生存期間を検討するランダム化二重盲検試験に66例のエントリーを予定している．2020年に結果が明らかとなる予定である．

❹ iNKT細胞を標的とした免疫細胞治療の今後の展開

　α-GalCerパルス樹状細胞を用いた免疫細胞治療は，現在進行中の先進医療の結果が得られる時点が標準治療化への1つのポイントになると考えられる．とくに，頭頸部がんに対する先進医療の臨床研究は比較試験であることから，臨床的な有用性を示すことが期待されている．

　近年報告されたiNKT細胞を利用した新しい免疫細胞治療のコンセプトとして，iPS細胞（人工多能性幹細胞）より分化誘導したiPS-iNKT細胞を用いた養子免疫療法がある[19]．これはまだ動物モデルでの報告であり，開発途上の段階であるものの，現在，早期の臨床試験を目指して安全性や有効性のデータが精力的に集められており，今後開発が進むことが期待される．

文　献

1) Godfrey DI, et al.：Nat Immunol, 11：197-206, 2010.
2) Kawano T, et al.：Science, 278：1626-1629, 1997.
3) Fujii S, et al.：Semin Immunol, 22：97-102, 2010.
4) Toura I, et al.：J Immunol, 163：2387-2391, 1999.
5) Salio M, et al.：Annu Rev Immunol, 32：323-366, 2014.
6) Terabe M, et al.：J Exp Med, 202：1627-1633, 2005.
7) Motohashi S, et al.：Int J Cancer, 102：159-165, 2002.
8) Kobayashi K, et al.：Cancer Immunol Immunother, 59：1503-1509, 2010.
9) Motohashi S, et al.：Clin Immunol, 140：167-176, 2011.
10) Nieda M, et al.：Blood, 103：383-389, 2004.
11) Chang DH, et al.：J Exp Med, 201：1503-1517, 2005.
12) Richter J, et al.：Blood, 121：423-430, 2013.
13) Motohashi S, et al.：J Immunol, 182：2492-2501, 2009.
14) Nagato K, et al.：J Clin Immunol, 32：1071-1081, 2012.
15) Horiguchi, et al.：J Clin Immunol, 27：598-604, 2007.
16) Uchida T, et al.：Cancer Immunol Immunother, 57：337-345, 2008.
17) Kunii N, et al.：Cancer Sci, 100：1092-1098, 2009.
18) Yamasaki K, et al.：Clin Immunol, 138：255-265, 2011.
19) Watarai H, et al.：J Clin Invest, 120：2610-2618, 2010.

自然免疫

5 自然リンパ球の機能と腫瘍形成

廣田圭司

Summary

自然リンパ球(ILC)は，近年同定されたリンパ球のサブセットであり，発現する転写因子とエフェクターサイトカインの産生パターンによって3つの主要なサブグループに分類される．生理的な条件下において，粘膜組織の組織発生，生体の恒常性維持，組織修復および細菌感染に対する初期生体防御に重要な役割を果たす．一方，微小環境因子の変化に反応して大量のエフェクターサイトカインを産生することから，さまざまな炎症性疾患，アレルギー疾患における免疫学的な病因・病理にかかわることが徐々に明らかになってきた．また，自然リンパ球の腫瘍(自己組織)に対する免疫学的役割に関しても積極的な研究が展開されている．本章では，自然リンパ球の機能と腫瘍形成機構に焦点を絞り，最新の知見を概説する．

Keyword

◆ 自然リンパ球(ILC) ◆ フローサイトメトリー解析 ◆ サイトカイン

➡ はじめに

　自然リンパ球 innate lymphoid cell (ILC)は，近年，新たに同定されたリンパ球のサブセットの一種であり，これまで細胞を分類するために用いられてきた細胞系譜特異的な細胞表面マーカーをもっていない[1]．そのため，フローサイトメトリー分析機器を用いた解析集団のゲートから除かれることによって見逃しが起こり，マルチカラーフローサイトメトリー解析が主流になってきた最近まで詳細な解析は行われてこなかった．

　ILC は，獲得免疫系細胞がおもに発現する，遺伝子組換えが起こった T 細胞受容体(TCR)，B 細胞受容体(BCR)をもたず，自然免疫系細胞に分類される．免疫学者の注目を集めた点は，ILC の発現する特徴的な転写因子およびエフェクターサイトカインが，$CD4^+$ ヘルパー T 細胞サブセット(Th サブセット)の特徴と類似していたことであり，ILC は，Th サブセットである Th1，Th2，Th17に対応する3つのグループ，ILC1，ILC2，ILC3に分類される．

　Th サブセットと同様，細胞系譜特異的な転写因子が ILC の初期分化，機能に重要な役割を果たす．ILC1は転写因子 T-bet を高発現し，インターロイキン-12 (IL-12)や IL-18に反応してエフェクターサイトカインであるインターフェロン-γ (IFN-γ)を高産生する．ナチュラルキラー細胞(NK 細胞)は，広義には ILC1に含まれるが，その機能と抗腫瘍免疫応答に関しては p.19 第3章で述べられているため，ここでは詳細は割愛する．また，近年，C. S. Klose らは，NK 細胞，T 細胞，B 細胞，骨髄系細胞には分化せず，ILC1，ILC2，ILC3にのみ分化可能な ILC 前駆細胞(Lin^- $Id2^+$ $\alpha4\beta7^+$ IL-$7Ra^+$ $CD25^-$)を同定した[2]．したがって，ILC1と NK 細胞は発生学的にも機能的にも異なった細胞サブセットであると考えられている．一方，ILC2は転写因子 RORα (RAR-related orphan receptorα，レチノイド関連オー

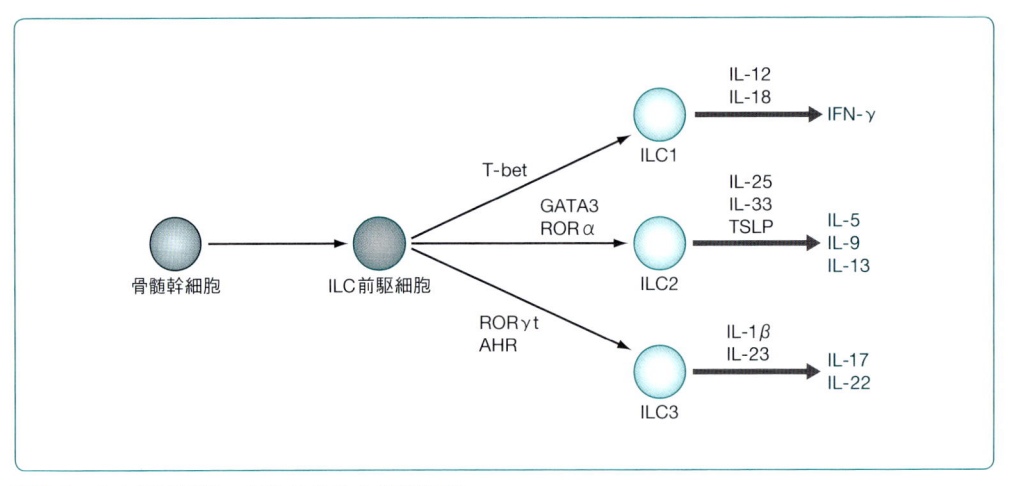

図 5-1 ILC（自然リンパ球）の分化と機能制御

ファン受容体α），GATA3（GATA binding protein 3）を発現し，IL-25，IL-33，TSLP（thymic stromal lymphopoietin，胸腺間質性リンパ球新生因子）に反応することで IL-5，IL-9，IL-13 を産生する．第3のサブセットとして，ILC3は転写因子 RORγt，AHR（aryl hydrocarbon receptor，アリール炭化水素受容体）を発現し，IL-1β，IL-23の刺激により IL-17，IL-22を産生する（図5-1）．

　これらエフェクターサイトカインの作用により，生理的な条件下において粘膜組織の組織発生，生体の恒常性維持，組織修復および細菌感染に対する生体防御に重要な役割を果たす．とくに，病原体感染の場面では，獲得免疫の機能が発揮されるまでのあいだの橋渡し的な初期生体防御機能を果たしており，Th1，Th2，Th17の機能それぞれに対応して，ILC1はサルモネラ菌などの細胞内細菌感染症，ILC2は細胞外細菌および寄生虫感染症，ILC3は粘膜組織における細菌・真菌感染症に対する制御の鍵となる．しかしながら，ILC の過剰な活性化により，慢性炎症性疾患，喘息やアトピー性皮膚炎などのアレルギー疾患の増悪に関与することが示唆されている．本章では，ILC の腫瘍（自己組織）に対する免疫学的機能と腫瘍形成機構に焦点を絞り，最新の知見について概説する．

Keyword解説

- **自然リンパ球（ILC）**：近年，新規に同定されたリンパ球画分中の細胞集団であり，細胞系譜特異的な細胞表面マーカーおよび獲得免疫系細胞が発現する遺伝子再構成を受けた T 細胞受容体（TCR），B 細胞受容体（BCR）などをもたない．おもに組織中に分布し，刺激により多量のサイトカインを放出する．
- **フローサイトメトリー解析**：蛍光標識した抗体とフローサイトメトリー分析機器を用いることにより，細胞サイズおよび細胞表面発現抗原を組み合わせて，血球系細胞の細胞画分を詳細に解析できる．最新機器では，10種類以上の蛍光標識抗体の組み合わせが可能であり，1% 以下の細胞亜集団の詳細な表現型解析が可能である．
- **サイトカイン**：免疫系細胞の生理学的反応，病理学的反応の鍵となる因子であり，細胞の分化，増殖，生存，再生，炎症機構において中心的な役割を果たす．治療標的分子としてさまざまな疾患の治療に応用されている．

5-1 ILC1の抗腫瘍活性？

　NK細胞の抗腫瘍免疫応答は一般的に広く認知されたエフェクター機能であるが，ILC1単独での抗腫瘍活性についてはまだ不明な点が多い（図5-2）．ILC1単独での抗腫瘍免疫応答を解析可能な遺伝子改変マウスの作製は，発生や分化・維持に必要な転写因子やサイトカイン受容体発現パターンの重複があるため，技術的に困難だろう．

　NK細胞は，IL-12，IL-15，IL-18の刺激によって活性化し，グランザイム，パーフォリン，IFN-γを高産生することによって腫瘍細胞を直接的に傷害する．粘膜組織に常在するILC1は，NK細胞とは対照的に，IL-12，IL-15，IL-18の刺激によって大量のIFN-γを分泌する一方，グランザイム，パーフォリンの産生能力（すなわち，細胞傷害活性）はもたない[3]．したがって，腫瘍微小環境内においてILC1の産生するIFN-γが免疫細胞，腫瘍細胞の主要組織適合遺伝子複合体（MHC）クラスIおよびMHCクラスIIの発現を上昇させるのか，また，抗腫瘍免疫活性をもつ細胞傷害性CD8$^+$T細胞，Th1を有効に誘導できるのかどうか，今後の研究進展を待つ必要がある．

5-2 ILC2の機能と腫瘍組織に与える影響

　ILC2の機能制御において鍵の役割を果たすIL-33は，正常上皮細胞の核内に恒常的に貯蔵されており，壊死やストレス障害によって放出される[4]．ILC2はIL-33受容体を高発現しており，その刺激によってIL-5，IL-9，IL-13を分泌する．IL-5はILC2やTh2のみならず，好酸球，好塩基球，肥満細胞からも分泌され，おもに好酸球の発生・機能に重要な役割を果たす．しばしば腫瘍組織中に浸潤好酸球が認められるが，一般的に抗腫瘍免疫作用または腫瘍形成促進作用があるのかどうか，今後明らかにする必要がある．一方，腫瘍浸潤ILC2から産生されるIL-13は直接的にIL-13受容体α2を発現する一部の腫瘍細胞に作用し，腫瘍の増殖，浸潤，転移を誘導することが報告されている[5]（図5-2）．

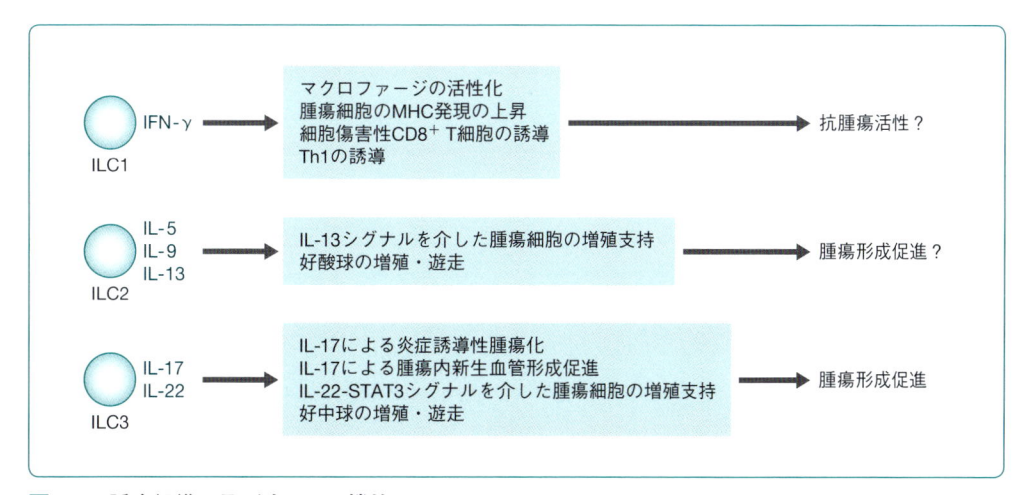

図5-2　腫瘍組織に及ぼすILCの機能

5-3 ILC3の機能と腫瘍形成

　ILC3の産生するIL-17, IL-22は，樹状細胞の活性化に伴うIL-23に反応して発動し，おもに上皮系細胞などの非血球系細胞に作用する．これに反応した上皮細胞は，炎症性サイトカイン，ケモカイン，抗菌ペプチドの産生を上昇させる．とくに，IL-17によって好中球主体の炎症を惹起し，粘膜組織における細胞外細菌や真菌感染に対する初期生体防御を担っている．これまで，IL-17の間接的な腫瘍形成促進機構について研究が進んでおり，誘導されたさまざまなケモカイン，プロスタグランジン，増殖因子が血管内皮細胞に作用し，新生血管の形成を促進することが報告されている[6-8]．また，直接的にIL-17が腸管上皮細胞や皮膚角化細胞に作用したときは，IL-17受容体の下流シグナルによって炎症誘導性腫瘍化およびその増殖を促進すると考えられている[10, 11]．さらに，腫瘍内部に引き込まれた新生血管によって腫瘍増殖能が増強され，形質転換および遠隔転移能の獲得にもIL-17が寄与しているものと考えられる(図5-2)．

　IL-17とは対照的に，IL-22は粘膜組織の生体防御にはたらく炎症性サイトカインとしての性質のみならず，組織傷害後の組織修復や再生機構にも作用点をもち，多面的な機能をもつサイトカインである[12]．IL-23に加えて，IL-1β，AHRのリガンド刺激によってもIL-22は強く誘導される．IL-22受容体の発現パターンは非血球系組織に限局しており，おもに，肺，肝臓，消化管，皮膚組織に発現が認められ，組織傷害時にIL-22依存的な下流因子であるSTAT3を介した細胞増殖とアポトーシス阻害作用を及ぼす．一方，組織病理学的な場面でIL-22の過剰な作用が起こった場合，STAT3を介した乾癬様皮膚病理症状や腸管上皮細胞の炎症性発がん促進につながりうると考えられている[13, 14]．また，大腸がんの患者組織サンプルの解析から，IL-22$^+$ T細胞とILC3の浸潤も報告されている[14]．IL-22結合タンパク質として知られる可溶化IL-22受容体は，膜結合型と比べてIL-22に対する結合能が非常に高く，生理的なIL-22中和分子としてはたらく．この分子を欠損した遺伝子改変マウスを用いて，デキストラン硫酸ナトリウムとアゾキシメタンを与えることによって腸管組織傷害と発がんを誘導すると，IL-22の機能として傷害組織修復に重要な役割を担う一方，その機能亢進によって腫瘍形質転換後細胞の増殖能促進が起こる[15]．これまでの報告からは，IL-22そのものが腫瘍形質転換を直接引き起こすかどうかは明らかではないが，ほかの要因によって腫瘍形質転換が起こったあとにIL-22が過剰にはたらくことによって増殖が支持されるものと考えられる．

➡ おわりに：今後の展望

　急速なスピードでILC研究が展開し，その発生学的機構，感染に対する生体防御機構，アレルギー疾患・炎症性疾患への関与が明らかにされてきた．しかしながら，技術的な制約のため，ILC単体によるユニークな抗腫瘍免疫機構，腫瘍形成促進機構などはまだ確定的な結論には至っておらず，今後の重要な課題である．これまでの数少ない実験的モデルを考慮すると，ILCの機能と腫瘍形成機構との相関が高い可能性があるが，臨床的にILCの機能と"がん"とのあいだにどのような関連があるのかは不明である．今後，ヒト検体においてもILCの機能と腫瘍形成機構のかかわりが明らかになれば，有効な抗腫瘍免疫応答を誘導するために，これまで試みられてきた腫瘍免疫発動機構の刺激のみならず，自然リンパ球の機能

制御を同時に行うための基礎研究と応用技術開発が期待される．

文　献

1) Spits H, et al.: Nat Rev Immunol, 13: 145-149, 2013.
2) Klose CS, et al.: Cell, 157: 340-356, 2014.
3) Bernink JH, et al.: Nat Immunol, 14: 221-229, 2013.
4) Cayrol C and Girard JP: Curr Opin Immunol, 31: 31-37, 2014.
5) Fujisawa T, et al.: Cancer Res, 69: 8678-8685, 2009.
6) Numasaki M, et al.: Blood, 101: 2620-2627, 2003.
7) Numasaki M, et al.: J Immunol, 175: 6177-6189, 2005.
8) Takahashi H, et al.: Immunol Lett, 98: 189-193, 2005.
9) Gaffen SL, et al.: Nat Rev Immunol, 14: 585-600, 2014.
10) Grivennikov SI, et al.: Nature, 491: 254-258, 2012.
11) Wang L, et al.: Cancer Res, 70: 10112-10120, 2010.
12) Dudakov JA, et al.: Annu Rev Immunol, 33: 747-785, 2015.
13) Zheng Y, et al.: Nature, 445: 648-651, 2007.
14) Kirchberger S, et al.: J Exp Med, 210: 917-931, 2013.
15) Huber S, et al.: Nature, 491: 259-263, 2012.

自然免疫

6 がんの免疫アジュバント療法

瀬谷　司　松本美佐子

Summary

腫瘍関連抗原（TAA）の発見以来，四半世紀にわたり抗原ペプチドのワクチン療法が治験に上ったが，成功にはほど遠い現状である．ワクチンは感染症領域で人類の繁栄に多大な貢献をした．しかし，がんには抗原があるのにワクチンが効かない．これはどうしてだろうか．抗PD-1抗体が転移メラノーマを治癒せしめるという知見ほど，抗がん免疫の有効性を雄弁に物語るものはない．免疫系ががん細胞を（転移巣でも隔離巣でも）標的として排除すべくはたらきうることは確実といってよい．PD-1の阻害は免疫抑制を解除するが，副作用なしに免疫系を活性化する創薬があれば成功は疑いない．PD-1の阻害による免疫抑制解除もそうであるが，過剰な免疫活性化はつねに副作用の危険を伴う．残念なことに，これまで抗がん免疫アジュバントは炎症誘起剤の総称であった．筆者らは炎症を抑えた新規の免疫アジュバントを開発することにより，がん免疫の問題の解決を目指してきた．本章では，腫瘍微小環境におけるアジュバントの機能を細胞種ごとにまとめて解説する．

Keyword

◆ パターン分子　◆ RNA アジュバント　◆ 樹状細胞

はじめに

免疫アジュバントとは，抗原と併用して免疫活性を増強させる物質の総称である．その作用は，抗原を安定化させたり，長く滞留させたりする物理的効果から，免疫細胞に直接はたらいて機能を高める作用まで含む．後者は，自然免疫系の解明とともに分子機構が説明の途に就き，アジュバント（パターン認識）受容体と複数のシグナル経路が樹状細胞の成熟化に関与すること，樹状細胞の異なる活性化ステージはアジュバントの性質の差異によることが判明した．自然免疫では微生物成分を外来性のパターン分子 PAMP（pathogen-associated molecular pattern）とよび，それらを認識するパターン認識受容体 pattern recognition receptor（PRR）が細胞膜（または，オルガネラ膜），細胞質内に存在することを明らかにした[1]．一般に，感染が激しい炎症と免疫応答を伴って終息するのは，マクロファージや樹状細胞などの骨髄系細胞の PRR 応答に起因する．がんは自己細胞由来なのでパターン分子をもっていない．これが，精製抗原単独の（パターン分子のない）ワクチン療法が効かない理由を説明するに到っている[2]．さらに，自己由来の PRR 活性化分子 DAMP（damage-associated molecular pattern）がマクロファージやがん細胞から放出され，ときには細胞壊死（ネクロプトーシス）の場合に放出されることも判明した[3]．これらは慢性炎症を伴う生活習慣病のリスク因子であり，最も顕著な表現型は，がん，潜伏感染（C 型肝炎ウイルス，B 型肝炎ウイルス，結核など）の微小環境形成である．

表6-1　パターン認識受容体（PRR）とパターン分子（PAMP）の例

PAMP	PRR	リガンドの種類	由来
Pam3リポペプチド	TLR1, TLR2	リポタンパク質	バクテリア，合成化合物
Pam2リポペプチド	TLR2, TLR6	リポタンパク質	バクテリア，合成化合物
ペプチドグリカン	TLR2, TLR6	ペプチドグリカン	バクテリア
OspA	TLR2, unknown	リポタンパク質	バクテリア，合成化合物
poly I-C	TLR3, MDA5	合成二本鎖 RNA	合成化合物
リポ多糖	TLR4	リポ多糖	グラム陰性菌
フラジェリン	TLR5, IPAF, NAIP5	鞭毛	バクテリア
イミキモド	TLR7, TLR8	合成 RNA アナログ	イミダゾキノリン化合物
poly-U	TLR7, TLR8	合成 RNA アナログ	合成化合物
CpG ODN（オリゴデオキシヌクレオチド）	TLR9	非メチル化 CpG 配列	バクテリア，合成化合物
ヘモゾイン	TLR9	遊離ヘムポリマー	マラリア原虫
プラスミド DNA	TLR9, unknown	非メチル化 CpG 配列	バクテリア

　パターン分子（PAMP）は，タンパク質，核酸，脂質に広く見いだされ，これらは各種の微生物に特有の（宿主にはない）構造をもつものが多い．PRR は微生物ごとの PAMP の構造的相違を精緻に弁別する（表6-1）．PRR は，TLR（Toll-like receptor，Toll 様受容体），RLR（RIG-I-like receptor，RIG-I 様受容体），NLR（NOD-like receptor，NOD 様受容体），CLR（C-type lectin-like receptor，C 型レクチン様受容体）などに分類される[1, 4]．また，これらに補体系，凝固系を含んだ包括的な自然免疫の概念も提唱されている．PRR は骨髄系細胞にとどまらず，普遍的な分布を示すものも多くあり，自然免疫が単に樹状細胞-リンパ球免疫応答の引き金としてだけでなく，感染などに対する生体防御機構として全身的な関与を示すことを示唆する．とくに，インターフェロン（IFN），炎症性サイトカインは即時的な微生物排除に効果がある．しかし，これらは，風邪症状から炎症，細胞増殖，組織修復，エピジェネティッ

> **Keyword 解説**
>
> ◆ **パターン分子**：微生物が特有に保有する成分・分子．宿主のパターン認識受容体（PRR）のリガンドとして樹状細胞を成熟化し，免疫系を起動する．表6-1に示した以外に，RLR，NLR，CLR のリガンドを含めると多様な分子が含まれる．アジュバントの多くはパターン分子から抽出された免疫増強物質である．
>
> ◆ **RNA アジュバント**：微生物の RNA は IFN を誘導して免疫を活性化する．これには複数のパターン認識受容体（PRR）が関与する．RIG-I はキャップ構造をもつ宿主 mRNA には反応しないが，5′末端が三リン酸化されたウイルス RNA は認識する．MDA5 は RNA ウイルスの長い二本鎖 RNA（dsRNA）複製産物を認識する．TLR3 は不完全な dsRNA でも構造をとって，139bp 以上あれば認識する．また，TLR3 は外部からエンドソームによって取り込まれた RNA を認識する．
>
> ◆ **樹状細胞**：骨髄系細胞のうち，抗原提示に特化した細胞の総称．名前は突起をもつ形にちなむ．マウス CD8α$^+$ 樹状細胞とヒト CD141$^+$ 樹状細胞は相同とされており，高い TLR3 発現ときわめて強い交差提示（クロスプレゼンテーション）活性を発揮する．粘膜には CD103$^+$ 樹状細胞が分布し，抗原提示に携わる．脾臓には CD8α$^+$ 樹状細胞以外に CD8α$^-$ 樹状細胞が存在する．

クな変化までを含む反応であり，全身の副作用は免れない．従来のアジュバント療法（BRM，modulin，微生物投与）とは，複雑系のうえに成立する免疫活性化の過程であったことが判明している．

本章では，がんの免疫療法に用いるアジュバントに焦点をあて，骨髄系細胞の PRR 応答を概説する．さらに，治療ワクチンとの併用で有効なアジュバントについて言及する．

6-1 ▪ 抗がん免疫アジュバントの歴史

古くは Coley's toxin など細菌の適用例があるが，抗がん療法に BCG (*Bacille de Calmette et Guérin*，ウシ型弱毒結核菌ワクチン)を導入したのは米国のメモリアルスローンケタリング癌センター（MSKCC）のグループである．L. J. Old らは BCG 生菌を膀胱に滞留させる方法で移行上皮がんが完治する症例を多数報告した．現在，BCG 療法は膀胱がんを70％以上治癒に導く[5]．わが国では，丸山ワクチン[6]，山村雄一，東 市郎らの BCG-CWS アジュバント療法[7]などが抗がん免疫のアジュバントとして開発され，（生菌でなく）成分アジュバントの嚆矢となった．ほかには，ピシバニールなどの生物製剤がアジュバントとしてがん患者に使われた．豊島久真男，林 昭，児玉 憲らが大阪府立成人病センターで BCG-CWS を現代的な臨床試験に則って進めた結果，術後肺がん患者で化学療法を10～20％上回る5年生存率を示唆した[8]．低い副作用を考慮すると，これは驚くべき結果である．これらの多くは特定の成分を化学合成したものではなく，生物製剤の複雑さを反映しているため機能が定義できない．抗がん活性がある BCG-CWS は TLR2/TLR4 のアゴニストであった[9]．しかし，高精製の BCG-CWS（住友ロット）は TLR2 特異的アゴニストと報じられた[10]．BCG-CWS はトレハロースジミコール酸（TDM），アラビノガラクタンを含むため，Mincle，Dectin-2 なども活性化する．このロットは現在も入手可能である．

H. B. Levy らはウイルスの二本鎖 RNA 成分のアナログとされる poly I-C をがんのアジュバント療法に用いた．poly I-C は各種がんの治験症例でがんの退縮を示したが，エンドトキシン様の毒性を示し，多くは untolerable という記載で中断された[11]．poly I-C は TLR3 のアゴニストとして同定されたが，MDA5 も活性化する．TLR3 は骨髄系と上皮系にその発現が限られるが，MDA5 は全身に発現するため，サイトカイン血症を誘起する[12]．このサイトカイン毒性の副作用が棄却の原因であったと推測されている．poly I-C は優れた樹状細胞成熟化作用を発揮するので，現在も抗原と組み合わせて低用量のアジュバント使用が継続されている[13]．

水酸化アルミゲル（Alum），オイル（Montanide）など，認可されたアジュバントはあるが，これらは強い炎症誘起剤である．ペプチドワクチンの免疫療法に使われてきたが，満足な結果は得られていない．Alum はプロスタグランジン系を刺激するほか，NALP3-インフラマソームを強く活性化して IL-1β，IL-18 などを産生させる[14]．2型ヘルパーT 細胞（Th2）指向性で，抗体産生を増強するが，細胞性免疫（CTL，NK 細胞）の活性化能は弱いとされる．これらのほかにも多数のアジュバントが抗がん免疫に試行されているが，認可はされていない（表6-2）．

表6-2 ヒトのワクチンアジュバントの開発状況

アジュバント	製剤形態	前臨床試験または臨床試験
Montanide	油中水型エマルジョン	マラリア（PhaseⅠ），HIV，がん（PhaseⅠ/Ⅱ）
Saponin（QS-21）	水性	がん（PhaseⅡ），ヘルペス（PhaseⅠ），HIV（PhaseⅠ）
SAF	スクアレン，Tween®80，Pluronic®L121を含む水中油型エマルジョン	HIV（PhaseⅠ，Chiron）
AS03	α-トコフェロール，スクアレン，Tween®80を含む水中油型エマルジョン	新型インフルエンザ（GSK）
MTP-PtdEtn	水中油型エマルジョン	HSV
Exotoxin	緑膿菌，大腸菌易熱性毒素ロイコトリエン	緑膿菌，囊胞性線維症（AERUGEN-Crucell/Berna），毒素原性大腸菌（PhaseⅡ，Iomai Corp.）
ISCOM	リン脂質，コレステロール，QS-21	インフルエンザ，HSV，HIV，HBV，マラリア，がん
〈TLRリガンド〉		
MPL®-SE	水中油型エマルジョン	リーシュマニア症（PhaseⅠ/Ⅱ，IDRI）
Synthetic Lipid A	水中油型エマルジョン	Various indications（Avanti/IDRI）
MPL®-AF	水性	アレルギー（ATL），がん（Biomira）
AS01	リポソーム	HIV（PhaseⅠ），マラリア（AS01，PhaseⅢ，GSK），がん（PhaseⅡ/Ⅲ，Biomira/Merck KGaA）
AS02	MPL®とQS-21を含む水中油型エマルジョン	HPV（Cervarix），HIV，結核，マラリア（PhaseⅢ），ヘルペス（GSK）
AS04	Alum＋水性MPL®	HPV，HAV（GSK）
AS15	AS01＋CpG	がん治療（GSK）
RC529	水性	HBV，ニューモバックス
TLR9（CpG）	n/a	がん（ProMune, Coley/Pfizer），HCV（ACTILON-Coley）
TLR9 ISS シリーズ	n/a	HIV，HBV，HSV，炭疽病（Vax Immune Coley/GSK/Chiron），HBV（HEPLISAV，PhaseⅢ，Dynavax），がん（PhaseⅡ，Dynavax）
TLR9 IMO シリーズ（YpG, CpR モチーフ）	n/a	がん（IMOxine, PhaseⅠ，Hybridon Inc.），がん（IMO-2055, PhaseⅡ，Idera Pharm.），HIV（Remune，PhaseⅠ，Idera/IMNR）
TLR9アゴニスト（MIDGE®）	n/a	がん（PhaseⅠ，Mologen AG）
TLR7/TLR8（イミキモド）	n/a	メラノーマ（3M Pharmaceutical），HIV（preclinical），リーシュマニア症
TLR7/TLR8（Resiquimod）	n/a	HSV，HCV（PhaseⅡ-3M Pharmaceutical）
TLR2（MALP-2）	n/a	膵がん（PhaseⅡ）
TLR3（poly I-C・LC）	ポリLリジン，メチルセルロース（水性）	各種がん

HIV：ヒト免疫不全ウイルス，HSV：単純ヘルペスウイルス，HBV：B型肝炎ウイルス，HPV：ヒトパピローマウイルス，HAV：A型肝炎ウイルス，HCV：C型肝炎ウイルス．

出典：Reed SG, et al.: Trends Immunol, 30: 23-32, 2009.

6-2 抗原提示樹状細胞のPRR

　免疫を活性化するアジュバントは，樹状細胞を標的とする．ヒトではCD141⁺樹状細胞（BDCA3⁺樹状細胞），マウスではCD8α⁺樹状細胞とCD103⁺樹状細胞が強い抗原提示能

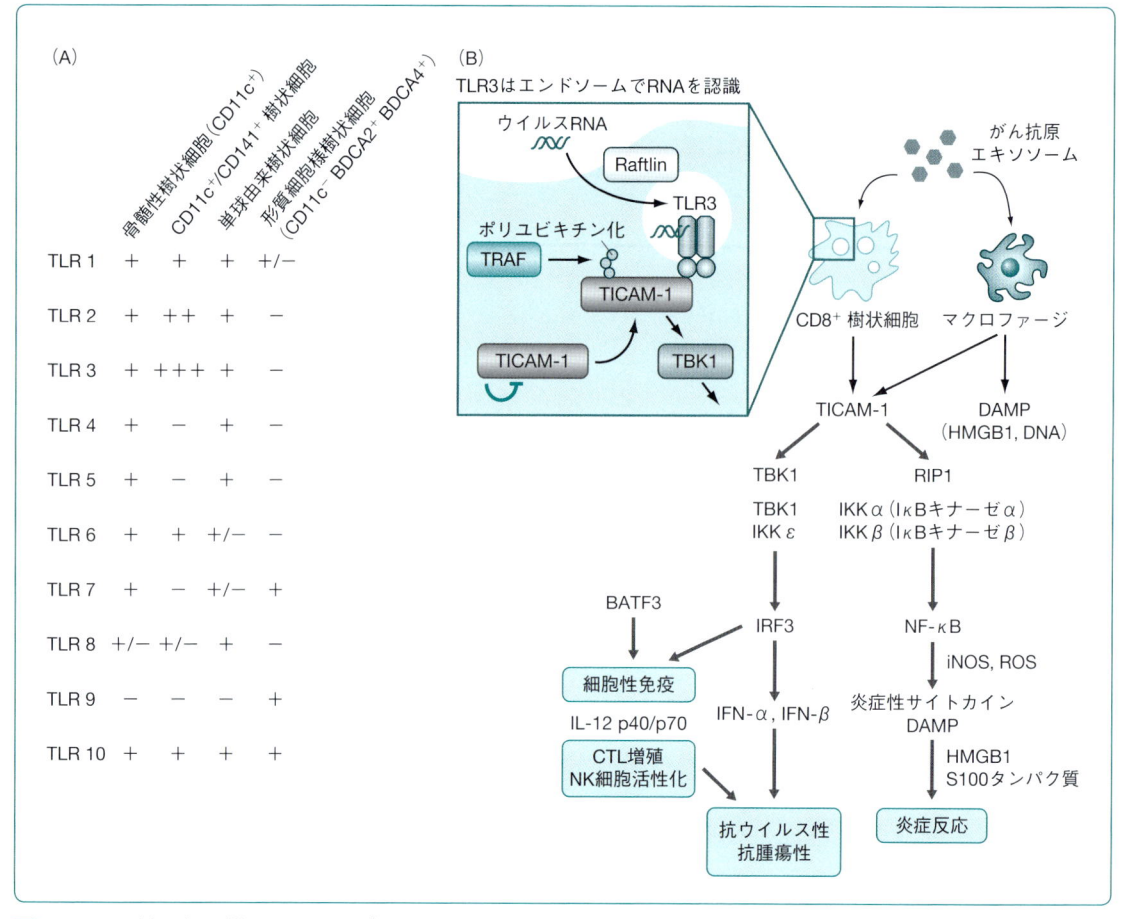

	骨髄性樹状細胞(CD11c⁺)	CD11c⁺/CD141⁺樹状細胞	単球由来樹状細胞	形質細胞様樹状細胞(CD11c⁻ BDCA2⁺ BDCA4⁺)
TLR 1	+	+	+	+/−
TLR 2	+	++	+	−
TLR 3	+	+++	+	−
TLR 4	+	−	+	−
TLR 5	+	−	+	−
TLR 6	+	+	+/−	−
TLR 7	+	−	+/−	+
TLR 8	+/−	+/−	+	−
TLR 9	−	−	−	+
TLR 10	+	+	+	+

図6-1 ヒト抗原提示樹状細胞のアジュバント応答

ヒトCD141⁺樹状細胞はマウスCD8α⁺樹状細胞に対応し,主要な抗原提示細胞とされる.(A)ともにTLR3を高発現するが,CD141⁺樹状細胞はTLR4,TLR5,TLR7,TLR9を発現しない.したがって,リポ多糖(LPS),フラジェリン,イミキモド,CpG ODNなどへのアジュバント応答がヒトで再現できない一因となる.(B) poly I-CによるTLR3刺激はマウス,ヒトに共通で,TICAM-1を経てTBK1経路とRIP1経路を活性化する.TBK1経路はI型IFN(IFN-α,IFN-β),IL-12の産生,RIP1経路はNF-κBから炎症性サイトカインを誘起する.

を有する[15].ヒトのCD141⁺樹状細胞は,TLR2,TLR3を特異的に発現し,TLR4,TLR5,TLR7,TLR9はまったく発現しない(図6-1A).TLR2は細菌のリポペプチド,ペプチドグリカンを認識し,MyD88経路を活性化する[1].TLR3はウイルスのstem-structured RNAを認識し,TICAM-1経路を活性化する[16](図6-1B).ここではこの2つの経路と樹状細胞の応答の相違を解説する.

アジュバントには,おもに抗体産生を促進するものと,細胞性免疫を起動しやすいものがあり,内在性抗原が標的になるがん免疫の場合,アジュバントとしては後者が好ましい.がん抗原の種類が1型ヘルパーT細胞(Th1)とTh2のバランスにかかわるが,多価エピトープ(CD4を含む)のタンパク質や長鎖ペプチドが抗原として優れている.なお,MyD88経路はTLR7/TLR9にも付帯し,樹状細胞〔おもに形質細胞様樹状細胞(pDC)〕ではIRF7を介してI型IFN(IFN-α,IFN-β)を誘導する[1].RLR,NLRもほかの細胞と同様に樹状細胞に分布するが,抗原提示を強く促進するのはTLR2とTLR3である.

TLR3のアジュバントによる免疫促進機能は,炎症性サイトカイン・ケモカインの誘導の

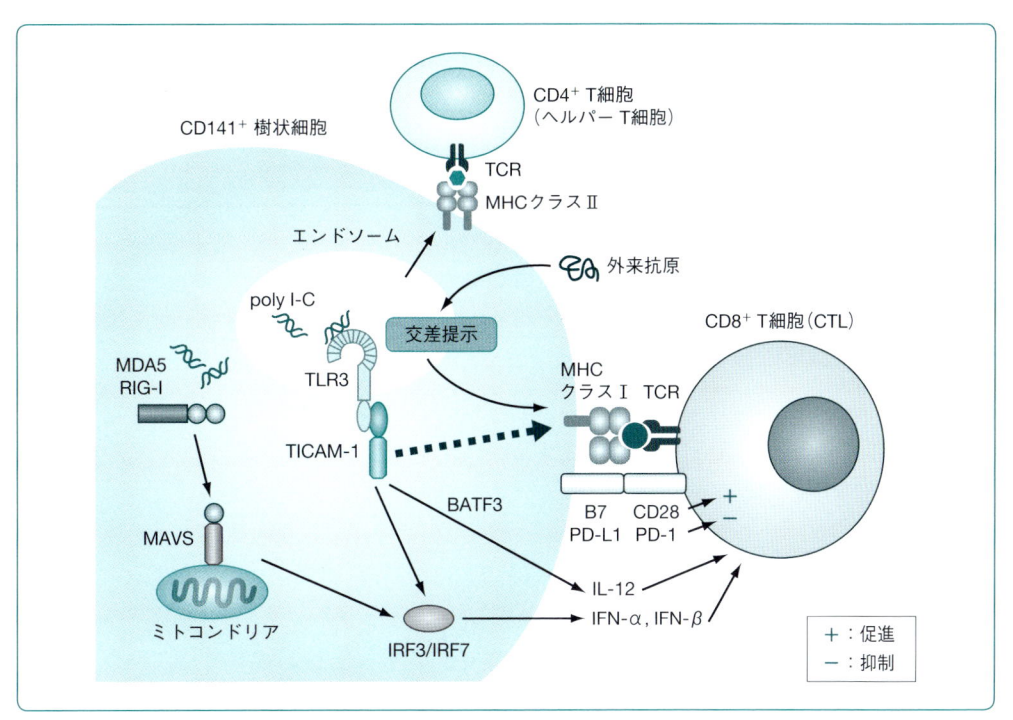

図6-2 樹状細胞のがん抗原およびRNAアジュバントに対する免疫応答
樹状細胞は外来抗原を取り込むとMHCクラスIIで提示してCD4⁺T細胞（ヘルパーT細胞）を活性化する．一方，MHCクラスIでの提示は，外来抗原が細胞質で分解されてTAP1依存性経路に入る必要がある．このプロセスを交差提示という．TLR3は，樹状細胞に交差提示，MHCと共刺激分子の発現増強を促進して，がん抗原の提示能を高める．さらに，IL-12とI型IFN（IFN-α, IFN-β）を産生させてCD8⁺T細胞の活性化に寄与し，消耗を抑える．また，IP-10などの分泌を介してCD8⁺T細胞の腫瘍内浸潤を進める．

ほか，主要組織適合遺伝子複合体（MHC），共刺激分子の発現増強，交差提示（クロスプレゼンテーション）の促進，I型 IFN，IL-12の産生が主体である（図6-2）．I型 IFN は CD8⁺T 細胞の消耗を解除し，長期生存を進め，CD4⁺T 細胞（ヘルパーT細胞）と NK 細胞を活性化する[17]．これらのリンパ球は一般に，I型 IFN あるいは IL-12 によって活性を維持しているが，腫瘍内での細胞傷害活性の発揮には IL-12 が重要とされる[18, 19]．リンパ球の活性化指標は IFN-γ であり，複数のリンパ球の挙動がアジュバントの種類で決定される．IL-12は BATF3 と TLR3シグナル（TICAM-1経路）に依存して産生される[20]．

TLR2は MyD88経路を活性化して交差提示を起動する．MyD88経路は炎症誘起の基本経路であり，TLR2リガンドは樹状細胞の成熟化とともに，炎症性サイトカインを含め，炎症を誘起する（図6-3）．TLR2の代表的なリガンドは MALP-2という Pam2リポペプチドである．これはアジュバント機能のうちI型 IFN，IL-12の誘導はしないが，炎症性サイトカインを高く誘導し，IRAK 経路も活性化する．膵臓がんの治験において，MALP-2を用いた有効例の報告がある[21]．

PD-1は CD8⁺T 細胞に発現し，IFN によりその発現は促進されるが，IL-12ではされない．PD-1-PD-L1有効例は固形がんで30％ 近くに上る[22]．PD-1-PD-L1有効例では，腫瘍巣にPD-1発現の低いリンパ球の浸潤が認められる[22]．PD-1-PD-L1非有効例から示されたことは，リンパ球が腫瘍に浸潤しない症例ではがんの退縮は望めないということであり，これをケモ

カインとアジュバントの組み合わせで解決することができるかがつぎの問題である．

6-3 ▪ 腫瘍関連マクロファージのPRR

　骨髄系細胞は臓器形成過程に必須である．生来の臓器は，卵黄嚢あるいは胎仔肝に由来の居住型のマクロファージを含む．がんも一種の臓器であるので，多様な骨髄系細胞を含む[23]．腫瘍は後成的につくられる臓器のため，骨髄系細胞は卵黄嚢ではなく骨髄から供給される．このことが腫瘍に独特の微小環境を付与する．腫瘍関連マクロファージ tumor-associated macrophage（TAM）は F4/80$^+$，Gr-1$^-$の画分に由来し，骨髄由来抑制細胞 myeloid-derived suppressor cell（MDSC）は Gr-1$^+$の画分に由来する[23]．腫瘍によって TAM と MDSC の配分は異なる．

　TAM は M1マクロファージと M2マクロファージの分類では M2マクロファージとされ，腫瘍進展を促進する．TAM は TLR3の刺激で腫瘍の出血性壊死を誘起する[24]．これはTNF-αの急速な発現を誘導するためである．TLR3は TAM を腫瘍傷害性の細胞に変換する．一方，MDSC も免疫抑制と腫瘍進展を支持する．その機構は，腫瘍細胞，間質細胞，リンパ球に及ぶが，誘導型一酸化窒素合成酵素（iNOS）の発現によって起こる活性酸素種（ROS）の酸化反応を基本とする[23]．MDSC は TLR2の刺激により全身的に増えること，免疫抑制活性を高めることが知られている[25]．TLR2は腫瘍細胞，マクロファージにも存在し，バー

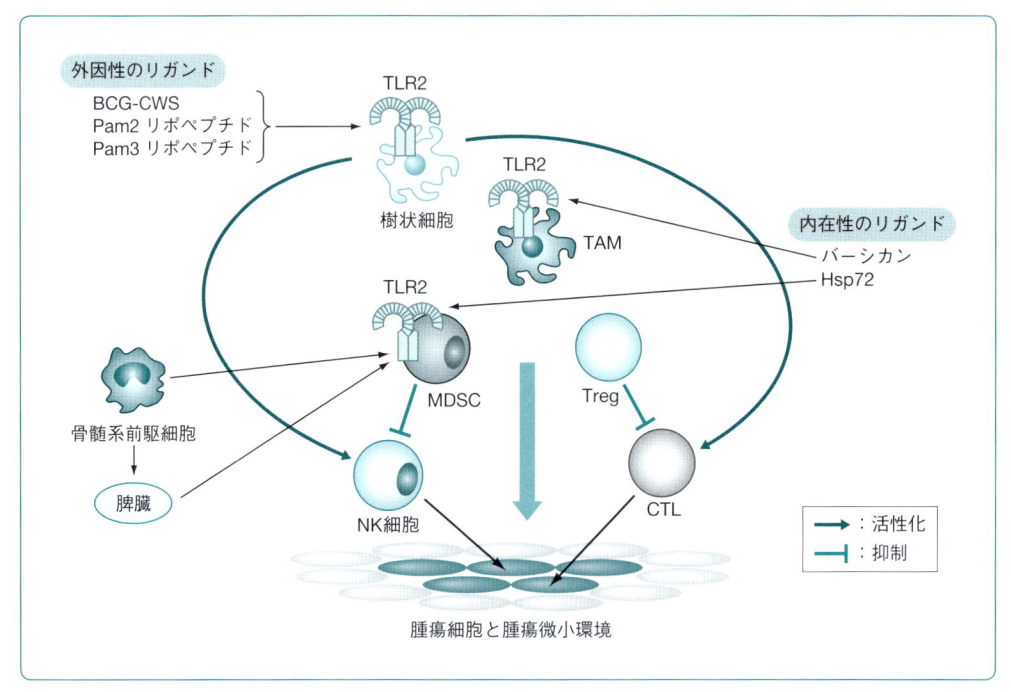

図6-3　マクロファージのアジュバント応答
腫瘍浸潤骨髄系細胞はGr-1$^+$であれば骨髄由来抑制細胞（MDSC），Gr-1$^-$であれば腫瘍関連マクロファージ（TAM）とよばれ，骨髄に由来する．脾臓に細胞のプールがある．これらは異なる機構で腫瘍増殖・浸潤のサポートを行っている．免疫系には種々の機構で抑制的にはたらく．TLR2はMyD88を介して骨髄系細胞の腫瘍サポートと免疫抑制を助長する．TLR3はMyD88経路をもたないので，マクロファージを腫瘍攻撃型に変える．

シカンなど，内因性の TLR2 リガンドが腫瘍から放出され，腫瘍の浸潤能が高まることが知られている．TLR2 依存性腫瘍増殖は MDSC だけでなく，これらの総合的な応答で規定されている．TAM，MDSC の TLR 応答をまとめて図6-3に示す．

6-4 腫瘍細胞のアジュバント応答

　腫瘍細胞はその起源によるが，TLR2，TLR3 を発現するものが多い．膵臓がんでは TLR2 アゴニストが腫瘍を退縮に導く．しかし，多くの腫瘍において，TLR2 アジュバントは MyD88 経路を活性化するので，腫瘍細胞を増殖に向かわせる[26]．マクロファージの MyD88 応答とも相まって腫瘍は悪性化（増殖・浸潤・転移）に向かう．一方，TLR3 は骨髄系と上皮系に発現が限られ，ほかの細胞ではがん化で陽転する場合が多い．TLR3 はときに腫瘍細胞にも発現するが，RNA 刺激によって腫瘍増殖を誘起しない．むしろ腫瘍細胞の TLR3-TICAM-1 経路の活性化は細胞死を起動する例が報告されている[27]．これは RIP3 経路を活性化して腫瘍のネクロプトーシスを起動するためである（図6-4）．この応答はカスパーゼ8が機能しない状況の細胞に限られる[28]．

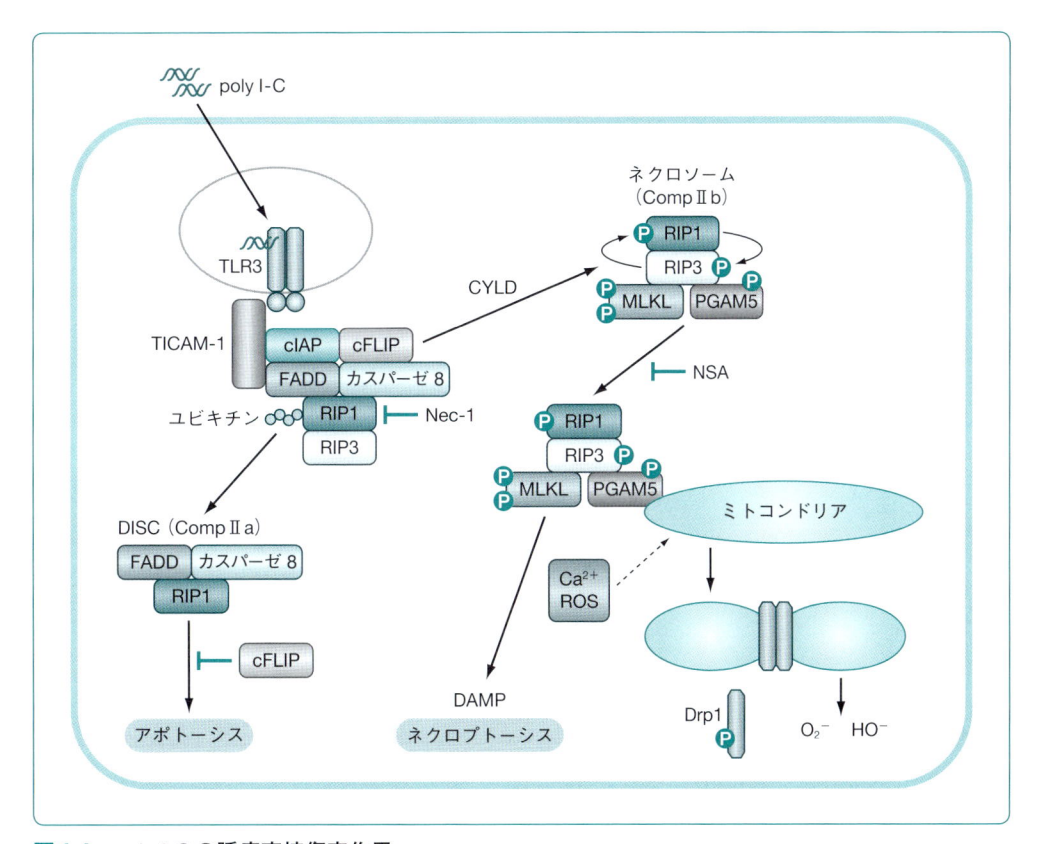

図6-4　poly I-C の腫瘍直接傷害作用
がん細胞内で起こりうるアジュバント応答の1つを例示．腫瘍細胞が TLR3-RIP1 経路を保持すると，poly I-C 投与によって細胞死が起こる．カスパーゼ8存在下ではアポトーシス，非存在下ではネクロプトーシスが起動して，結果として腫瘍は免疫の介在なしに退縮する．ネクロプトーシスの経路は RIP3 が PGAM5 のリン酸化を誘導し，ミトコンドリアの分断を促進する．この応答には誘導型一酸化窒素合成酵素（iNOS）が関与し，微小環境の形成に影響する．

⇒ おわりに

　アジュバントは免疫系の活性化に加えて，マクロファージや腫瘍細胞にはたらいて独自の細胞変調を誘起する．これらの総合応答ががん退縮に集約する．アジュバントは樹状細胞に作用して液性免疫のほかに細胞性免疫を起動する．TLR3単独刺激では腫瘍の浸潤・増殖もサイトカイン血症などの副作用も伴わないことが示されたが，TLRの多くはMyD88経路を強く活性化し，免疫活性化のみならず腫瘍増殖も誘起する例がある．樹状細胞と腫瘍細胞，腫瘍浸潤骨髄系細胞のアジュバント応答は個別に検討すべき課題である．

文　献

1) Takeuchi O and Akira S: Cell, 140: 805-820, 2010.
2) Matsumoto M, et al.: Adjuvant Immunotherapy for cancer: Basic research to clinical bench. Inflammation and Immunity in Cancer (ed. by Seya T), pp.229-242, Springer, 2015.
3) Kono H and Rock KL: Nat Rev Immunol, 8: 279-289, 2008.
4) Brubaker SW, et al.: Annu Rev Immunol, 33: 257-290, 2015.
5) Lamm DL, et al.: N Engl J Med, 325: 1205-1209, 1991.
6) Maruyama C: Nihon Ika Daigaku Zasshi, 38: 267-276, 1971.
7) Azuma I, et al.: J Natl Cancer Inst, 52: 95-101, 1974.
8) Kodama K, et al.: Surgery Today, 39: 194-200, 2009.
9) Tsuji S, et al.: Infect Immun, 68: 6883-6890, 2000.
10) Murata M: Cancer Sci, 99: 1435-1440, 2008.
11) Galluzzi L, et al.: Oncoimmunology, 1: 699-716, 2012.
12) Seya T, et al.: Expert Opin Ther Targets, 17: 533-544, 2013.
13) Sabbatini P, et al.: Clin Cancer Res, 18: 6497-6508, 2012.
14) Marichal T, et al.: Nat Med, 17: 996-1002, 2011.
15) Bachem A, et al.: J Exp Med, 207: 1273-1281, 2010.
16) Tatematsu M, et al.: Nat Commun, 4: 1833, 2013.
17) Hervas-Stubbs S, et al.: Clin Cancer Res, 17: 2619-2627, 2011.
18) Colombo MP and Trinchieri G: Cytokine Growth Factor Rev, 13: 155-168, 2002.
19) Gerner MY, et al.: J Immunol, 191: 1011-1015, 2013.
20) Azuma M, et al.: Cancer Res, in press, 2015.
21) Schmidt J, et al.: Br J Cancer, 97: 598-604, 2007.
22) Tumeh PC, et al.: Nature, 515: 568-571, 2014.
23) Shime H, et al.: Adjuvant Immunotherapy for cancer: Basic research to clinical bench. Inflammation and Immunity in Cancer (ed. by Seya T), pp.229-242, Springer, 2015.
24) Shime H, et al.: Proc Natl Acad Sci U S A, 109: 2066-2071, 2012.
25) Maruyama A, et al.: Biochem Biophys Res Commun, 457: 445-450, 2015.
26) Kim S, et al.: Nature, 457: 102-106, 2009.
27) Matsumoto M, et al.: Nat Commun, 6: 6280, 2015.
28) Takemura R, et al.: Cancer Immunol Res, 3: 902-914, 2015.

獲得免疫

7 がん抗原

中山睿一

Summary

がん抗原の本体は長らく不明であったが，免疫学と分子生物学の進歩が相まって，免疫系が認識するがん抗原が明らかになった．それらは，さまざまな遺伝子変異に由来する抗原，分化抗原，過剰発現・増幅抗原，がんと正常精巣に発現するがん・精巣抗原（CT抗原），ウイルス抗原などであった．がん・精巣抗原は遺伝子変異のない共通抗原であるが，その一部は強い抗原性を示す．一方，次世代シークエンサーによるエクソーム解析で明らかになった変異ペプチドはがん固有の抗原であり，強い抗原性を有することが期待されている．これらのがん抗原の意義の解明が待たれる．

Keyword

◆ 腫瘍拒絶抗原　◆ がん・精巣抗原（CT抗原）　◆ ネオ抗原（新生抗原）

はじめに

　身体の免疫系ががんを異物として認識できるのかという問題は，長いあいだ議論の的であった．これは，すなわち，がん細胞には免疫系が認識できる抗原が存在するのかという問題と同じである．免疫研究者のあいだでも，がん細胞は正常細胞が変化して生じたものであり，外来の異物ではないので，免疫反応が起こるはずはないという考え方が一般的であった．実際，がん細胞に対して免疫反応を起こしている証拠は通常の方法を用いるかぎり認められず，また，自然治癒などの免疫系がはたらいている証拠も乏しかった．一方，一般社会では，がんと免疫には関係がある．すなわち，がんは免疫力が落ちるために発生するという考え方が広く受け入れられていた．これががんの免疫監視の考え方である．

7-1 免疫監視機構

　がんの免疫監視の詳細については p.11の第2章に譲るが，1900年代までにさまざまな遺伝子欠失免疫不全マウスが作製され，化学誘発がんおよび自然発生がんの頻度が調べられた．IFN-γあるいはその受容体遺伝子の欠失マウス，転写因子 STAT1 欠損マウス，さらには，T細胞，B細胞，ナチュラルキラーT細胞（NKT細胞）を欠損した *RAG2* 遺伝子ノックアウトマウスを用いた研究から，免疫不全マウスでは腫瘍の発生頻度が高いことが明らかになった[1]．

7-2 ▪ がん抗原の発見

　がん免疫は，免疫系が認識するがん抗原，すなわち，がん細胞には存在して，正常細胞には存在しないがん抗原が存在することを前提として成立する．がん抗原の存在は，近交系マウスを用いた化学誘発がんの移植腫瘍の拒絶実験ではじめて明らかにされた[2]．これらの抗原は腫瘍拒絶抗原とよばれたが，同じ系統のマウスに発生した腫瘍でも抗原性が異なり，固有性が高いことから固有抗原ともよばれた．

　一方，FMR ウイルスなどによって発生する腫瘍では，ウイルスの共通抗原に対して免疫反応が起こる．がんにのみ発現する抗原はがん特異抗原であるが，特異性が明瞭でない場合はがん関連抗原という言葉も使われる．その後の分子生物学的な解析から，マウス腫瘍拒絶抗原の本体は，おもに変異した細胞遺伝子産物，あるいはウイルス遺伝子産物などであることが明らかにされた[3-6]（表7-1）．ヒトのがん抗原の解析は，患者自身の免疫系が認識する自己のがん細胞に発現するがん抗原を解析しなければならない．患者自身の抗体，T 細胞，がん細胞を用いた解析は簡単ではないが，分子生物学的手法を組み合わせることで抗原解析が可能になった．

7-3 ▪ がん・精巣抗原（CT 抗原）

❶ CT 抗原の同定

　1991年，細胞傷害性 T 細胞 cytotoxic T lymphocyte（CTL）が認識するヒトのがん抗原が，T. Boon らの研究室で発見された[7]．標的の悪性黒色腫（メラノーマ）細胞株 MZ2-MEL の遺

> **Keyword 解説**
>
> ◆ **腫瘍拒絶抗原**：腫瘍抗原の研究は，1900年代半ば，近交系マウスの確立とともにはじまった．化学発がん剤によって発生した腫瘍の免疫原性は，同じ系統の近交系マウスを用いた腫瘍拒絶反応（腫瘍拒絶抗原）によって解析されたが，同じ系統の近交系マウスに誘発した腫瘍でもそれぞれ抗原性が異なる固有の抗原であることが明らかになった．このような抗原多様性あるいは抗原固有性は，ヒトのがんのネオ抗原（新生抗原）と同様，ランダムな遺伝子変異に基づくものと考えられている．一方，FMR ウイルスなどによるウイルス腫瘍の場合は，ウイルスの共通抗原に対して免疫反応が起こる．
>
> ◆ **がん・精巣抗原（CT 抗原）**：がんに対する宿主の免疫反応を解析し，T 細胞および抗体が認識するがん抗原が多数同定され，それらは，変異した細胞遺伝子産物，過剰発現した正常遺伝子産物，分化抗原あるいはウイルス遺伝子産物などであることが明らかになった．そのなかに，がん細胞では由来の異なる種々のがんに発現するが，正常細胞では胚細胞にのみその発現を認める一群の抗原が存在し，これらはがん・精巣抗原（CT 抗原）とよばれる．精巣には MHC の発現がないため，CT 抗原の発現は事実上がん特異的であると考えられる．
>
> ◆ **ネオ抗原（新生抗原）**：近年，次世代シークエンサーの技術開発とバイオインフォマティクスの進歩により，個々のがん患者について，遺伝子，エクソーム，トランスクリプトームの塩基配列の解析が可能となった．これにより，患者自身のがんの個別の変異を明らかにすることができ，免疫治療のための個別の標的抗原を解析することが可能となった．この抗原はネオ抗原（新生抗原）とよばれ，T 細胞はこれらの抗原に対して胸腺で負の選択を受けることがないので，強い免疫を誘導すると考えられている．

表7-1 マウス細胞傷害性T細胞（CTL）が認識する抗原

抗原	腫瘍	ペプチド	抗原提示分子（MHC）
〈がん・精巣抗原（CT抗原）〉			
P1A	P815（メチルコラントレン誘発肥満細胞腫）	LPYLGWLVF	H-2L^d
〈分化抗原〉			
TRP-2	B16（悪性黒色腫）	VYDFFVWL	H-2K^b
〈変異抗原〉			
コネキシン37	Lewis（3LL．肺がん）	FEQNTAQP	H-2K^b
DEADボックスヘリカーゼp68	8101-RE（紫外線誘発肉腫）	SNFVFAGI	H-2K^b
Akt（末端反復配列挿入）	RL male 1（放射線白血病）	IPGLPLSL	H-2L^d
MAPK ERK2	CMS5（メチルコラントレン誘発肉腫）	QYIHSANVL	H-2K^d
メチオニン還元酵素	P815（メチルコラントレン誘発肥満細胞腫）	GYCGLRGTGV	H-2K^d
ras		LEEYSAM	H-2K^b
ras		GLEEYSAM	H-2K^b
ras		YKLVVVGAV	H-2K^d
Ramp（エキソン伸長）	MethA（メチルコラントレン誘発肉腫）	LGAEAIFRL	H-2D^d
〈ウイルス抗原〉			
gag IAP	LEC（自然発生白血病）	RRKGKYTGL	H-2D^k
gag	FBL-3（フレンド白血病）	CCLCLTVFL	H-2D^b
gp70	CT26（大腸がん）	SPSYVYHQF	H-2L^d

出典：Uenaka A and Nakayama E：Cancer Sci, 94：931-936, 2003.

伝子を小分けにし，発現クローニングによりMAGE-1（MAGE-A1）を分子レベルで同定した．患者の末梢血からは自己のMZ2-MELを認識するCTLがいくつか樹立されたが，MAGE-1はそのうちの1つが認識する抗原である．同様にしてMAGE-A3が見いだされ，さらに，BAGEやGAGEもCTLが認識する抗原として見いだされた．*MAGE*遺伝子，*BAGE*遺伝子，*GAGE*遺伝子のmRNA発現を調べたところ，標的の悪性黒色腫細胞のほか，正常精巣組織に発現を認めたが，ほかの正常組織には発現は認められなかった．一方，がん組織では，種々の組織由来のがん細胞にこれらの発現が認められた．精巣の胚細胞には主要組織適合遺伝子複合体（MHC）クラスIの発現がないため，CTLの標的にはならない．つまり，これらの抗原は，事実上，がん特異的である．

このようにして，CTLが認識するがん抗原の存在が明らかになったが，やがて，がん患者の抗体が認識する抗原が簡便な方法の開発によってつぎつぎと同定された[8]．その方法は，SEREX（serological identification of antigens by recombinant cDNA expression cloning）法とよばれており，患者自身の抗体を用いて自己のがん細胞由来のcDNAライブラリーを発現クローニングによりスクリーニングするもので，患者に強いIgG抗体反応を誘導する多数の抗原が見いだされた．

U. SahinとM. Pfreundschuhらは，最初の解析で，悪性黒色腫，腎細胞がん，神経膠腫，ホジキンリンパ腫などを解析し，多数の抗原を同定したが，このなかに，当時すでにCTLが認識する抗原として同定されていたMAGE-A1やチロシナーゼが含まれていた．このことから，CTLの反応を誘導する抗原は，同時に抗体反応も誘導することが明らかになり，

表7-2 がん・精巣抗原（CT抗原）

CT	遺伝子ファミリー	遺伝子	染色体位置
CT1	MAGE-A	MAGE-A1, MAGE-A2, MAGE-A3, MAGE-A4, MAGE-A5, MAGE-A6, MAGE-A8, MAGE-A9, MAGE-A10, MAGE-A11, MAGE-A12	Xq28
CT2	BAGE	BAGE, BAGE2, BAGE3, BAGE4, BAGE5	21p11.1
CT3	MAGE-B	MAGE-B1, MAGE-B2, MAGE-B3, MAGE-B4, MAGE-B5, MAGE-B6	Xp21.3
CT4	GAGE	GAGE1, GAGE2A, GAGE3, GAGE4, GAGE5, GAGE6, GAGE7, GAGE8	Xp11.2〜Xp11.4, Xp11.23
CT5	SSX	SSX1, SSX2, SSX2b, SSX3, SSX4	Xp11.22〜Xp11.23
CT6	NY-ESO-1	CTAG1B, LAGE-1b, CTAG2	Xq28
CT7	MAGE-C1	MAGE-C1, MAGE-C3	Xq26, Xq27.2
CT10	MAGE-C2	MAGE-C2	Xq27
CT11	SPANX	SPANXA1, SPANXB1, SPANXC, SPANXD	Xq27.1
CT12	XAGE	XAGE1	Xp11.22
CT14	SAGE	SAGE1	Xq26
CT23	ACRBP (OY-TES-1)	ACRBP	12p13.31
CT45	CT45	CT45A1, CT45A2, CT45A3, CT45A4, CT45A5, CT45A6	Xq26.3
CT47	CT47	CT47A1, CT47A2, CT47A3, CT47A4, CT47A5, CT47A6, CT47A7, CT47A8, CT47A9, CT47A10, CT47A11, CT47B1	Xq24
CT82	AKAP3	AKAP3	12p13.3
CT83	KK-LC-1 (Cxorf 61)	KK-LC-1	Xq23
CT92	PLAC1	PLAC1	Xq26
CT94	PRM	PRM1, PRM2	16p13.2
CT95	CAGE1	CAGE1	6p24.3
CT97	LY6K	LY6K	8q24.3
CT98	IMP-3	IMP-3	7p11

出典：CT Database of The Ludwig institute for Cancer Research（http://www.cta.lncc.br/．2015年9月現在）．

SEREX法の有用性が証明された．SEREX法は世界中で用いられるようになり，自己腫瘍だけでなく，同種腫瘍，腫瘍細胞株，あるいは精巣のcDNAを用いて抗体認識がん抗原が検索された．このようにして見いだされたがん抗原は，米国ルートヴィヒ癌研究所のCancer Immunome Databaseに収録されており，その数は1,000を超える．このなかで，すでに述べたMAGEのように，そのmRNA発現が正常組織では精巣のみにかぎられ，一方，がん組織では種々のがん細胞に発現するという特徴的な性質を有する抗原が一群をなしており，L. J. Oldによって，がん・精巣抗原 cancer/testis antigen（CT抗原）と名付けられた[9]．現在，明らかになっている代表的なCT抗原としては，MAGE-A，SSX2，NY-ESO-1などがある（表7-2）．さらに，MAGE-C1（CT7）およびMAGE-C2（CT10），NY-ESO-1関連抗原LAGEも見いだされた．CT抗原はESTデータベースを解析することによっても見いだされ，この方法で見いだされた抗原にXAGE1などがある．現在，ルートヴィヒ癌研究所のCT Databaseには200を超える抗原がある．

❷ CT抗原遺伝子

　CT抗原遺伝子は，X染色体上に存在するCT-X遺伝子と常染色体上に存在するnon-X CT遺伝子に分けられる[10]．*MAGE-A*，*NY-ESO-1*，*MAGE-C1*（*CT7*），*MAGE-C2*（*CT10*）などの遺伝子は，Xq23〜Xq28に位置する．一方，*XAGE*，*SSX*などの遺伝子は，Xp11.2〜Xp11.4に存在する．CT Databaseにある276のCT抗原遺伝子のうち，128個はX染色体上，9個の遺伝子はY染色体上，139個の遺伝子は種々の常染色体上にある．CT-X遺伝子の特徴としては，同一の遺伝子が順向き，逆向きに多数存在することがあげられる．CT-X遺伝子はX染色体上でDNA塩基配列の約10%を占めている．non-X CT遺伝子は，通常，単一遺伝子である．

❸ CT抗原の発現

　CT抗原は精巣に強く発現するが，一部，胎盤に発現するものもある．一方，胎盤に強く発現し，精巣にもわずかに発現するCT抗原としてPLAC1がある．また，正常組織でのCT抗原遺伝子のmRNA発現量は，通常，精巣組織の1%以下であるが，膵臓などの組織に発現を認めることがある．CT抗原は発現特異性から，精巣に限局して発現するもの，ほかの正常組織にも発現するが精巣により多く発現するものなどに分けることができるが，発現が精巣に限局するCT抗原はほとんどがCT-X抗原であり，免疫原性が強い．

　がん細胞では，CT抗原はがんの種類を問わずに発現するが，がんの種類によって発現するCT抗原は異なり，また，同じ種類のがんでは，悪性度が高いほど，進行するほどその発現は強くなる．がん細胞はしばしば，同時に複数のCT抗原を発現する．

　がんの種類によってCT抗原をよく発現するがんとそうでないがんがある．肺がん，卵巣がん，扁平上皮がん，悪性黒色腫などはCT抗原をよく発現するが，血液腫瘍，腎細胞がん，大腸がんなどではCT抗原はほとんど検出されない．CT抗原の発現の違いとがんの生物学的特性とのあいだに関係があるのか否かは興味ある課題である．

❹ CT抗原の機能

　CT-X抗原の機能については，胚細胞でも腫瘍細胞でもほとんどわかっていない．CT抗原の発現は，通常，腫瘍原性を示し，MAGEについては抗アポトーシス効果が認められており，腫瘍細胞の生存に寄与していることが考えられる．

❺ NY-ESO-1およびXAGE1の免疫原性

　CT抗原であるNY-ESO-1に対する抗体はNY-ESO-1陽性のがん患者の約半数に認められる．NY-ESO-1に対する抗体をもつがん患者ではNY-ESO-1特異的反応性CD8$^+$T細胞およびCD4$^+$T細胞が検出できること，また，NY-ESO-1に対する抗体をもたないがん患者ではNY-ESO-1特異的反応性CD8$^+$T細胞およびCD4$^+$T細胞は検出できないことが明らかにされている[11]．つまり，NY-ESO-1抗体反応陽性がん患者では，CTLおよびヘルパーT細胞の反応がともに起こっている．これらの結果はNY-ESO-1の強い抗原性を示し，NY-ESO-1を用いたがんワクチン療法の有用性を示唆している．

　また，CT抗原であるXAGE1は，進行期肺腺がんの約40%に発現し，XAGE1陽性のがん患者の約半数はXAGE1に対する抗体を産生する．XAGE1抗体陽性肺がん患者のCD8$^+$

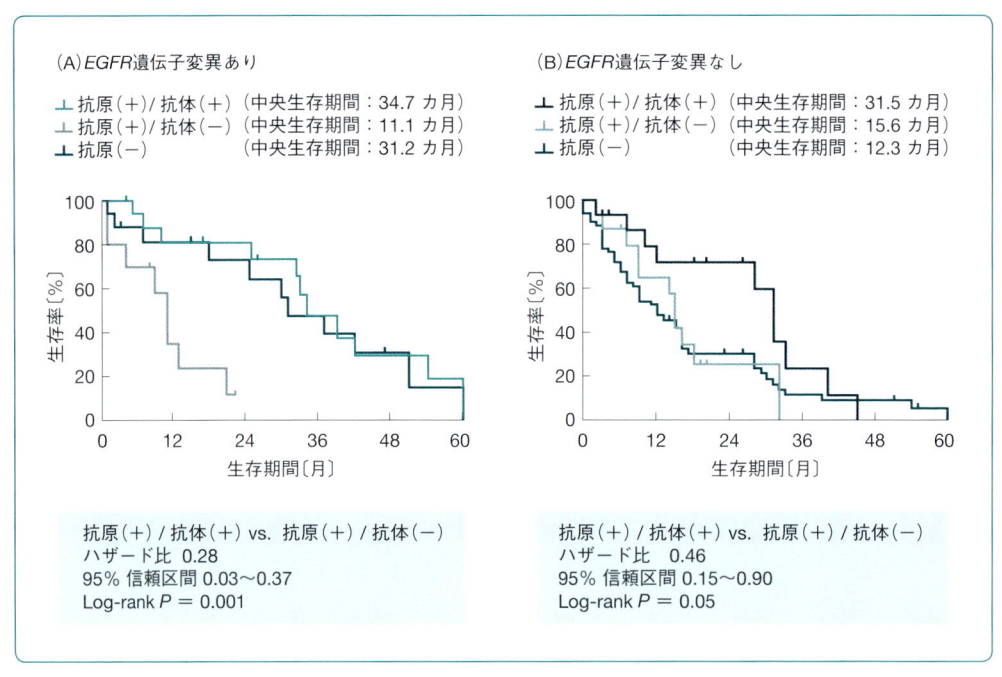

図7-1 進行期肺腺がんにおけるXAGE1による免疫応答と予後

[Ohue Y, et al.：Clin Cancer Res, 20：5052-5063, 2014を一部改変]

T細胞およびCD4$^+$T細胞の反応の解析から，NY-ESO-1の場合と同様，XAGE1抗体陽性肺がん患者では，高い頻度でCD8$^+$T細胞およびCD4$^+$T細胞の反応を伴っていることが明らかになっている[12]．

6 NY-ESO-1およびXAGE1による免疫応答の予後に及ぼす効果

筆者らは，NY-ESO-1による免疫反応が胃がん患者の予後に及ぼす効果を検討した[13]．まず，すべてのステージを含む310例の胃がん患者で生存期間を検討したところ，NY-ESO-1抗体陽性患者とNY-ESO-1抗体陰性患者のあいだで差はなかった．しかし，ステージⅢとステージⅣの症例（126例）にかぎると，NY-ESO-1抗体陽性患者の予後はNY-ESO-1抗体陰性患者の予後に比べて有意ではないが延長した．NY-ESO-1の発現および抗体反応は，ステージの進行とともにその頻度は上昇し，このことは，ステージをかぎった解析が必要なことを示唆している．

すでに述べたように，CT抗原のXAGE1は，進行期肺腺がんの約40％に発現が認められ，NY-ESO-1の場合と同様，XAGE1発現陽性肺がん患者の約半数に抗体反応が認められる．進行期肺腺がんではEGFR（epidermal growth factor receptor，上皮増殖因子受容体）の変異がない場合とある場合で治療法が異なるが，筆者らは，それぞれの場合についてXAGE1が肺腺がん患者の予後に及ぼす効果を前向き臨床試験で検討した[14]．その結果，EGFRの変異がない場合もある場合も，XAGE1を発現するがんをもつ患者では，XAGE1抗体陽性患者の生存期間がXAGE1抗体陰性患者に比べて著しく延長することがわかった（図7-1）．一方，EGFR変異のある肺がん患者では，XAGE1の発現は，抗体反応を伴わない場合は予後不良

因子であった．EGFR変異のない肺がん患者では，XAGE1の発現は予後不良因子とはならず，このことは，XAGE1と変異EGFRとのあいだに特異的な作用があることを示唆している．今後の解析が待たれる．

❼ CT抗原を用いたがんワクチン

NY-ESO-1は，各種の腫瘍にさまざまな程度（5〜40％）で発現する．悪性黒色腫では，全患者の約10％にNY-ESO-1抗体の産生がみられ，これはほかのCT抗原，たとえば，MAGE-A1の1％以下などと比べて非常に高い．このように，NY-ESO-1は強い免疫原性をもつことから，免疫療法の標的分子として期待された．NY-ESO-1を用いたがんワクチンの臨床試験は，ルートヴィヒ癌研究所が中心となり，関連施設で実施されている．

1) NY-ESO-1ペプチドがんワクチン

がんワクチンとして最初に試みられたのは，短鎖エピトープペプチドで，1998年にNY-ESO-1のHLA-A2結合ペプチドをGM-CSF（granulocyte-macrophage colony-stimulating factor，顆粒球マクロファージコロニー刺激因子）と併用し，第Ⅰ相臨床試験が行われた．NY-ESO-1ペプチド免疫で明らかになったことは，腫瘍反応性CD8$^+$ T細胞が誘導されにくいことである．A2拘束性NY-ESO-1ペプチド投与例のCD8$^+$ CTLクローンの解析から，ペプチド反応性クローンは存在するが，腫瘍反応性クローンはほとんど存在しないことが報告されている[15]．短鎖エピトープペプチドによる免疫では，限られたHLAをもつ患者にしか対応できないことに加えて，低親和性のT細胞クローンしか活性化できない．

2) NY-ESO-1タンパク質がんワクチン

筆者らは，コレステロール抱合疎水化プルラン cholesterol-bearing hydrophobized pullulan（CHP）とNY-ESO-1タンパク質の複合体（CHP-NY-ESO-1）によるがんワクチン第Ⅰ相臨床試験を実施した[16-19]．進行食道がん，前立腺がん，悪性黒色腫の患者13例について解析し，ワクチン投与によりほとんどの患者においてNY-ESO-1抗体価とNY-ESO-1特異的CD4$^+$ T細胞，CD8$^+$ T細胞の反応を観察した．食道がんの症例では，病変評価可能な症例6例のうち5例において腫瘍の一時退縮あるいは縮小などの反応を認めたが，最終的には臨床効果は限定的であった．これらの結果は，CHP-NY-ESO-1投与により，末梢血ではNY-ESO-1免疫が効果的に誘導されるにもかかわらず，腫瘍局所ではさまざまな免疫不全あるいは免疫回避のメカニズムが生じている可能性を示唆している．

3) MAGE-A3タンパク質がんワクチン

MAGE-A3は非小細胞性肺がんの約35％に発現がみられ，悪性度とも関連が確認された．MAGE-A3を用いたがんワクチンは，2002年より非小細胞性肺がんを対象に術後の再発予防を目的とした第Ⅱ相臨床試験が行われた．MAGE-A3陽性の非小細胞性肺がん患者182例に対して，腫瘍を完全切除後，MAGE-A3タンパク質と免疫賦活剤（アジュバント）を投与した．最終的には有意差はなかったものの，MAGE-A3タンパク質投与群ではプラセボ群に比べて無再発生存期間および生存期間が延長した．ついで，MAGE-A3タンパク質ワクチンの第Ⅲ相大規模試験が，非小細胞性肺がんを対象に，術後補助療法大規模試験として実施されたが，有意な結果は得られなかった．

7-4 ミュータノーム

❶ ミュータノーム解析の進歩

　マウス移植腫瘍拒絶の研究から，腫瘍拒絶抗原の多様性が明らかになった．がん宿主のT細胞は，がん細胞の多様な変異遺伝子に由来する種々の変異ペプチドを認識してがん細胞を排除する．変異遺伝子にはしばしばがん化の原因そのものになっているものもあり，このような抗原に対する免疫こそが最も有効な抗がん効果をもたらすであろうことは容易に想像される．しかし，ヒトの個々のがんについて，どのような変異遺伝子をもっているのかを解析することは技術的に困難であった．しかし，近年，次世代シークエンサーの技術開発とバイオインフォマティクスの進歩により，個々のがん患者について，がん患者の遺伝子，エクソーム，トランスクリプトームの塩基配列の解析が可能となった[20]．これはすなわち，個々の患者について患者自身のがんの個別の変異を明らかにすることであり，患者自身のがん免疫治療のための標的抗原を解析することである．これがネオ抗原（新生抗原）であり，すでに述べたCT抗原のような共通抗原とは異なる．CT抗原の場合は，異なる患者由来の同じ種類のがんであっても，異なる種類のがんであっても，通常は変異のない同一の分子が発現し，これががん患者の免疫系によって認識される．T細胞レパトア形成過程において，通常はミュータノーム由来ペプチド（変異ペプチド）は発現することがないので，反応性T細胞クローンは負の選択を受けることはなく，また，変異ペプチドは固有の抗原である．

❷ ミュータノーム特異的な抗がん免疫

　ミュータノームは，がんの種類によってその数が大きく異なる．変異原物質や炎症刺激が発がんに関与する，悪性黒色腫，肺がん，大腸がんでは，ミュータノームの数は多い．悪性黒色腫では紫外線，肺がんでは喫煙，大腸がんでは食餌中の変異原物質あるいは炎症刺激が発がんに関与する．悪性黒色腫および肺がんでは，抗PD-1抗体を用いた免疫治療で効果が認められているが，治療効果発現のメカニズムとしては，変異ペプチドに対するT細胞反応が考えられている．

　マウスでは，メチルコラントレン誘発腫瘍においてミュータノームの数が多い．免疫不全マウスで作製したメチルコラントレン誘発腫瘍について1つのエクソームを解析し，MHCに対する結合力についてアルゴリズムを用いて数値化した研究から，スペクトリン遺伝子の点突然変異に由来する変異ペプチドが同定された[21]．正常マウスでは，このペプチドが強いCD8$^+$ T細胞の反応を誘導して腫瘍を拒絶する．ヒト悪性黒色腫では，免疫治療に反応した患者から腫瘍内浸潤リンパ球を得て，それを増殖させて解析したところ，自己の腫瘍浸潤リンパ球が認識する数種類の変異ペプチドが得られたとのことである．

❸ ミュータノーム解析の問題点

　このように，概念的には変異ペプチドはがん抗原として理想的であるが，本当にそうであるか否かはまだまだ検証が必要である．とくに，変異ペプチドは免疫原性が強いのか，胸腺で負の選択を受けないのか，また，もし強い免疫原性を有する場合，正常細胞に対する交差反応性は完全に否定できるのかなどの疑問を明らかにする必要がある．

　ミュータノーム解析では，得られた変異ペプチドが本当に自然ペプチドであるかどうかの

検証がない．一方，最近，がん細胞表面から直接にペプチドを溶出して，アミノ酸配列を同定することが可能となった．変異ペプチドが自然ペプチドとして腫瘍細胞表面に発現しているかどうかの確証は，タンデム質量分析法による解析でしか得られない．

　その他の問題点としてつぎのことが考えられる．まず，変異ペプチドの免疫原性は，CT抗原の免疫原性と比べて強いのだろうか．CT抗原のNY-ESO-1あるいはXAGE1に対して，がん患者はしばしば強い免疫反応を起こし，抗体およびT細胞反応が検出される．ネオ抗原に対して，このような抗体およびT細胞反応が容易に検出されるのかどうか，興味のあるところである．一番重要なことは，変異ペプチドによる免疫で抗腫瘍効果を誘導できるか否かであるが，これについてはまだ確証があるとはいえない．

文　献

1) Schreiber RD, et al.: Science, 331: 1565-1570, 2011.
2) Old LJ and Boyse EA: Annu Rev Med, 15: 167-186, 1964.
3) Uenaka A and Nakayama E: Cancer Sci, 94: 931-936, 2003.
4) Uenaka A, et al.: J Exp Med, 180: 1599-1607, 1994.
5) Ikeda H, et al.: Proc Natl Acad Sci U S A, 94: 6375-6379, 1997.
6) Uenaka A, et al.: J Immunol, 170: 4862-4868, 2003.
7) Coulie PG, et al.: Nat Rev Cancer, 14: 135-146, 2014.
8) Türeci O, et al.: Mol Med Today, 3: 342-349, 1997.
9) Old LJ and Chen YT: J Exp Med, 187: 1163-1167, 1998.
10) Simpson AJ, et al.: Nat Rev Cancer, 5: 615-625, 2005.
11) Gnjatic S, et al.: Adv Cancer Res, 95: 1-30, 2006.
12) Ohue Y, et al.: Int J Cancer, 131: E649-E658, 2012.
13) Fujiwara S, et al.: Br J Cancer, 108: 1119-1125, 2013.
14) Ohue Y, et al.: Clin Cancer Res, 20: 5052-5063, 2014.
15) Le Gal FA, et al.: J Immunother, 28: 252-257, 2005.
16) Uenaka A, et al.: Cancer Immun, 7: 9, 2007.
17) Kawabata R, et al.: Int J Cancer, 120: 2178-2184, 2007.
18) Tsuji K, et al.: Cancer Immunol Immunother, 57: 1429-1437, 2008.
19) Wada H, et al.: Int J Cancer, 123: 2362-2369, 2008.
20) Overwijk WW, et al.: J Immunother Cancer, 1: 11, 2013.
21) Matsushita H, et al.: Nature, 482: 400-404, 2012.

獲得免疫

8 がんに対するT細胞応答

西川博嘉

Summary

1968年，J. F. A. P. Miller と G. F. Mitchell により2種類のリンパ球，T細胞とB細胞が存在することが示された．T細胞は6～15μmの小型リンパ球で，骨髄のリンパ球系前駆細胞から分化し，胸腺内で正の選択および負の選択を受けて分化・成熟する．T細胞は胸腺で分化する段階でT細胞受容体（TCR）を発現するが，TCRがα鎖とβ鎖からなるαβT細胞およびγ鎖とδ鎖からなるγδT細胞の2つに分けられる．γδT細胞は多様性に乏しいが，αβT細胞は多様なTCRを発現しており，近年，がん局所でのTCRの多様性の重要性が示されてきている．αβT細胞はCD4，CD8の発現により，CD4$^+$ヘルパーT細胞（Th），CD4$^+$制御性T細胞（Treg）およびCD8$^+$細胞傷害性T細胞（CTL）に細分化される．それぞれのT細胞の抗腫瘍免疫応答における異なる役割および相互の関連が明らかになってきている．これらのT細胞の動態，活性化状態などを個々のがん患者で十分にモニターすることがT細胞応答を十分に理解し，より適切ながん免疫療法につなげるうえで重要である．

Keyword

◆ T細胞応答　　◆ 細胞傷害性T細胞（CTL）　　◆ ヘルパーT細胞（Th）

はじめに

近年，臨床応用が進んでいる免疫チェックポイント阻害剤を用いたがん免疫療法の治療効果の特徴は，長期間にわたり治療効果が持続すること〔late(-tail)-plateau effect〕である．このような長期間の臨床効果は，IL-2療法で当初報告された効果であることも鑑みると[1]，二度目はないという免疫記憶をつかさどる獲得免疫系，とりわけT細胞応答の重要性が示唆される．T細胞応答が誘導され，抗腫瘍活性を発揮するうえで，抗原提示細胞を介したがん抗原の認識，共刺激分子，免疫チェックポイント分子による補助刺激や免疫抑制性細胞など，さまざまな要素との関連が重要である．それぞれの関連する要素に関しては他章に譲り，本章では，T細胞サブセット，T細胞受容体，T細胞活性化について述べる．

8-1 ▪ T細胞サブセット

❶ 細胞傷害性T細胞（CTL）

T細胞はB細胞のように抗原を直接認識せず，主要組織適合遺伝子複合体 major histocompatibility complex〔MHC．ヒトではヒト白血球抗原 human leukocyte antigen（HLA），マウスでは histocompatibility-2（H-2）とよぶ〕と MHC 上に提示されたがん抗原由来のアミ

ノ酸の断片(ペプチド)を，T細胞受容体(TCR)を介して認識し，活性化される(MHC上のがん抗原については，p.76，**第10章** 参照)．TCRの特異性は，MHCと提示されたペプチドによって規定されている．つまり，MHCが個体間で多様性に富むタンパク質であることから，ある個体のMHCに提示された抗原ペプチドを認識するTCRは，異なる個体のMHC上に提示された同一抗原を認識できない(MHC拘束性)．

$CD8^+$ T細胞は，MHCクラスIに提示されたがん抗原由来の8～10個のアミノ酸からなる抗原ペプチドを認識して活性化され，細胞傷害性T細胞(CTL)となる．MHCクラスIは，細胞外領域が$\alpha1$ドメイン，$\alpha2$ドメイン，$\alpha3$ドメインからなるα鎖とβ_2ミクログロブリン(β_2m)からなるβ鎖が非共有結合した二量体で，生体内のほぼすべての細胞が発現している．活性化されたCTLは，パーフォリン，グランザイム，IFN-γ，TNF-αなどを産生するとともに，Fas-Fasリガンドを介してがん細胞を攻撃，殺傷する．

CTLの抗腫瘍免疫応答での重要性は，①がん抗原で免疫された動物のCTLは *in vitro* でがん細胞を直接傷害する，②がん抗原特異的CTLを養子免疫することにより，そのがん抗原をもつがんに対する抵抗性をほかの動物に移入できる，③免疫され腫瘍抵抗性となったマウスの抗腫瘍効果が抗CD8抗体投与で解除されるという点から認識されている．$CD8^+$ T細胞の活性化には，ヘルパーT細胞による補助，CD28を介した共刺激，TCRのMHC-がん抗原ペプチド複合体への親和性，MHC上に提示される抗原量などが重要な要素となるが，現在も$CD8^+$ T細胞の活性化メカニズムについては検討が続けられている[2]．

❷ ヘルパーT細胞(Th)

$CD4^+$ヘルパーT細胞 helper T cell (Th)は，MHCクラスIIに提示された10～20個のがん抗原由来ペプチドを認識して活性化される．MHCクラスIIは，細胞外領域が$\alpha1$ドメイン，$\alpha2$ドメインからなるα鎖と，$\beta1$ドメイン，$\beta2$ドメインからなるβ鎖が非共有結合した二量体で，樹状細胞，マクロファージ，B細胞などの抗原提示機能をもつ細胞に限局して発現している．活性化されたThは，IL-2，IFN-γ，IL-4などのサイトカインを産生し，$CD8^+$ T細胞の活性化の補助，B細胞の抗体産生細胞への分化にかかわる．

1986年，T. R. Mosmannらにより，産生するサイトカインの組み合わせに基づいて，ThはTh1とTh2に分類されることが示された[3]．その後の研究から，Thは，IFN-γ，IL-2，

Keyword解説

- ◆ **T細胞応答**：生体内に異物が侵入したとき，免疫系は抗体などの液性因子による液性免疫応答と細胞性因子による細胞性免疫応答を引き起こす．T細胞応答とは，細胞性免疫応答のなかでも，細胞傷害性T細胞やヘルパーT細胞がかかわる反応をさす．
- ◆ **細胞傷害性T細胞(CTL)**：がんに対するT細胞応答のなかでも，がん抗原を認識してがん細胞を攻撃する細胞群．IFN-γなどのサイトカインのほかに，パーフォリン，グランザイムを産生して細胞傷害活性を発揮する．
- ◆ **ヘルパーT細胞(Th)**：さまざまなサイトカインを産生して抗原提示細胞の活性化状態を調節することで，その後の細胞傷害性T細胞などの反応をコントロールする．産生するサイトカインの種類によって，Th1，Th2のように分類される．

表8-1　ヘルパー T 細胞 (Th) の種類と役割

	サイトカイン誘導	サイトカイン産生	マスターレギュレーター	おもな機能
Th1	IFN-γ, IL-12	IFN-γ, IL-2, TNF-α	T-bet	炎症誘導, 細菌の排除
Th2	IL-4	IL-4, IL-5, IL-10, IL-13	GATA3	寄生虫の除去
Th17	IL-6, IL-1β, TGF-β	IL-17A, IL-17F, IL-21, IL-22	RORγt	炎症誘導, 真菌の排除
Th9	IL-4, TGF-β	IL-9	IRF4, Pu.1	寄生虫の除去
Th22	IL-6, TNF-α	IL-22	?	?
Tfh	IL-21	IL-21	Bcl6	B 細胞活性化, 抗体産生

Tfh：濾胞ヘルパー T細胞.

TNF-αを産生し, 転写因子の T-bet がマスターレギュレーターである Th1, IL-4, IL-5, IL-10, IL-13 を産生し, GATA3 がマスターレギュレーターである Th2, IL-17A, IL-17F, IL-21, IL-22を産生し, RORγt がマスターレギュレーターである Th17 に分類されることが示された. 最近の研究から, IL-9 を産生し, IRF4, Pu.1 がマスターレギュレーターの Th9, IL-22 を産生する Th22, 抗体産生にかかわり Bcl6 がマスターレギュレーターである濾胞ヘルパー T 細胞 (Tfh) なども報告されている[4]（表8-1）.

Th のがん免疫応答へのかかわりは, 抗原提示細胞の活性化を通しての $CD8^+$ T 細胞の活性化の補助である. これにはとくに Th1 のかかわりが重要である[5]. また, Th1 が産生する IFN-γ によりがん細胞上に MHC クラス II が誘導されることから, Th による直接のがん細胞殺傷効果も示唆されている. Th2 および Th17 のかかわりに関しては, Th1 と同様に抗腫瘍活性を増強するという報告とそれとは相反する報告があり, さらなる検討が必要である. とくに Th17 に関しては, 発がんからがん進展のおのおのの相で異なるはたらき (発がんには促進的にはたらくが, いったん形成されたがんには腫瘍抑制にはたらく) をしている可能性も報告されている.

❸ 制御性 T 細胞 (Treg)

$CD4^+$ 制御性 T 細胞 regulatory T cell (Treg) は免疫応答を抑制している細胞で, 抗腫瘍免疫応答も抑制している. Treg については, p.95の第12章に詳しく記されているので, そちらを参照いただきたい.

❹ γδ T 細胞

γδ T 細胞は, すでに述べた αβ TCR をもつ $CD8^+$ T 細胞, $CD4^+$ T 細胞とは異なり, γδ TCR をもつ細胞群である. これらの細胞は αβ T 細胞とは異なり, 抗原特異性が低く, MHC 発現とは無関係に抗原を認識し, 早期に活性化される. αβ T 細胞と比べると頻度は少ないが, 腸管粘膜では多数を占める. Vγ9/Vδ2 T 細胞は微生物がもつ非メバロン酸経路のイソペンテニル二リン酸 isopentenyl diphosphate (IPP) 生合成における中間代謝産物である (E)-4-ヒドロキシ-3-メチル-2-ブテニル二リン酸 (HMBPP) を認識し, 活性化される[6]. 近年, ビスホスホネート製剤などによっても活性化されることが明らかになり, 腫瘍免疫応答へのかかわりが注目されている.

8-2 ■ T細胞受容体（TCR）

　1個のT細胞は1種類のTCRを発現し，T細胞はTCRを介して抗原を認識して活性化される．T細胞は多数の抗原に対応できるだけのTCRのレパトアをもっており，この多様性はB細胞受容体（BCR）と同様の遺伝子再構成によって生み出される．TCR遺伝子は14番染色体（α鎖，δ鎖）と7番染色体（β鎖，γ鎖）に存在し，多数の遺伝子セグメントによって構成されている．TCRの細胞外領域は，多様性のある可変部領域（V領域）と多様性のない定常部領域（C領域）およびヒンジ領域からなる．V領域およびC領域は免疫グロブリン（Ig）様ドメインを形成し，α鎖とβ鎖（もしくは，γ鎖とδ鎖）はヒンジ領域のジスルフィド結合で二量体を形成する（図8-1A）．V領域は，α鎖とγ鎖はV遺伝子セグメント，J遺伝子セグメント，β鎖とδ鎖はV遺伝子セグメント，D遺伝子セグメント，J遺伝子セグメントからなる．C領域はC遺伝子セグメントからなり，α鎖とδ鎖には1個，β鎖とγ鎖には2個のC遺伝子セグメントが存在する．

　T細胞は各々の細胞でV，(D)，J遺伝子セグメントがRAG（recombination activating gene）とよばれるリンパ球に特有の組み換えタンパク質を介した遺伝子再構成によりランダムに組み合わされ，V領域をコードする多様性をもった遺伝子が形成される．さらに，D-J連結部やV-J連結部でのP-ヌクレオチドやN-ヌクレオチドといったランダムな塩基対の挿入や欠失により，さらに多様性が付加され，膨大なTCRレパトアが生み出される．TCRの抗原結合部位の構造は，CDR（complementarity determining region，相補性決定領域）が形成されている．CDRはα鎖とβ鎖でCDR1～CDR3の3つが存在し，なかでもCDR3が最も多様性に富んでおり，抗原ペプチドとの結合の中心部分をなしている．一方で，CDR1およびCDR2は多様性が比較的少ないMHCとの結合面を形成している．

　TCRは細胞内シグナル伝達を担うCD3と複合体を形成している．TCRは疎水性の膜貫

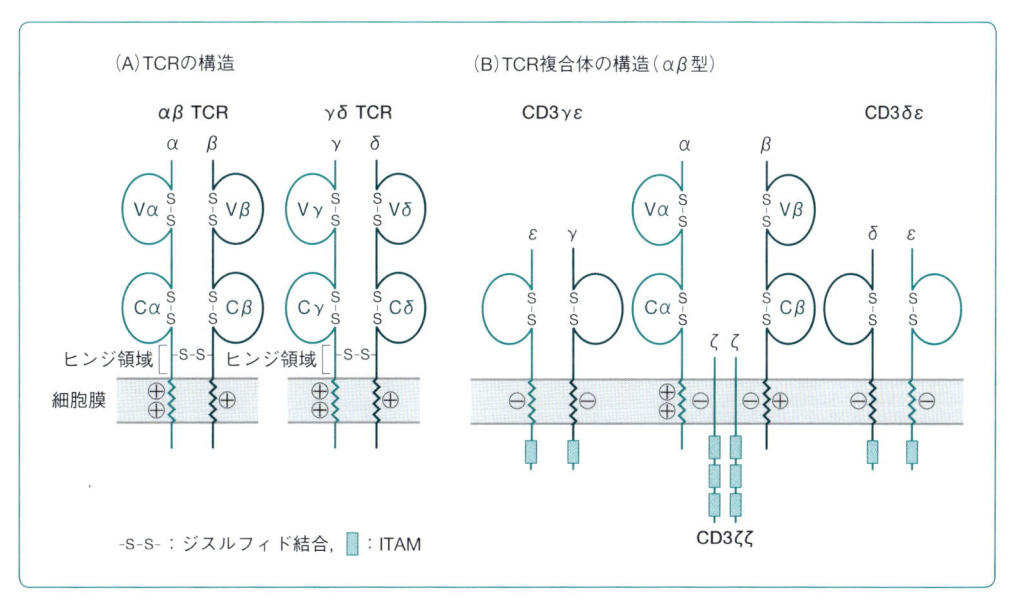

図8-1　T細胞受容体（TCR）の構造

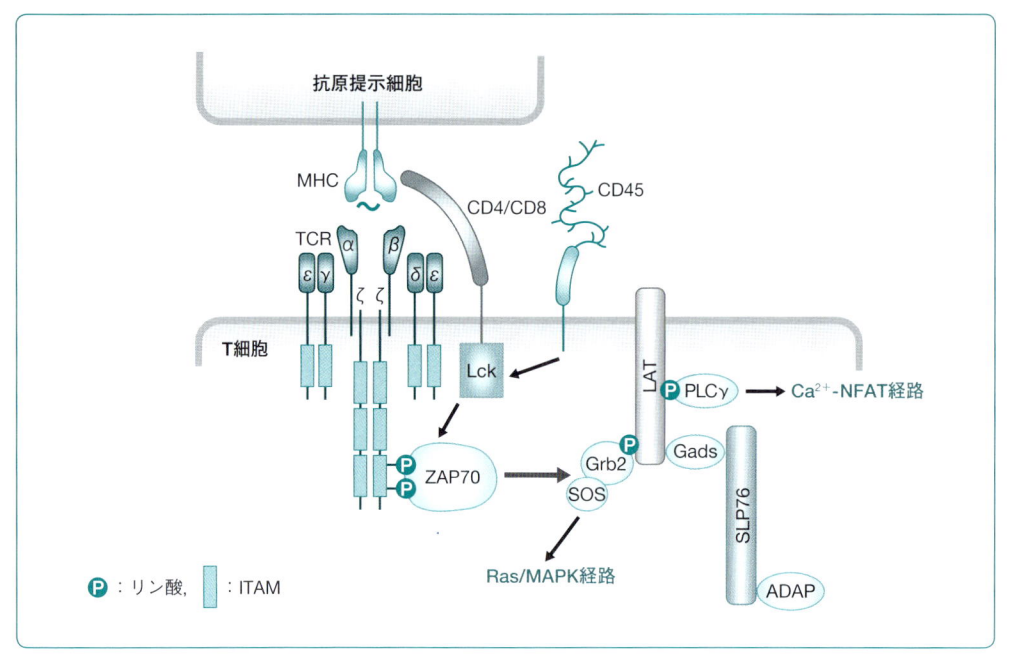

図 8-2 T細胞受容体（TCR）活性化シグナル

通領域のなかに正に荷電した塩基性アミノ酸残基（α鎖およびγ鎖に2個，β鎖およびδ鎖に1個）をもち，負に荷電した酸性アミノ酸残基をもつ CD3 と会合する．CD3 はγ鎖，δ鎖，ε鎖，ζ鎖からなり，ヘテロ二量体の CD3γε，CD3δε，およびホモ二量体の CD3ζζ からなる（図8-1B）．CD3 は細胞内領域に ITAM（immunoreceptor tyrosine-based activation motif）をもち，ITAM におけるチロシン残基のリン酸化の誘導が T 細胞活性化のはじまりである．T 細胞を活性化するシグナルが伝達されると，膜型ホスファターゼである CD45 が Src ファミリーチロシンキナーゼである Lck の抑制的リン酸化を解除し，Lck は自身をリン酸化して活性化する．Lck は TCR の補助分子である CD4（細胞外に免疫グロブリン様ドメインを4つもつ単量体）および CD8（細胞外に免疫グロブリン様ドメインを1つもつ二量体）の細胞内ドメインに会合しており，Lck が活性化されると CD3 の ITAM のリン酸化が生じる．リン酸化された ITAM には Syk ファミリーキナーゼである ZAP70 が N 末端にある2つの SH2 領域により会合する．ZAP70 は Lck や Fyn によりリン酸化され，膜型アダプター分子の LAT と Gads を介してリクルートされた細胞質アダプター分子の SLP76 がリン酸化される．これらのリン酸化された LAT と SLP76 の複合体はさまざまなエフェクター経路（Ras/MAPK 経路，Ca^{2+}-NFAT 経路，NF-κB 経路など）を活性化する（図8-2）．

8-3 ▪ T細胞活性化

　胸腺で正の選択を受けた T 細胞は末梢に流出する．末梢に流出した抗原と出会う前の T 細胞（ナイーブ T 細胞 naive T cell）は，末梢リンパ組織（リンパ節，脾臓など）で抗原を探索する．ナイーブ T 細胞は，リンパ節へのホーミング受容体である $CCR7^+$ であるとともに，

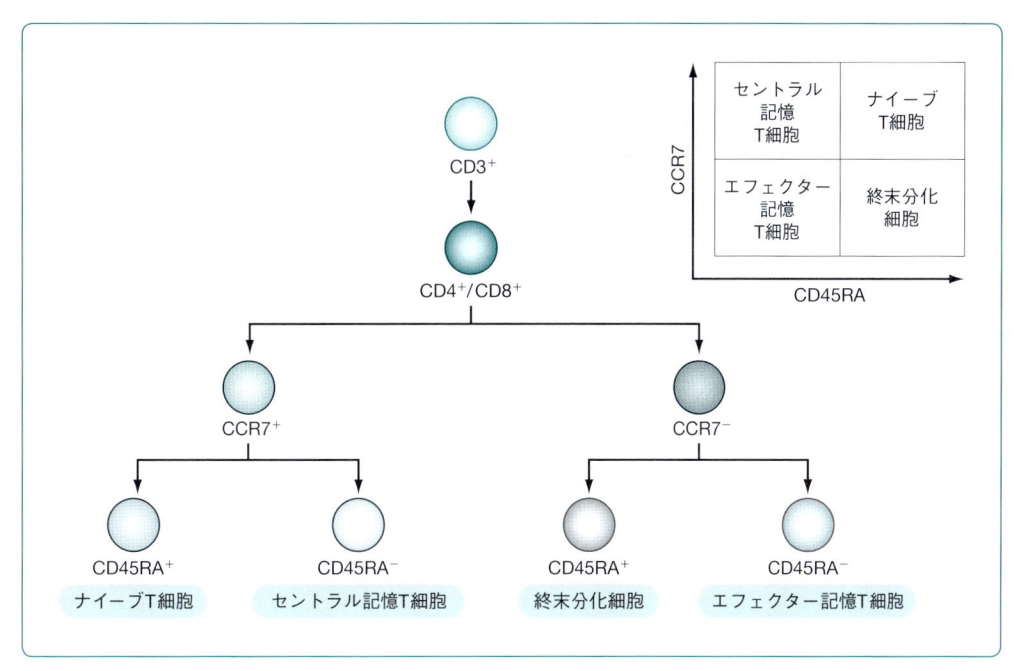

図8-3　T細胞活性化分類

　CD45RA⁺ CD44^lo である．ナイーブT細胞が抗原と出会うと活性化され，CD69，CD25，CD38，HLA-DRといった活性化マーカーを細胞表面に発現する．CD69やCD25の発現は一時的であるが，CD38やHLA-DRは活性化T細胞で比較的長期に発現している．抗原刺激を受けたのち1〜2週間すると大部分の活性化T細胞はアポトーシスに陥るが，一部は記憶T細胞（メモリーT細胞）となる．記憶T細胞にはCCR7⁺ CD45RA⁻のリンパ節で維持されているセントラル記憶T細胞 central memory T cell とCCR7⁻ CD45RA⁻のいち早く再活性化できるエフェクター記憶T細胞 effector memory T cell が存在する．さらに，活性化が進んで疲弊状態に陥ったCCR7⁻ CD45RA⁺ T細胞を終末分化細胞 terminally differentiated T cell とよぶ[7]（図8-3）．

　記憶T細胞への分化メカニズムについては依然として議論されているところであるが，近年，活性化されたCTLのなかにSLEC（short lived effector cell）とMPEC（memory phenotype effector cell）に分類される2つの細胞集団があり，SLECは記憶T細胞に分化することなく死滅し，MPECは記憶T細胞の特徴を獲得しながら長期に維持されるということが提唱されている．また，この過程でT-betとEomesという2つのT-box転写因子が重要なはたらきをしていることが明らかになっている．T-betはSLECへの分化の一端を担い，発現依存的にSLECの割合が増加する．一方，Eomesの発現はT-betよりやや遅れて誘導され，MPECでの発現が高い[8]．

8-4　がん抗原に対するT細胞応答

　がんに対するT細胞応答はがん抗原を認識することにより誘導される（p.51，第7章 参照）．

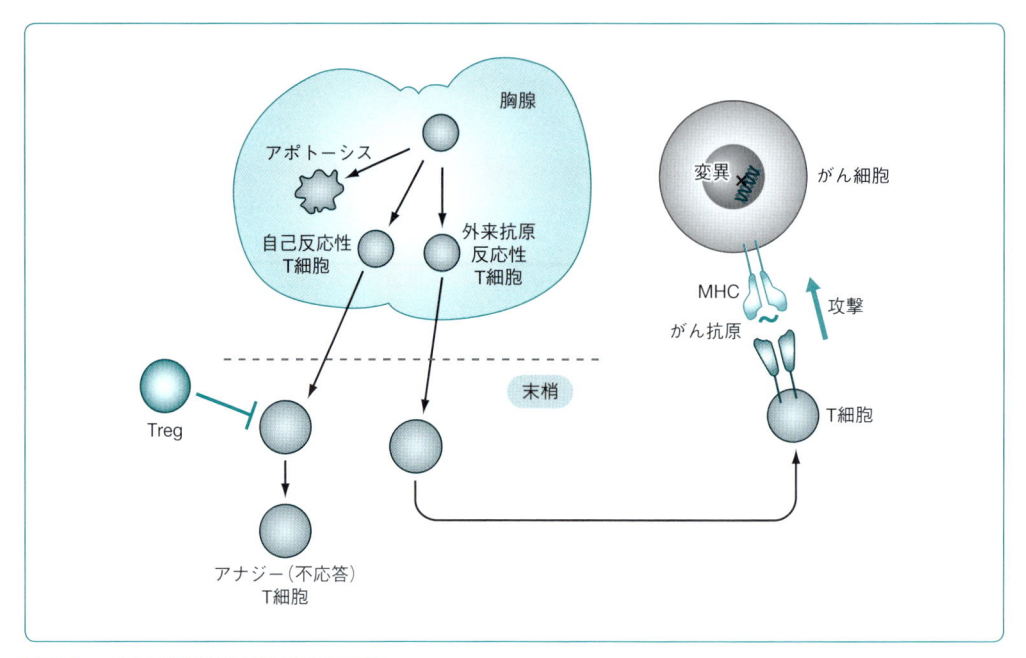

図8-4 がん抗原に対するT細胞応答

　がん抗原には，細胞膜タンパク質分子，アポトーシス関連分子，細胞周期調節分子，シグナル関連分子などが含まれる．これらのがん抗原の多くは自己由来抗原であることから，高親和性のT細胞クローンは胸腺における負の選択により除去され（中枢性免疫寛容 central tolerance），自己免疫寛容 self-tolerance が成立している．さらに，胸腺での負の選択を免れたT細胞も末梢でのさまざまな免疫抑制機構によりアナジー（不応答）状態になっていると考えられている（末梢性免疫寛容 peripheral tolerance）．

　近年，アナジー状態のT細胞誘導がTregによる抗原提示細胞のコントロールにより誘導されていることが示され，自己抗原由来のがん抗原を活性化するうえで，Tregの抑制機能の量的，質的な減弱が必須であることが明らかになった[9]．一方，抗CTLA-4抗体や抗PD-1抗体などの免疫チェックポイント阻害剤を投与した患者での検討では，がん細胞に特有の点変異によりウイルスなどの外来抗原と類似の配列（ネオ抗原）が生じた場合に強い免疫応答が誘導されるとともに，良好な臨床効果が得られることが明らかになった[10]（図8-4）．

⇒ おわりに

　がん抗原に対するT細胞応答の本態が近年の研究で明らかになってきている．しかし，自己抗原由来のがん抗原に対する免疫応答ががんの増殖を抑制しているか，また，これらの自己抗原由来のがん抗原特異的T細胞の活性化のみでがんを縮小することができるか，それとも，すでに述べたように，がん細胞の遺伝子の点変異（ネオ抗原）に対する免疫応答が重要な役割を果たしているのかといった点は依然として明確な答えを得られていない．今後，さらにがん患者でのT細胞応答の免疫モニタリングを進めることで，がん免疫療法でがん縮小をもたらすT細胞応答の本態が明らかになり，より効果的で副作用の少ないがん治療が確立されると考えられる．

文　献

1) Atkins MB, et al.：J Clin Oncol, 17：2105-2116, 1999.
2) Williams MA and Bevan MJ：Annu Rev Immunol, 25：171-192, 2007.
3) Mosmann TR, et al.：J Immunol, 136：2348-2357, 1986.
4) Schmitt N and Ueno H：Curr Opin Immunol, 34：130-136, 2015.
5) Bevan MJ：Nat Rev Immunol, 4：595-602, 2004.
6) Vantourout P and Hayday A：Nat Rev Immunol, 13：88-100, 2013.
7) Sallusto F, et al.：Nature, 401：708-712, 1999.
8) Belz GT and Kallies A：Curr Opin Immunol, 22：279-285, 2010.
9) Maeda Y, et al.：Science, 346：1536-1540, 2014.
10) Snyder A, et al.：N Engl J Med, 371：2189-2199, 2014.

獲得免疫

9 腫瘍免疫微小環境

河上 裕

Summary

　がん細胞は多様な細胞分子機構により免疫から逃避し，がん関連微小環境では，がん細胞の増殖・浸潤促進的，かつ免疫抑制的な環境が構築されている．がんの免疫病態は，がん種だけでなく，個人差が大きく，がん治療の効果に関与する．その原因として，がん細胞の遺伝子異常，患者の免疫体質，環境因子が関係する．がん細胞に対するT細胞応答は起こるが，多様な機序によりがん細胞の排除は阻害されている．免疫抑制機構には，がん細胞の遺伝子異常・シグナル亢進を起点とする機構と，いったん誘導された抗腫瘍T細胞を起点とする機構が存在する．後者については，PD-1-PD-L1抑制経路や制御性T細胞があり，これらの阻害や除去は，複数のがん種においてがんの排除を可能にする．しかし，その効果が認められない症例も多く，さらなるヒト免疫病態の解明とその制御法の開発が，より効果的ながん免疫療法につながる．

Keyword

◆ がん関連微小環境　◆ 免疫抑制　◆ 免疫状態の個人差　◆ 免疫制御

➡ はじめに

　免疫は病原微生物などの外来異物に対する生体防御機構として発達し，自己の細胞は攻撃しない（自己免疫寛容）．がん細胞は遺伝子異常により増殖する自己細胞であり，臨床でみられるがんは，すでに長い期間をかけてナチュラルキラー細胞（NK細胞）やT細胞が主体となる免疫監視機構から逃避している．その機序としては，免疫編集によるがん細胞の免疫抵抗性・免疫抑制性の獲得（高い免疫原性をもつ腫瘍抗原の消失，多様な免疫抵抗性・免疫抑制性機序），免疫系の変化〔抗腫瘍T細胞の細胞死（アポトーシス）や不応答（アナジー），制御性T細胞 regulatory T cell（Treg）や骨髄由来抑制細胞 myeloid-derived suppressor cell（MDSC）などの免疫抑制細胞の増加〕などがある．

　このように免疫から逃避したがん細胞を免疫で排除すること（免疫療法）ができるのかについては議論があったが，近年，免疫チェックポイント阻害療法については，進行がんに対しても多くのがん種で持続する腫瘍縮小効果が認められ，世界中でがん免疫療法が注目されている．一方，免疫チェックポイント阻害療法が効かないがん種や症例も多く存在し，その原因と治療法の改善が期待されている．そのためには，ヒトのがん免疫病態のさらなる理解が重要である[1]．

9-1 ▪ がん関連微小環境におけるがん細胞促進的，免疫抑制的な環境

　臨床で診断されたがんでは，腫瘍組織，センチネルリンパ節（SLN），骨髄，脾臓などのが

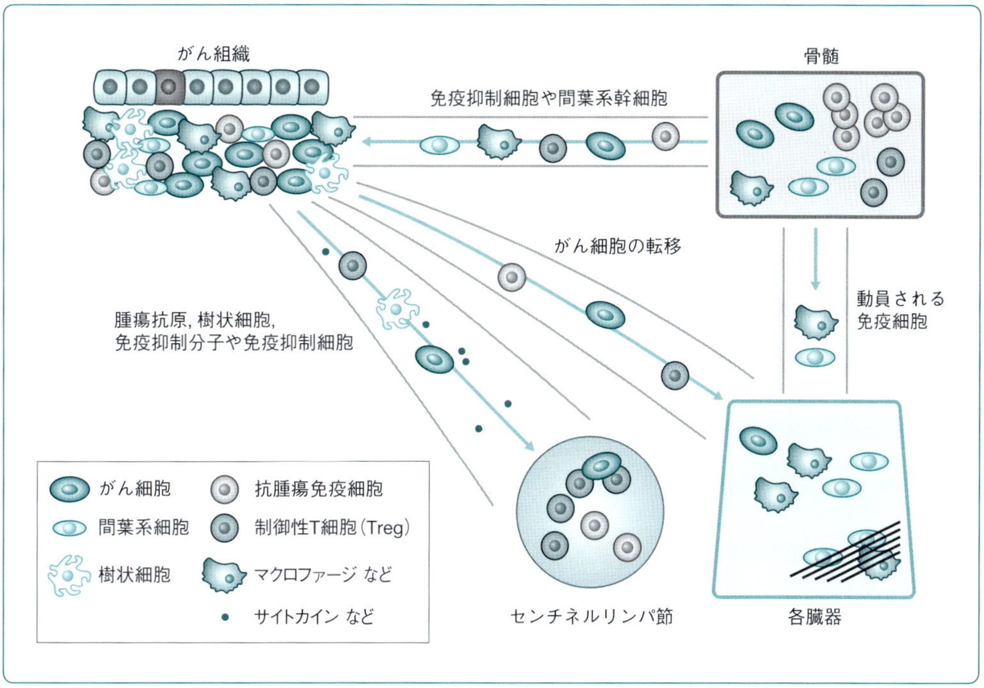

図9-1　がん関連微小環境における免疫病態
がんの免疫病態を検討する場合，がん細胞促進的かつ免疫抑制的な環境が形成されているがん組織，そこからリンパ流を介して影響を受けるセンチネルリンパ節（SLN），記憶T細胞の保持だけでなく，免疫抑制性の骨髄由来抑制細胞（MDSC）や間葉系幹細胞の供給源にもなる骨髄などのがん関連微小環境が重要である．血液や腫瘍組織を用いて，個々の症例の免疫状態を評価することが適切な個別化がん治療につながる．

ん関連微小環境において，がん細胞の増殖，生存，浸潤の促進的かつ免疫抑制的な環境が構築されている[2]（図9-1）．

腫瘍組織では，がん細胞の遺伝子異常・シグナル亢進を起点とした免疫抑制，誘導された抗腫瘍T細胞を起点とした免疫抑制（adaptive resistance）が起こる．前者には多様な免疫抑制性サイトカインや免疫抑制細胞が関与し，後者にはPD-1-PD-L1抑制経路，トリプトファン代謝酵素のインドールアミン-2,3-ジオキシゲナーゼ indoleamine-2,3-dioxygenase（IDO），Tregなどが関与する．SLNは，腫瘍抗原や腫瘍抗原を取り込んだ樹状細胞がリンパ管を介して流入して，これらが血管から流入するナイーブT細胞を活性化させて抗腫瘍T細胞を作動させる重要な場である．一方，がん組織からは，免疫抑制性サイトカインやエクソソームなどの免疫抑制分子，TregやMDSCなどの免疫抑制細胞，さらにがん細胞が流入するため，免疫抑制環境が構築されて，抗腫瘍T細胞の誘導が抑制される．骨髄は抗腫瘍性記憶CD8$^+$T細胞が保持される場所であるが，MDSCや間葉系幹細胞 mesenchymal stem cell（MSC）などの免疫抑制細胞の供給源でもある．

このような抗腫瘍免疫の抑制機構は，本来，自己免疫反応の防止や外来異物に対していったん活性化された免疫反応を終息させるためのブレーキ機構であるが，がん細胞はそれを悪用して，抗腫瘍T細胞の増殖・活性化を抑制して，がん患者の抗腫瘍免疫応答を抑制している．

9-2 がん関連微小環境における免疫状態の個人差と腫瘍浸潤T細胞のがん治療への関与

　ヒトのがん免疫病態は個人差が大きく，免疫状態ががん治療後の予後に関与する．とくに，免疫チェックポイント阻害療法や培養T細胞を利用した養子免疫療法における主要なエフェクター細胞である抗腫瘍T細胞の状態の個人差が重要である．大腸がん，肺がん，悪性黒色腫（メラノーマ），頭頸部がん，卵巣がん，子宮頸がんなどの各種がんで，腫瘍組織記憶 $CD8^+$ T細胞の高浸潤，$Foxp3^+$ Treg の低浸潤，腫瘍組織 $CD8^+$ T細胞/$Foxp3^+$ Treg 比の高値，$CD20^+$ B細胞の高浸潤は，手術，化学療法，免疫療法などによるがん治療後の予後良好と相関する[3]．また，T細胞，B細胞，樹状細胞で構成されるリンパ節様構造 TLS（tertiary lymphoid structure）が多い症例も予後が良い．大腸がんでは TNM 分類よりも T細胞の浸潤度のほうが，術後の予後判定に有用である可能性も報告され，現在，筆者らも含めた世界約20の機関が参画した国際共同研究（Immunoscore validation task force）において，数千例での検証作業が進められている[4]．筆者らは，肺がんでも腫瘍浸潤T細胞 tumor-infiltrating T cell（TIL）を考慮することにより，現行の TNM 分類による術後の予後判定の精度を向上できる可能性を見いだしている．

　T細胞の腫瘍浸潤の意義は，がん種により，また，症例により異なる．腎がんでは，$CD8^+$ T細胞の浸潤が高いと予後不良との報告がある．大腸がんでは，$Foxp3^+$ T細胞の高浸潤は予後良好と強く相関する．Foxp3 は，ヒトでは Treg だけでなく，活性化T細胞にも一過性に発現が認められ，大腸がんの症例においては，$Foxp3^+$ T細胞が Treg である場合とヘルパーT細胞 helper T cell（Th）である場合があり，$Foxp3^+$ T細胞が Treg の場合は予後不良と相関するとの報告もある．大腸がんの cDNA マイクロアレイ解析では，Th1関連遺伝子（T-bet，IL-12 など），濾胞ヘルパーT細胞（Tfh）関連遺伝子（CXCR5，IL-21 など）の発現と予後良好，Th17関連遺伝子（IL-17 など）の発現と予後不良との相関が報告されている[5]．同じ組織のがんでも，網羅的遺伝子発現解析では同じがん種でも複数のサブセットに分けられ，今後はサブセットごとの免疫病態解析が重要である．肺がんにおいても扁平上皮がんと腺がんでは免疫病態は異なる．

　腫瘍浸潤T細胞ががん治療後の予後にどのように関与するのかについては，悪性黒色腫では，PD-1-PD-L1阻害療法において，治療前に $CD8^+$ T細胞が腫瘍周辺や腫瘍内に浸潤しており，がん細胞を認識して産生される IFN-γ などのサイトカインにより，がん細胞や間質のマクロファージなどの免疫細胞に PD-L1 が発現誘導されている場合，高い治療効果を示す[6,7]．また，PD-1-PD-L1阻害後は，腫瘍周辺の $CD8^+$ T細胞が腫瘍内に浸潤し，オリゴクローナルに分裂・増殖してがん細胞を排除することが示され，腫瘍浸潤T細胞ががん細胞の排除に直接関与することがわかっている[8]．

　このようなT細胞の免疫病態の個人差が生じる原因は何だろうか．抗腫瘍T細胞の誘導・浸潤は，抗腫瘍T細胞誘導系と免疫抑制系のバランスにより生じる．これは，遺伝子異常で規定されるがん細胞の性質，HLA タイプを含む免疫調節遺伝子の一塩基多型（SNP）で規定される免疫応答体質，さらに，腸内細菌，喫煙，食事・肥満，感染歴などの環境因子により，がん免疫病態の個人差が生じる．このなかで，がん細胞の遺伝子異常は，抗腫瘍T細胞状態を規定する最も強い因子と考えられている（図9-2）．

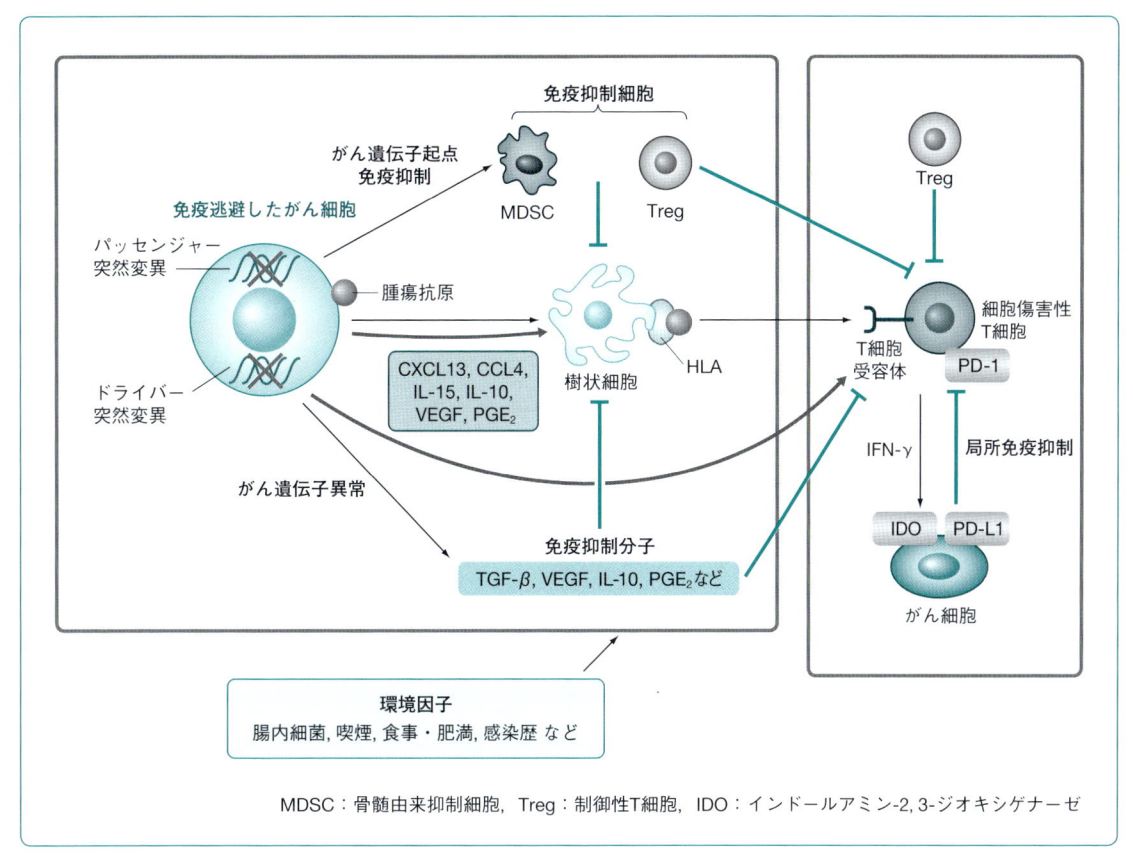

図9-2　がん細胞に対する正と負の免疫応答とその制御
抗腫瘍T細胞誘導系（パッセンジャー突然変異由来の抗原などに対するT細胞の誘導経路）と抗腫瘍免疫抑制系（ドライバー突然変異などによるがん遺伝子活性化により誘導される免疫抑制分子，免疫抑制細胞に起因する免疫抑制，および抗腫瘍T細胞に起因する局所免疫抑制），さらに環境因子が加わり，がん免疫病態の個人差が決まる．これを複合的に制御（免疫誘導性の生体内腫瘍の破壊，樹状細胞機能の増強，T細胞活性化の増強，免疫抑制因子とその原因の除去阻害）することにより，効果的ながん免疫療法の開発が可能になる．

9-3 ■ 抗腫瘍T細胞誘導系に関与するがん免疫病態とその機序

❶ がん細胞のパッセンジャー突然変異に由来するネオ抗原に対する抗腫瘍T細胞の誘導

　抗腫瘍T細胞誘導系は，がん細胞のDNA突然変異の量や質，また，放出されたがん細胞DNAなどにより刺激される樹状細胞や，その後のT細胞の活性化に関与する免疫調節分子のSNPに規定される，患者の免疫応答能に規定される．HLAタイプを含めた患者の免疫体質については，現在，研究が進められているが，まだ十分な結果は出ていない．がん細胞のDNA突然変異の免疫病態への関与については，最近，興味深いデータが蓄積されてきた．筆者らは，1990年代にヒト悪性黒色腫において腫瘍浸潤T細胞が認識する腫瘍抗原を多数同定し，その種類とT細胞エピトープの形成機序を明らかにしてきた．悪性黒色腫では，MART-1，gp100などの色素細胞特異タンパク質や，MAGE，NY-ESO-1などのがん・精巣抗原が共通の腫瘍抗原として認識される場合が多いが，DNAミスセンス突然変異由来の変異ペプチド（ネオ抗原 neo-antigen）が認識される場合もあり，これらはとくに，T細胞の投

与により治療効果の高かった腫瘍浸潤 T 細胞で認識されていた[9]. 最近, おもにパッセンジャー突然変異由来の, 個々の患者ごとに異なる腫瘍特異的な変異ペプチドを認識する T 細胞が, 免疫チェックポイント阻害療法や T 細胞の養子免疫療法でがんを排除するエフェクターT 細胞の対応腫瘍抗原として重要ではないかとの報告がされている.

免疫チェックポイント阻害は, DNA 突然変異の多いがん(たとえば, 紫外線誘発悪性黒色腫, 喫煙関連肺がん, 膀胱がんなど)で効きやすいといわれていたが, 悪性黒色腫では抗 CTLA-4 抗体の投与後, 悪性黒色腫細胞の DNA 突然変異数, そこから推定されるネオ抗原(ミスセンス変異, その分子の発現, 変異によりペプチドの HLA 結合能が増加)が多いと予後良好であり, 肺がんでは, 抗 PD-1 抗体の投与後, 肺がん細胞の DNA 突然変異数, とくに喫煙で誘導される塩基転換型突然変異 transversion conversion (molecular smoking signature), そこから推定されるネオ抗原が多いと予後良好と報告された[10,11]. 肺がんでは喫煙症例のほうが, 抗 PD-1 抗体が効くことも示されているが, 喫煙は突然変異を増すだけでなく, ベンゾピレンなどの化合物が体内に吸収されると, がん細胞や免疫細胞に影響を与える. また, 非喫煙症例の肺腺がんで, 抗 PD-1 抗体治療で高い治療効果が認められた症例では, 実際に DNA 突然変異数が多く, その原因として, DNA 修復関連遺伝子の異常があることも示された.

一方, 悪性黒色腫の治療前における腫瘍 T 細胞の浸潤度は, がん細胞に共通の腫瘍抗原の発現, あるいは DNA 突然変異数やネオ抗原の数とは相関しないとの報告があり, 治療前の腫瘍浸潤 T 細胞は DNA 突然変異とは必ずしも相関しないが, 免疫チェックポイント阻害療法後は, 腫瘍浸潤 T 細胞のなかで T 細胞受容体親和性の高いネオ抗原特異的 T 細胞の増殖・活性化が起こり, 高い治療効果を示す可能性がある. 一方, DNA 突然変異数が多い, DNA ミスマッチ修復酵素に異常があるマイクロサテライト不安定性 microsatellite instability (MSI)陽性大腸がんや, その他の組織のがんでは, 治療前から $CD8^+$ T 細胞の腫瘍浸潤度が高く, 筆者らは, MSI 陽性大腸がんでは, DNA ミスマッチ修復によるフレームシフト変異に対する免疫応答が起こることを証明し, 免疫療法が効く可能性が高いことを報告していたが[12], 実際, 抗 PD-1 抗体が非常によく効くことが明らかになり(奏効率40%, 制御率90%), ネオ抗原特異的 T 細胞ががん細胞の排除に関与する可能性が高い[13]. 一方, 大腸がんにおいて MSI でない症例では, 腫瘍内に T 細胞が浸潤し, がん細胞が PD-L1 を発現していても抗 PD-1 抗体は効かない. この理由の1つとしては, TCGA (The Cancer Genome Atlas)データベースを用いた DNA 突然変異と T 細胞応答との相関解析によると, 大腸がんでは免疫編集が強く起こり, 腫瘍浸潤 T 細胞には優れたネオ抗原特異的 T 細胞が少ない可能性がある[14].

MSI 陽性大腸がんでは, Lynch 症候群, HNPCC (hereditary non-polyposis colorectal cancer)のような DNA 修復酵素の遺伝的変異だけでなく, 腸内細菌叢にフソバクテリウムがとくに多い症例との相関が報告されている. 腸内細菌叢はエピジェネティックな変化〔CIMP (CpG island methylator phenotype) high〕による DNA ミスマッチ修復酵素 hMLH のサイレンシングなどを介して MSI を引き起こすことも考えられ, 環境因子としての腸内細菌も Treg や Th17 などを介した免疫系への直接作用だけでなく, がん細胞の DNA 変異を介して抗腫瘍 T 細胞の誘導に影響を及ぼす可能性がある[15]. マウス腫瘍モデルでも, 腸内細菌を入れ替えるとがん免疫療法の効果が変わるとの報告もある.

❷ がん細胞の遺伝子異常によるケモカイン・サイトカイン産生低下による腫瘍浸潤T細胞の減少

治療前のT細胞の腫瘍浸潤を規定する因子として，ヒト悪性黒色腫では，Wnt-β-カテニンシグナルの亢進がその半数で起こっているとの報告がある．筆者らも，Wnt-β-カテニンシグナルの亢進は，IL-10や未知の経路を介して，抗腫瘍T細胞を誘導相と効果相の両方で抑制することを報告していたが[16]，変異 BRAF 遺伝子を導入し，PTEN 遺伝子を欠失した悪性黒色腫自然発生マウスを用いた実験では，Wnt-β-カテニンシグナルの亢進はマウス悪性黒色腫細胞からのケモカイン CCL4 の産生を抑制し，腫瘍局所あるいはリンパ節へのCCR5$^+$樹状細胞のリクルートを抑制することで抗腫瘍T細胞の誘導や腫瘍内浸潤が起こらないこと，また，樹状細胞の腫瘍内投与はT細胞の腫瘍内浸潤を回復させることが報告された[17]．すなわち，治療前にT細胞の浸潤がない症例では，これを治療標的とした治療効果の改善，具体的には，β-カテニン阻害剤や樹状細胞の投与，ケモカインの補充が期待される．筆者らは，ヒト悪性黒色腫を移植した免疫不全マウスへのβ-カテニン阻害剤の投与によって樹状細胞の機能が回復すること，樹状細胞の腫瘍内投与によって，マウス腫瘍モデルだけでなく，ヒト悪性黒色腫でも抗腫瘍T細胞の誘導による治療効果が増強する可能性を報告している[16, 18]．ヒト大腸がんでは，がん細胞の遺伝子異常による CXCL13 や IL-15 の産生低下が CXCR5$^+$ヘルパーT細胞のリクルートや腫瘍浸潤T細胞の増殖を低下させるため，記憶 CD8$^+$ T細胞の腫瘍内浸潤を低下させる可能性が報告された[5, 19]．卵巣がんやマウス腫瘍モデルでは，VEGF（血管内皮増殖因子），IL-10，COX-2（シクロオキシゲナーゼ-2）が産生する PGE$_2$（プロスタグランジン E$_2$）は血管内皮細胞の Fas リガンドの発現を誘導し，抗腫瘍 CD8$^+$ T細胞を傷害して腫瘍内浸潤を妨げるとの報告もある[20]．これらは，がん細胞の遺伝子異常によるケモカインやサイトカインの産生低下が，T細胞の腫瘍内浸潤度を規定する因子であることを示している．

抗腫瘍免疫誘導系の増強のためには，適切ながん細胞破壊（immunogenic cancer cell death）によるネオ抗原などの内在性腫瘍抗原の樹状細胞への取り込み促進，免疫細胞のリクルートや増殖を可能にするケモカインやサイトカインの補充，抗原提示能およびT細胞活性化能をもつ樹状細胞の補充，樹状細胞を活性化する TLR3 や STING アゴニストなどのアジュバントの使用，T細胞を活性化させるサイトカインや共刺激分子アゴニスト抗体などの利用が考えられる[21]．

9-4 抗腫瘍免疫抑制系に関与するがん免疫病態とその機序

❶ 抗腫瘍T細胞を起点とした免疫抑制

免疫チェックポイント阻害の臨床試験症例の解析は，多くのがん種において抗腫瘍T細胞は治療前にすでに誘導されて腫瘍周辺や腫瘍内に浸潤しているが，T細胞が産生するIFN-γなどのサイトカインのために，腫瘍組織のがん細胞や免疫細胞などの間質細胞に，PD-L1，トリプトファンの欠乏やその代謝産物であるキヌレニンによりT細胞の機能を障害する IDO，免疫抑制性 Treg を誘導して，抗腫瘍エフェクターT細胞によるがん細胞の排除を阻害している場合が多いこと，抗体による PD-1-PD-L1 相互作用の阻害や抗 CTLA-4

抗体によるTregの除去により，免疫抑制状態が解除されて，進行がんでもがん細胞を排除できることを明らかにした[22]．IDO阻害剤は，現在，臨床試験で検証中である．

❷ がん細胞の遺伝子異常を起点とした免疫抑制

がん細胞のドライバー突然変異などによるがん遺伝子の活性化とそれに伴うMAPK，STAT3，Wnt-β-カテニン，NF-κBなどのシグナルT進を起点として，多様な免疫細胞や免疫調節分子がかかわる免疫抑制カスケードが作動する[16, 23-25]．たとえば，がん細胞は，TGF-β，IL-10，IL-6，VEGFなどの免疫抑制作用をもつサイトカインなどの可溶性分子を分泌したり，COX-2などの細胞内酵素の発現を介して免疫抑制性PGE_2を産生したりする．これらの分子は，直接に免疫を抑制するだけでなく，Treg，MDSC，M2様マクロファージ，寛容性樹状細胞，形質細胞様樹状細胞（pDC），$\gamma\delta$ T細胞などの免疫抑制性の細胞群を誘導して，免疫抑制環境が構築される．免疫抑制活性の強い$CCR4^+$エフェクターTregは，がん組織においてがん細胞やマクロファージが産生するCCL20によって腫瘍組織にリクルートされる．本来，抗腫瘍活性をもちうる樹状細胞やマクロファージなどの免疫細胞も，がん関連微小環境のなかではTGF-βやIL-13などのサイトカインなどの影響を受けて，STAT3などが活性化され，免疫抑制細胞への変化も起こる．このような免疫抑制を解除するためには，免疫抑制分子（TGF-β，VEGFなど）や免疫抑制細胞（Treg，MDSCなど）の除去や阻害，その起点となるがん遺伝子の活性化に伴うシグナルT進（MAPK，STAT3，NF-κB，Wnt-β-カテニンなど）を阻害する分子標的治療薬の利用が考えられ，それらを併用したがん免疫療法の臨床試験が現在進行中である[21]．

➡ おわりに

腫瘍免疫学は，がん免疫療法の開発とともに発展してきたが，最近の免疫チェックポイント阻害療法の開発とその臨床試験での解析は，ヒトのがん免疫病態のさらなる解明につながった．今後，がん種ごと，さらに同じがん種にでもサブセットごとにがん免疫病態を解明することにより，優れた個別化複合がん免疫療法の開発が可能になる．また，免疫病態は免疫療法を超えて広くがん治療に関与するので，各種の網羅的な分子解析や，新しいフローサイトメトリーを用いた体系的な免疫解析などの新規技術を駆使することにより，ヒトのがん免疫病態をさらに解明していくことが重要である．

文献

1) 河上 裕 編：腫瘍免疫学とがん免疫療法—がんの進展・排除を司る免疫システムと逃避するがん—その制御による新たながん治療，実験医学増刊，31，羊土社，2013．
2) Yaguchi T, et al.：Int J Hematol, 93：294-300, 2011．
3) Fridman WH, et al.：Nat Rev Cancer, 12：298-306, 2012．
4) Galon J, et al.：J Pathol, 2：199-209, 2014．
5) Bindea G, et al.：Immunity, 39：782-795, 2013．
6) Taube JM, et al.：Sci Transl Med, 4：127, 2014．
7) Herbst RS, et al.：Nature, 515：563-567, 2014．
8) Tumeh PC, et al.：Nature, 515：568-571, 2014．
9) Kawakami Y, et al.：Cancer Sci, 95：784-791, 2004．

10) Snyder A, et al.: N Engl J Med, 371: 2189-2199, 2014.
11) Hellmann MD, et al.: Science, 348: 124-128, 2015.
12) Ishikawa T, et al. Cancer Res, 63: 5564-5572, 2003.
13) Le DT, et al.: N Engl J Med, 372: 2509-2520, 2015.
14) Rooney MS, et al.: Cell, 160: 48-61, 2015.
15) Tahara T, et al.: Cancer Res, 74: 1311-1318, 2014.
16) Yaguchi T, et al.: J Immunol, 189: 2110-2117, 2012.
17) Spranger S, et al.: Nature, 523: 231-235, 2015.
18) Udagawa M, et al.: Clin Cancer Res, 12: 7465-7475, 2006.
19) Mlecnik B, et al.: Sci Transl Med, 6: 228ra37, 2014.
20) Motz GT, et al.: Nat Med, 20: 607-615, 2014.
21) Kawakami Y, et al.: Front Oncol, 3: 136, 2013.
22) Spranger S, et al.: Sci Transl Med, 5: 200, 2013.
23) Sumimoto H, et al.: J Exp Med, 203: 1651-1656, 2006.
24) Iwata-Kajihara T, et al.: J Immunol, 187: 27-36, 2011.
25) Nishio H, et al.: Br J Cancer, 110: 2965-2974, 2014.

獲得免疫

10 樹状細胞の生物学的特徴と樹状細胞標的療法の進歩

藤井眞一郎

Summary

がんワクチンの究極的目標は，がん抗原に対して強い親和性を示すT細胞受容体を有した強力な抗腫瘍活性をもつ細胞傷害性T細胞（キラーT細胞）と，長期に持続する抗腫瘍記憶T細胞の誘導である．過去20年以上にわたり進められてきた治療型がんワクチン療法に関しては基礎研究および臨床研究の結果から，有用ながん特異的抗原を選択し，抗原提示細胞としての樹状細胞の機能を最大限利用することで，理想的なT細胞誘導が可能になることが明らかになってきた．一方，最近の研究では，樹状細胞には種々のサブセットがあり，それぞれが抗原情報に加えて，適切な防御免疫応答に必須な情報を付け加えることで，異なる免疫系を誘導することがわかってきている．それゆえ，がんワクチンを考えるうえでは，樹状細胞のサブセット，分化およびそれに関与する転写因子，機能の違いなど，生物学的特徴を理解する必要がある．そのうえで，がんワクチンとしての樹状細胞標的療法とその現状について解説する．

Keyword

◆ 樹状細胞　　◆ 末梢性免疫寛容　　◆ C型レクチン　　◆ 人工アジュバントベクター細胞（aAVC）

10-1 樹状細胞の生物学的特徴

脊椎動物の免疫系は，細菌，真菌，ウイルスや免疫原性のある微粒子などの感染や侵襲の原因となる非自己抗原に対して防御免疫を発揮するように進化してきた．初期の研究では，*in vitro* での効果的なリンパ球の活性化には非リンパ系の接着性細胞が必要であることが示され，これはのちにT細胞応答のMHC拘束性の発見につながった[1]．当初，この細胞はマクロファージと考えられていたが，1970年代はじめ，米国ロックフェラー大学のR. M. Steinmanは，星形の形態とベール状の細胞質をもつ数少ない細胞が脾臓のなかに存在することを発見し，木を意味するギリシャ語の"dendron"にちなんで樹状細胞 dendritic cell（DC）と名付けた[2]．当時，この細胞の生物学的な意義は懐疑的に受け止められた．Steinmanらは何年もかけて粘り強くこの細胞の特性を証明するために研究を続け，樹状細胞は初代培養の混合リンパ球反応において非常に強力な刺激細胞であり，これは樹状細胞がMHCクラスIとMHCクラスIIを高発現するためであると報告した[3]．樹状細胞はタンパク質抗原をペプチドに分解し，抗原特異的な細胞性免疫応答を惹起できることを証明し，さらに晩年には樹状細胞標的療法の基礎を築いた．このような樹状細胞に関する基礎生物学における功績，および樹状細胞をワクチンに利用することへの取り組みを讃えて，2011年，Steinmanにノーベル生理学・医学賞が授与された．樹状細胞は免疫誘導の鍵であり，がん免疫誘導に関しても重要な役割を果たしている．そこで，まずは樹状細胞の生理学的機能，つづいて樹

状細胞を用いたワクチン開発の現状について言及する．

1 樹状細胞の生理学的機能

1）樹状細胞の生体内分布とはたらき

　樹状細胞は骨髄幹細胞由来の白血球で，体表面の皮膚や気道，腸管，リンパ組織，心臓，腎臓，血液，リンパ管などのさまざまな臓器で生体の外界に接している部分や，脾臓の辺縁帯のように臓器の流入部に分布する"見張り番"として存在する．抗原を捕捉・プロセシングし，MHC 上にペプチドとしてナイーブ T 細胞に抗原提示するのが樹状細胞の最も重要なはたらきである．また，樹状細胞は，種々の細胞の分化，組織分布，サイトカイン産生に影響を与え，さまざまな疾患に関与している．樹状細胞をワクチン療法に利用するためには，抗原の取り込み・分解，樹状細胞自身の成熟化，提示能と遊走能，および T 細胞活性化能の特性を理解することが必要である．

2）抗原の分解と提示能

　樹状細胞は未熟な時期に内在性抗原あるいは外来抗原を取り込んでペプチドに分解することができ，これらの抗原を MHC クラス I や MHC クラス II へ効率的に提示することができる．樹状細胞による外来性の非自己抗原を MHC クラス I に提示することをとくにクロスプレゼンテーション cross presentation（交差提示）とよぶ[4]．この現象はウイルスや細胞内感染バクテリアなどに対する生体防御機構として重要である．抗原のエンドソームから細胞質への移行を起こす詳細な機構については，さまざまな方法で精力的な研究が行われている．抗原提示においてマクロファージと異なる点は，樹状細胞はリソソームでの消化を制御することで取り込んだ抗原を徐々に消化し，T 細胞に提示するペプチドを維持できる点である[5]．

3）樹状細胞の遊走能

　ナイーブ T 細胞を活性化するためには，樹状細胞はリンパ器官あるいは所属リンパ節の T 細胞領域へ移動する必要がある．末梢の樹状細胞が輸入リンパ管に移動する際は，ケモカ

> **Keyword 解説**
>
> ◆ **樹状細胞**：未感作のナイーブ T 細胞を活性化しうる唯一の抗原提示細胞．ヒトとマウスの樹状細胞には相違性があり，表現型上，マウスのサブセットは $XCR1^+$ サブセット（$CD8\alpha^+$）と $XCR1^-$ サブセット（$CD8\alpha^-$）があり，$XCR1^-$ サブセットは $CD11b^+$ と $CD11b^-$ に区別される．ヒトのサブセットは $XCR1^+$ サブセット（または $BDCA3^+$）と $BDCA1^+$ に大別される．ほかにも，マウスでは $TLR9^+$ であるが，ヒトでは $TLR9^-$ であるなど，さまざまな違いがある．
>
> ◆ **末梢性免疫寛容**：自己に反応する T 細胞が胸腺で除去される中枢性免疫寛容に対して，末梢組織において誘導される不応性免疫．T 細胞の活性化に必要な第 1 シグナル（抗原刺激）と第 2 シグナル（共刺激分子）のうち，第 1 シグナルしか伝わらない場合は抗原に対して不応性となる．また，制御性 T 細胞（Treg）のはたらきによっても誘導される．
>
> ◆ **C 型レクチン**：Ca^{2+} 依存性に糖鎖を認識するタンパク質．マクロファージ，樹状細胞上にはさまざまな C 型レクチンが存在するが，その発現パターンは細胞によって異なるため，分類にも使用される．
>
> ◆ **人工アジュバントベクター細胞（aAVC）**：アロ細胞上にがん抗原とナチュラルキラー T 細胞（NKT 細胞）抗原を提示させた免疫賦活細胞．担がん宿主に投与することにより，自然免疫，獲得免疫の両者を誘導しうる新しい細胞ワクチンとして開発中である．

イン受容体CCR7の発現を上昇させることで遊走応答を開始する[6]. リンパ管内皮やリンパ節のT細胞領域に発現したCCR7のリガンドであるCCL19, CCL21に導かれて, 樹状細胞は輸入リンパ管を経てT細胞領域に移動し, T細胞と接触する. これにより免疫応答が惹起される[7]. その他, リンパ組織内の樹状細胞の遊走に関するケモカイン受容体としては, $S1P_1/S1P_3$などの種々のシグナルも知られている.

また, 脾臓の$CD11b^+$樹状細胞に発現しているケモカイン受容体EB11は, 脾臓における$CD11b^+$樹状細胞の局在と恒常性維持, 機能に重要である. パイエル板への樹状細胞の遊走は, ケモカイン受容体CCR6とそのリガンドであるCCL20が制御していると報告されている[8].

4) T細胞への抗原提示能

生体内の樹状細胞は, 定常状態では未熟な状態で存在し, 抗原の取り込み能には長けているが, T細胞刺激能は弱く, 末梢性免疫寛容 peripheral tolerance が誘導される[9-11]. 浸透圧ショック法により脾細胞のなかに卵白アルブミン(OVA)を in vitro で取り込ませてマウスに免疫すると, 生体内の樹状細胞がこの細胞を選択的に取り込み, マウスは末梢性免疫寛容を誘導することが示された[11]. 一方, $CD8^+$樹状細胞に優位に発現するC型レクチンDEC205に対する抗体にニワトリ卵白リゾチーム(HEL)を結合させて, 抗原を$XCR1^+(CD8α^+)$樹状細胞にターゲティングする免疫療法の場合も同様で, $CD4^+$T細胞と$CD8^+$T細胞ともに免疫寛容が誘導される[9, 10]. 定常時における生理学的条件下でT細胞と樹状細胞が解剖学的に近接して存在することは, 免疫寛容を誘導しやすいことを意味すると考えられる[12]. 樹状細胞はPD-L1などの抑制性シグナル分子を発現しているため, T細胞を能動的に抑制するはたらきもある[13]. 一方, 樹状細胞は胸腺由来の制御性T細胞(Treg)による免疫制御を受けているとされる. このTregによるブレーキが緩むと自己応答性の細胞傷害性T細胞の応答性が高まり, 自己免疫疾患が誘導される[14]. 逆に, Tregの機能を抑制することにより, 樹状細胞の抗腫瘍免疫応答を高めることが可能になる[15].

未熟な樹状細胞が抗原を取り込み, プロセシングするあいだに, Toll様受容体 Toll-like receptor (TLR)やウイルス感染などで成熟化すると, 抗原特異的なT細胞が誘導される. すなわち, T細胞の反応は樹状細胞から抗原提示を受ける際の周囲の環境によって, どのようなサイトカインを産生するT細胞へ偏向するかが決定される. 総じて, がん抗原特異的T細胞の誘導には, 樹状細胞からT細胞に対してMHC上に提示された抗原ペプチド, B7分子ファミリーからの共刺激, そして, 炎症性サイトカインによる刺激の3つのシグナルが必要である. 筆者らも, ナチュラルキラーT細胞(NKT細胞)を活性化させることにより, 樹状細胞が成熟化し, 上述の3つのシグナルをT細胞へ伝えることで, T細胞免疫の誘導, 抗腫瘍効果の誘導が可能なことを突き止めたので後述する[16, 17].

❷ 樹状細胞のサブセット

樹状細胞はヘテロな細胞集団であり, リンパ組織(脾臓, リンパ節, 骨髄など)や非リンパ組織に分布し, それぞれサブセットと機能が異なる. おもに, ①$CD8α^+$樹状細胞あるいは$CD103^+$樹状細胞はIL-12を産生し, $CD8^+$T細胞を活性化させる, ②$CD8α^-$樹状細胞は$CD4^+$T細胞を活性化させる, ③単球由来樹状細胞は炎症時に現れる細胞集団である, ④形質細胞様樹状細胞はウイルス感染時にI型IFN(I型インターフェロン)を産生するなど

表10-1 樹状細胞サブセットの特性

サブセット	転写因子	機能・サイトカイン依存性
CD8α/CD103/CD141樹状細胞系列 (樹状細胞前駆細胞由来)	IRF8, Id2, BATF3, NFIL3	・交差提示→CD8$^+$ T細胞免疫応答 ・IL-6, TGF-β産生, RALDH活性 ・IL-12, IFN-λ産生 ・FLT3依存性
CD11b/CD1c樹状細胞系列 (樹状細胞前駆細胞由来)	IRF4, RelB, Notch2	・CD4$^+$ T細胞免疫応答 ・IL-23, IL-6, TNF-α産生→Th17, Th2応答 ・FLT3依存性
形質細胞様樹状細胞 (樹状細胞前駆細胞由来)	E2-2	・I型IFN産生→抗ウイルス免疫 ・IL-6, IL-12産生 ・FLT3依存性
ランゲルハンス細胞 (胚細胞由来)	Id2, Runx3	・免疫寛容誘導 ・IL-23, IL-6, IL-1β産生→Th17 ・FLT3非依存性, CSF-1受容体依存性(IL-34)
CD14$^+$樹状細胞 (由来不明)	—	・IL-10産生
炎症性樹状細胞 (単球由来)		・TNF-α, IL-12, IL-23産生→Th1, Th17応答 ・iNOS産生 ・CSF-1, CSF-2依存性

の特徴がある．それぞれの特性については**表10-1**に示す．

10-2 樹状細胞によるがんワクチン療法

❶ ex vivo 樹状細胞療法と問題点

　樹状細胞の特性がT細胞へ効率的に提示されるためには，抗原を取り込んだあとの成熟化が必要である．成熟化刺激を感知・認識するには，樹状細胞が発現しているパターン認識受容体 pattern recognition receptor (PRR) が機能する．PRRには，C型レクチン，TLR，NLR (NOD-like receptor, NOD様受容体) などがあり，これらを介して，微生物，細胞死を起こした細胞，ストレスを受けた細胞を認識する．がん抗原を用いた ex vivo 樹状細胞療法は，単球および造血幹細胞をGM-CSF (granulocyte-macrophage colony-stimulating factor, 顆粒球マクロファージコロニー刺激因子) を中心としたサイトカインの組み合わせで培養して樹状細胞を誘導し，そこに抗原を付加させ，PRR刺激により成熟化させて生体内に投与する方法である．抗原としては，ペプチド，細胞死を起こさせた腫瘍細胞など，抗原の形態とその成熟法の最適化に関して種々の検討が重ねられてきた．ex vivo 抗原付加樹状細胞ワクチンは，安全性と腫瘍特異的なCD4$^+$ T細胞とCD8$^+$ T細胞の免疫応答が誘導されたものの，腫瘍縮小効果が持続する症例は一握りの患者に限られた．これは，自然免疫の欠如と1種類の獲得免疫細胞の誘導では不十分であること，記憶免疫は誘導できないことが理由であると考えられる．また，方法的な問題として，ex vivo 樹状細胞療法では，患者からの細胞採取の手技の煩雑さ，担がん患者から誘導できる樹状細胞の細胞数に限界があること，費用も高いことなどが指摘されている．

❷ *in vivo* 樹状細胞標的ワクチンの開発：生体内の樹状細胞への抗原輸送

1) *in vivo* 樹状細胞標的療法のコンセプト

近年，世界的に注目されている樹状細胞を用いた免疫療法は，樹状細胞を *ex vivo* で誘導せず，生体内の樹状細胞に腫瘍抗原を効率よく取り込ませて成熟させることで免疫を誘導する樹状細胞の標的療法(*in vivo* 樹状細胞標的療法)である．

T細胞の活性化を効率よく誘導するため，抗原-樹状細胞への輸送と樹状細胞成熟化シグナルの組み合わせに関する研究がいろいろと進められてきた．たとえば，抗原(OVA抗原)と成熟化刺激剤(CpG-DNA)の共投与の場合と，抗原-成熟化刺激剤複合体を投与した場合とが比較され，多くの場合，後者が有効であるとされてきた．しかし，ヒト樹状細胞はTLR9の発現が限定的であるため，CpGの効果はあまり期待できないなどの問題があり，ヒト樹状細胞の活性化を目指した研究がさまざまに進められている．

筆者らは，がんワクチンが効果をあげるためには，生体内樹状細胞の成熟化として，①樹状細胞の表面マーカーの成熟化(MHCクラスⅠとMHCクラスⅡの強発現，およびCD40，CD70，CD80，CD86などの共刺激分子や接着分子の強発現)，②アロリンパ球混合反応 mixed lymphocyte reaction (MLR) 刺激能の増強，③炎症性サイトカイン(IL-12)やT細胞を引き寄せるケモカイン(CCL17)の産生[8]，④抗原特異的なT細胞免疫応答誘導，が必要であると提唱している[16-18]．

2) 樹状細胞に特異的な細胞表面抗体を利用した *in vivo* 樹状細胞標的療法

SteinmanやM. C. Nussenzweigらの先駆的な研究により，樹状細胞に特異的な細胞表面抗原(たとえば，DEC205やDCIR)に対する抗体に抗原を結合することで，樹状細胞に効率よく抗原を輸送(デリバリー)することが可能となった[9-11]．たとえば，抗原を結合させた抗DEC205抗体を投与すると，DEC205$^+$樹状細胞に取り込まれる．アジュバントがない場合は提示された抗原に対する免疫寛容が誘導されるため[10]，1型糖尿病などの自己免疫疾患の治療に応用できる[18]．一方，抗原を結合した抗体とTLR3，TLR7，TLR8，CD40アゴニストなどのアジュバントを共投与すると，樹状細胞を成熟させ，免疫応答を成立させることができる[18]．このようにして誘導される免疫応答は，マラリアやHIV(ヒト免疫不全ウイルス)などの感染やがんなどのさまざまな疾患に対して防御的にはたらく可能性が示されてきた[18]．とくに，非ヒト霊長類を用いた *in vivo* 樹状細胞標的ワクチン研究では，HIVのgagを結合したDEC205抗体ワクチンをプライム-ブースト投与法にて投与すると，強いT細胞性免疫応答を誘導できている[19]．

このほかにも，樹状細胞に発現している受容体を標的としたワクチン開発を目指した研究が進められている．たとえば，抗CLEC9A抗体に結合した抗原で誘導される免疫応答では，濾胞ヘルパーT細胞(Tfh)の誘導を伴う強い抗体産生が起こる[20]．単独ではCD8$^+$T細胞の免疫応答は誘導されないが，poly I-Cを共投与することでCD4$^+$T細胞とCD8$^+$T細胞の活性化を伴う強力な抗腫瘍免疫応答を誘導する[21]．樹状細胞に発現しているLangerin，DEC205，CLEC9Aに対する抗体にHIV抗原を結合したワクチンと抗CD40抗体を同時に投与する比較研究が行われたところ，大きな差は認められず，すべてにおいてほぼ同程度の1型ヘルパーT細胞(Th1)やCD8$^+$T細胞が誘導された[22]．ただし，ターゲティングに用いるC型レクチンの種類が異なる場合，初期エンドソームを利用する系と後期エンドソームを利用する系が存在し，細胞内での抗原の輸送が異なる(図10-1)．つまり，初期エンドソー

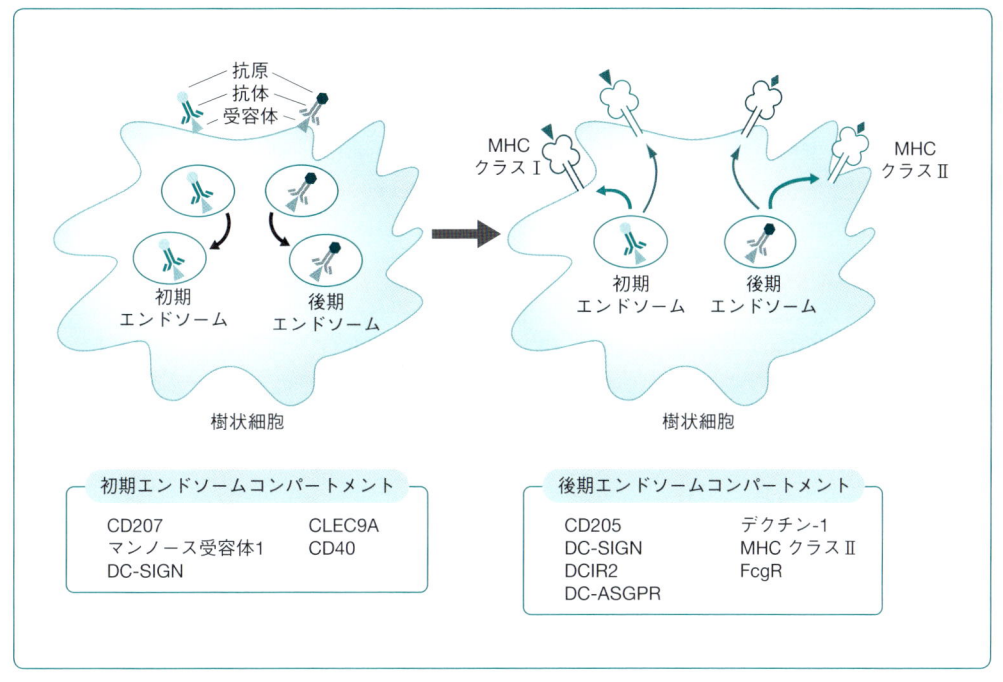

図10-1 樹状細胞内の抗原提示経路と樹状細胞の機能

細胞表面に存在する受容体を利用した in vivo 樹状細胞標的療法では，抗受容体抗体に抗原を連結させた抗受容体抗体-抗原複合体は受容体とともに内在化される．この内在化こそが抗原提示に大きくかかわる．多くの受容体は後期エンドソーム系に運ばれて抗原は素早く消化され，MHCクラスII上にペプチドが発現することによってCD4$^+$T細胞に提示される．一方，初期エンドソームコンパートメントを利用する系では，抗原は取り込まれたのち初期エンドソーム系に運ばれ，ゆっくりと消化されて，MHCクラスI上にペプチドが比較的長く発現し，その結果，CD8$^+$T細胞に抗原提示する．

ムでは MHC クラスI拘束性ペプチドが，後期エンドソームでは MHC クラスII拘束性ペプチドが形成される．ゆえに，樹状細胞内の抗原提示経路と樹状細胞の機能，T 細胞応答を比較する必要がある．

3) 細胞死を利用した in vivo 樹状細胞標的療法

i) 人工アジュバントベクター細胞 (aAVC) による生体内樹状細胞の標的療法の開発

TLR リガンドによる刺激のみならず，自然リンパ球，とくに NKT 細胞も活性化後に樹状細胞を効率よく成熟化させる[16-18]．筆者らは，この免疫機構を利用したがんワクチンの開発に取り組んできた．その結果，CD1d 発現細胞に腫瘍抗原と NKT リガンド〔α-ガラクトシルセラミド（α-GalCer）〕を同時に発現させた細胞を作製することにより，NK 細胞，NKT 細胞などの自然リンパ球の活性化と抗原特異的な T 細胞を最も効率よく誘導し，抗腫瘍効果を示すことを明らかにした．とくに，アロ細胞に抗原由来の DNA や RNA を導入した細胞を人工アジュバントベクター細胞 artificial Adjuvant vector cell (aAVC) と提唱している[23]．

aAVC の免疫応答は，リガンドにより誘導された活性化 NKT 細胞が aAVC を殺傷し，細胞死を起こさせることがトリガーとなる（図10-2）．生体内の樹状細胞がそれを捕捉することで腫瘍抗原をリンパ組織で T 細胞に抗原提示する．つまり，抗原を生体内樹状細胞へ運ぶベクターとして機能し，樹状細胞を成熟化するアジュバントとして作用することからこの名前を付けた．つまり，このストラテジーは，死細胞を積極的に取り込む樹状細胞の特性と NKT 細胞による樹状細胞の細胞刺激能を利用したターゲティング療法といえる．対象群と

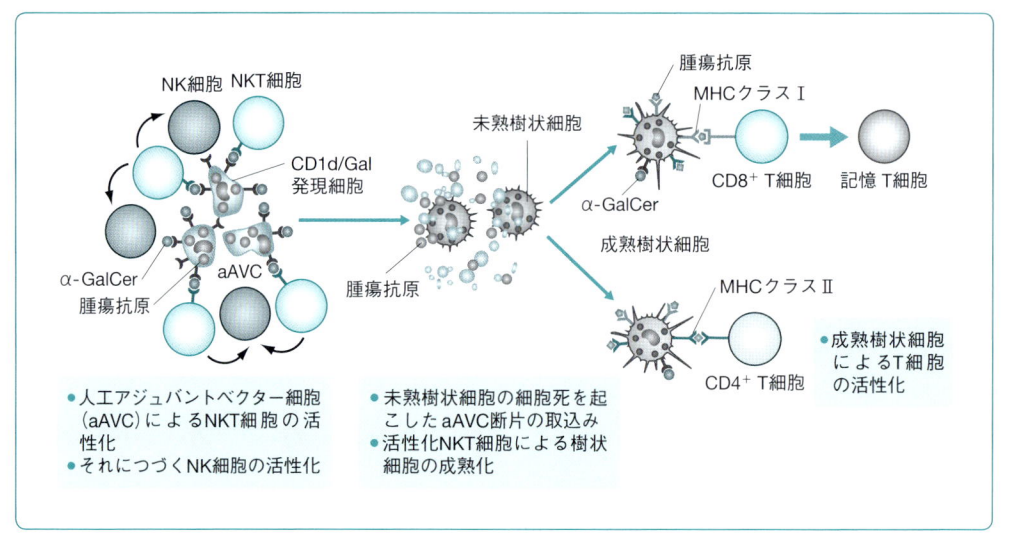

図10-2　人工アジュバントベクター細胞（aAVC）によるT細胞誘導メカニズム

NKTリガンド（α-GalCer）をパルスし，腫瘍抗原を提示している人工アジュバントベクター細胞（aAVC）は，α-GalCerをNKT細胞に提示する．これにより，直接，NKT細胞を活性化してIFN-γを産生し，さらにNK細胞も活性化する．その後，活性化したNKT細胞によりaAVCは殺傷される．殺傷されたaAVCを樹状細胞が貪食する．aAVCを貪食した樹状細胞は，aAVC由来の腫瘍抗原をMHCクラスⅠ，MHCクラスⅡに発現し，CD8$^+$T細胞，CD4$^+$T細胞へ提示する．このことにより，CD4$^+$T細胞，CD8$^+$T細胞が活性化する．

して，ex vivo で培養した樹状細胞に OVA ペプチドを添加した場合や，mRNA を樹状細胞に遺伝子導入した場合，NKT リガンドを付加した樹状細胞を免疫しても，aAVC の効果には及ばない．

ⅱ）ヒト型aAVC療法開発の非臨床試験

マウスでの aAVC の有効性の検証後，ヒト型 aAVC の開発のため HEK293細胞株を選択した．この細胞を用いて作製したヒト型 aAVC の有効性の検証を，樹状細胞に着目して解析を行った[23]．免疫不全 NOG（NOD/Shi-scid, IL-2Rγ null）マウスに樹状細胞をはじめとするヒト免疫応答細胞を輸注したマウスを作製した．このマウスに人工細胞を投与することで，人工細胞上に発現している抗原特異的なヒト細胞傷害性 T 細胞（キラーT 細胞）の誘導と抗腫瘍効果が明らかにされた．さらに，大動物（ビーグル犬）を用いて非臨床試験を行い，高容量群と低容量群での有効性，安全性を確認した．この研究により，非齧歯類大動物においても aAVC 投与により自然免疫，獲得免疫の両方が誘導できることが明らかとなった．

→ おわりに

近年，免疫制御分子に対する抗体療法や T 細胞受容体導入細胞療法が進められ，がん免疫療法分野は大きな進歩を遂げつつある．がんワクチンに関しても，樹状細胞をいかに利用するかが鍵になることは明確になり，現在，樹状細胞の詳細な解析から種々の方法が開発されている．Steinman 博士の偉業はいうまでもなく，樹状細胞を骨髄細胞から誘導できるシステム開発を進められた稲葉カヨ博士，Toll 様受容体を詳細に明らかにされた審良静男博士，樹状細胞の遊走，ケモカインに関する研究を進められた松野健二郎博士，松島綱治博士ら数多くのわが国の免疫学者の貢献も大きい．本章で紹介したがんに対する in vivo 樹状

細胞標的療法の成功は，*ex vivo* の場合と同じで，樹状細胞に効率よく抗原を提示させ，至適に成熟化することが重要であることはいうまでもなく，*in vitro* で起こることをいかに *in vivo* で誘導するかにかかっている．

文　献

1) Zinkernagel RM and Doherty PC：Nature, 248：701-702, 1974.
2) Steinman RM and Cohn ZA：J Exp Med, 137：1142-1162, 1973.
3) Nussenzweig MC, et al.：J Exp Med, 152：1070-1084, 1980.
4) Bevan MJ：J Exp Med, 143：1283-1288, 1976.
5) 清水佳奈子，藤井眞一郎：臨床免疫・アレルギー科，51：595, 2009.
6) Förster R, et al.：Cell, 99：23-33, 1999.
7) Tal O, et al.：J Exp Med, 208：2141-2153, 2011.
8) Gatto D, et al.：Nat Immunol, 14：446-453, 2013.
9) Hawiger D, et al.：J Exp Med, 194：769-779, 2001.
10) Probst HC, et al.：Immunity, 18：713-720, 2003.
11) Liu K, et al.：J Exp Med, 196：1091-1097, 2002.
12) Scheinecker C, et al.：J Exp Med, 196：1079-1090, 2002.
13) Carter L, et al.：Eur J Immunol, 32：634-643, 2002.
14) Feuerer M, et al.：Immunity, 31：654-664, 2009.
15) Marabelle A, et al.：J Clin Invest, 123：2447-2463, 2013.
16) Fujii S, et al.：J Exp Med, 198：267-279, 2003.
17) Fujii S, et al.：Immunol Rev, 220：183-198, 2007.
18) Steinman RM：Annu Rev Immunol, 30：1-22, 2012.
19) Flynn BJ, et al.：Proc Natl Acad Sci U S A, 108：7131-7136, 2011.
20) Caminschi I, et al.：Mol Immunol, 50：9-17, 2012.
21) Sancho D, et al.：J Clin Invest, 118：2098-2110, 2008.
22) Idoyaga J, et al.：Proc Natl Acad Sci U S A, 108：2384-2389, 2011.
23) Shimizu K, et al.：Cancer Res, 73：62-73, 2013.

獲得免疫

11 B細胞による腫瘍制御

馬場義裕

Summary

B細胞は液性免疫の中心的役割を担うリンパ球であり,抗体を分泌することにより生体防御の一翼を担う.最近の抗体医薬の目覚ましい進歩は,がんの治療や診断に大きく貢献している.しかし,生体内で誘導される抗腫瘍抗体にはがんを排除するほどの効果はなく,逆に,慢性炎症を引き起こし,がん発症を助長することが知られている.また,免疫反応を抑制するB細胞は制御性B細胞とよばれ,近年,さまざまな自己免疫疾患や炎症性疾患を抑制することで注目をあびており,がん領域においても例外ではない.B細胞が腫瘍免疫を抑制することにより,がん病態の増悪化につながることが明らかになりつつある.しかし,これとは逆に,B細胞がT細胞による腫瘍免疫をサポートすることも示唆されており,B細胞は腫瘍免疫に対して亢進と抑制の両方の側面をもつと考えられる.本章では,B細胞ががん病態をどのように制御しているのかについて,最近の知見を交えて紹介したい.

Keyword

◆ 抗体医薬　　◆ 制御性B細胞　　◆ 免疫複合体　　◆ プラズマブラスト

⇒ はじめに

　B細胞は液性免疫の中心的役割を担うリンパ球である.一次リンパ組織である骨髄で分化・成熟し,細胞表面に膜型免疫グロブリンであるB細胞受容体 B cell receptor (BCR)を発現し,二次リンパ組織である脾臓やリンパ節,または,粘膜組織に分布する.外来病原体である細菌やウイルスなどが体内に入ると,病原体構成成分である糖やタンパク質などが抗原となり,B細胞は抗体産生細胞(プラズマ細胞.形質細胞ともいう)へと分化し,抗体分泌を介して生体防御の役割を果たす.また,B細胞はBCRを介して抗原を取り込み,T細胞に対して抗原提示を行う.このB細胞とT細胞の相互作用のプロセスによりB細胞とT細胞は相互に活性化され,B細胞はプラズマブラストを経て,プラズマ細胞へと分化する.

　近年,B細胞は炎症性および抗炎症性サイトカインを分泌することにより,炎症を正負に制御することが明らかになってきた.炎症性疾患や自己免疫疾患の病態との関連も報告されており,抗体非依存性のB細胞のエフェクター機能として注目されている.とくに,免疫反応を抑制するB細胞は制御性B細胞ともよばれ,自己免疫疾患,炎症性疾患,アレルギー,肥満炎症,移植片対宿主病(GVHD)や腫瘍形成の抑制に関与することが報告されている[1].感染防御や自己免疫疾患におけるB細胞の機能に関する知見は着実に蓄積されてきているが,腫瘍免疫における明確なB細胞の役割は不明な点が多い.B細胞が分泌する抗体を用いた抗体医薬がさまざまな腫瘍に対する治療に使われており,目覚ましい成果をあげているが,一般に,腫瘍に対して生体内で自然につくられた抗腫瘍抗体が免疫監視機構として機能しているという明確な証拠はないと考えられている.しかし,B細胞により腫瘍免疫

が亢進するという知見や，逆に，抑制されるという報告があり，B細胞は抗体やサイトカインの産生により腫瘍形成や腫瘍免疫を直接的そして間接的に制御していると考えられる．

11-1 ▪ 液性免疫とがん

　B細胞は抗体を産生することにより病原体排除を行うことから，これをがんにも適応しようとする試みはずいぶん以前から行われていた．がん細胞を免疫すると，がん細胞の抗原に対する抗体が誘導されてはくるものの，がんを除去するほどの効果はなかった．しかし，モノクローナル抗体やフローサイトメトリーといった技術の進歩により，現在，抗腫瘍抗体は抗体医薬や診断にも広く用いられている[2]．たとえば，リツキシマブ（B細胞リンパ腫に対する抗CD20ヒト・マウスキメラ抗体），モガムリズマブ（成人T細胞白血病に対する抗CCR4ヒト化抗体），トラスツズマブ（乳がんおよび胃がんに対する抗HER2ヒト化抗体），セツキシマブ（大腸がんに対する抗EGFRヒト・マウスキメラ抗体），パニツムマブ（大腸がんに対する抗EGFRヒト化抗体），ベバシズマブ（大腸がん，乳がん，非小細胞肺がんに対する抗VEGF-Aヒト化抗体），デノスマブ（多発性骨髄腫に対する抗RANKLヒト化抗体）などが，わが国で抗体医薬として承認されている．

　しかし，生理的条件下での腫瘍形成や腫瘍接種に伴う免疫応答により誘導される抗体は抗がん作用とは逆に，腫瘍の増殖を促進することが古くから知られていた[3]．1907年，イエンセン肉腫の死細胞をあらかじめ接種しておいたラットに，生きた肉腫を後日投与すると，接種した肉腫は拒絶されることなく増殖しつづけることが報告された．のちに，ほかのがん細胞やマウスを使った実験でも同じ現象が確認された．当時，がん細胞の免疫によって，がん細胞の同種移植と，それに伴う移植がんの増殖がみられる現象は"immunological enhancement"とよばれていた（日本語に直訳すると"免疫増強"になるが，実際は移植片の生着が亢進することを指し，免疫が増強されるわけではない）．がん細胞の接種により，個体にがん細胞増殖を促進する因子，または腫瘍免疫を抑制する因子が誘導されるのではないかと予想されており，その作用機序の解明がさかんに行われていた．そして，1952年，この因子の1つが抗体であることが示された[4]．その後の研究の進展により，抗体を介するがん亢進メカニズム

Keyword解説

- ◆ **抗体医薬**：特異抗原を認識するモノクローナル抗体を利用した医薬品．
- ◆ **制御性B細胞**：抗体非依存性に免疫反応を抑制する機能を有するB細胞サブセット．IL-10産生B細胞が最も解析が進んでおり，炎症性疾患，自己免疫疾患，アレルギーの病態や移植免疫，腫瘍免疫に対する抑制効果が示されている．現時点では，マスター遺伝子は同定されていない．また，IL-10以外の因子による免疫抑制機能が報告されているが，ヒト疾患やマウス疾患モデルにより性状が異なり，統一した見解は得られていない．
- ◆ **免疫複合体**：抗原抗体反応により形成された，抗原，抗体，補体からなる複合体．
- ◆ **プラズマブラスト**：形質芽細胞ともよばれ，B細胞からプラズマ細胞（形質細胞）への分化過程にある細胞．抗体を分泌するが，プラズマ細胞とは異なり細胞増殖能を有する．

として，抗腫瘍抗体ががん形成を助長するような免疫応答を促進することや，がん細胞に発現する CD8$^+$ T 細胞の標的エピトープをマスクすることにより，細胞傷害性 T 細胞（CTL）の活性を阻害することが想定されている．また，がん微小環境での抗体濃度の上昇は免疫複合体の集積につながり，その結果，発がんやがん増殖にとって有利な炎症状態を生み出すと考えられる．実際，血中を循環する免疫複合体が高濃度にみられる，乳がん，尿生殖器がんおよび頭頸部がんの患者は，腫瘍量の増加や予後の不良がみられる．さらに，前悪性および悪性の乳がんや前立腺がん組織中のストローマで抗体沈着がみられることも報告されている．この抗体の血管外遊出は，がん組織内の血管透過性の亢進が原因していると考えられる．

また，免疫複合体に依存する慢性炎症と発がんとの関係が示唆されている．ヒトケラチン 14（K14）プロモーター/エンハンサーの制御下で，ヒトパピローマウイルス16型（HPV16）のがん遺伝子を発現させたトランスジェニックマウス（K14-HPV16マウス）は，多段階発がんを引き起こす上皮がんモデルである．この K14-HPV16マウスの皮膚においては，1カ月齢までに IgG 抗体および IgM 抗体の沈着がみられ，慢性炎症の発生に伴って6カ月齢まで増大する．K14-HPV16マウスの前がん段階では，顆粒球や肥満細胞といった自然免疫細胞の皮膚浸潤がみられるが，Rag1欠損マウス（B 細胞と T 細胞の欠損）と交配すると，その仔では自然免疫細胞の皮膚への浸潤は大幅に抑えられ，その結果，上皮がんの発症率も著しく低下する[5]．そして，この K14-HPV16：Rag1マウスに，がんを発症した K14-HPV16マウス由来の B 細胞，または血清を移入することにより，免疫複合体の沈着，自然免疫細胞の皮膚浸潤，そして，がん形成能が復帰することから，B 細胞および抗体が上皮がんの発症を促進すると考えられている．免疫複合体ががん形成をサポートする機序に関しては，K14-HPV16マウスでその一端が示されている[6]．組織常在性およびリクルートされてくる

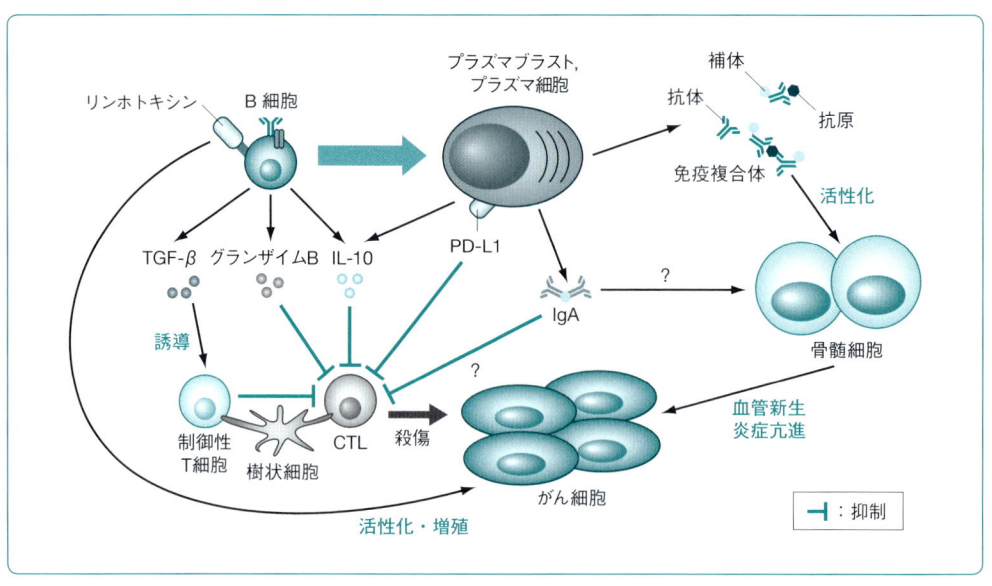

図11-1　がんを制御するB細胞

IL-10，グランザイムBを産生するB細胞は，樹状細胞や細胞傷害性T細胞（CTL）の活性を抑制する．B細胞が産生するTGF-βは制御性T細胞の分化を誘導し，CTLを抑制する．B細胞から分化したプラズマブラストまたはプラズマ細胞のIL-10，PD-L1，IgA抗体は，CTL活性を抑制することによりがん細胞の増殖を助長する．がんに浸潤したB細胞が発現するリンホトキシンはがん細胞を活性化して増殖を促す．免疫複合体は骨髄細胞を活性化し，慢性炎症，血管新生や組織再構築などを介して，がん細胞の増殖に有利な微小環境をつくる．

骨髄細胞(とくにマクロファージと肥満細胞)のFcγ受容体に免疫複合体が結合することにより，血管新生促進，組織再構築，および骨髄細胞の生存亢進作用により，がん細胞の増殖を促進する微小環境の形成につながると考えられている(図11-1)．さらに，化学療法単独では上皮がんの増殖は抑制できないが，抗CD20抗体によるB細胞除去療法と併用すると，増殖が抑制されることも示されている．この場合，マクロファージのサイトカイン発現パターンがTh2からTh1に代わり，$CD8^+$ T細胞が腫瘍に浸潤することが重要だと考えられている．

また，IgG抗体が潜在型TGF-βと複合体をつくり，CTL活性を抑制することが報告されている[7]．この作用機序の詳細は不明であるが，TGF-βは強力なCTL抑制能をもつことが知られている．TGF-βシグナル伝達の主要因子の1つであるSmad4のT細胞特異的ノックアウトマウスは消化管の上皮がんを自然発症する[8]．このノックアウトマウスのT細胞では，Th2優位となり，IL-4, IL-5, IL-6, IL-13の分泌がさかんになる．これらはがん細胞増殖にかかわるだけでなく，プラズマ細胞への分化を亢進させることにより，がん形成に有利な環境をつくると考えられている．

11-2 ◾ B細胞による腫瘍免疫抑制

B細胞には腫瘍免疫を抑制するはたらきがあるという報告が多数なされている．たとえば，B細胞欠損マウス($μ$MTマウス)は，野生型マウスに比べて，$CD4^+$ T細胞のプライミング(初回抗原刺激)や$CD8^+$ T細胞の細胞傷害活性が増強されており，乳がん，形質細胞腫および線維肉腫由来のがん細胞に対する拒絶反応が強くみられる[9]．また，メラノーマ(B16, D5)や胸腺腫(EL4)，結腸がん(MC38)，乳腺がん(EMT-6)の増殖速度も$μ$MTマウ

表11-1　がんを制御するB細胞と関連疾患

制御因子	種	表現型	関連する疾患
IL-10	マウス	$CD19^+ CD5^+ CD1d^{hi}$ B細胞(B10細胞)	EAE, CIA, リンパ腫
		$CD19^+ CD21^{hi} CD23^+ CD1d^{hi} IgM^{hi}$ B細胞(T2-MZP)	EAE, CIA, メラノーマ
		$CD138^+$ プラズマ細胞	サルモネラ感染, EAE
		$CD19^+ CD138^+ CD44^{hi}$ プラズマブラスト	EAE
		$CD19^+ CD138^+ PD-L1^+ IgA^+$ プラズマ細胞(ブラスト細胞)	前立腺がん
		未同定B細胞	胸腺腫, 皮膚がん
	ヒト	$CD19^+ CD24^{hi} CD38^{hi}$ 未熟B細胞	SLE
		$CD19^+ CD24^{hi} CD27^{hi}$ B細胞	―
		$CD19^+ CD27^{int} CD38^+$ プラズマブラスト	―
TGF-β	マウス	$CD19^+ CD25^+$(腫瘍惹起性制御性B細胞)	乳がん
TNF-α	マウス	未同定B細胞	皮膚がん
グランザイムB	ヒト	$CD19^+ CD38^+ CD1d^+ IgM^+ CD147^+ CD25^+ IL-10^+$ B細胞	乳がん, 卵巣がん, 子宮頸がん, 結腸がん, 前立腺がん
リンホトキシン	マウス	未同定B細胞	前立腺がん
抗体(免疫複合体)	マウス	プラズマブラスト, プラズマ細胞	上皮がん
	ヒト	プラズマブラスト, プラズマ細胞	乳がん, 前立腺がん

スでは遅いことも報告されている[10]．さらに，ヒト結腸がん患者へのリツキシマブ（抗ヒトCD20ヒト・マウスキメラ抗体）によるB細胞除去療法により，がんの進行と転移に対する治療効果があることが示された[11]．これらの結果は，腫瘍免疫の増強を目的としたB細胞除去療法が，新たながん治療戦略としての可能性を秘めており，非常に興味深い．

　腫瘍免疫を含め，免疫反応を抑制するB細胞は制御性B細胞とよばれているが，B細胞の免疫抑制機能を最初に示したのは，1974年の遅延型過敏反応に関する報告である[12]．その後，B細胞欠損マウスでは野生型マウスに比べて，多発性硬化症のマウスモデルである実験的自己免疫性脳脊髄炎（EAE）や炎症性腸疾患の病態の増悪化がみられ，B細胞の抑制作用がさまざまなモデルで確認された．2000年代になると，すべてのB細胞が抑制能をもつわけではなく，IL-10の産生能をもつB細胞が炎症抑制能を有することが示され[13]，この研究領域が大きく進展した．現在では，コラーゲン誘導性関節炎 collagen-induced arthritis（CIA）やアレルギー，1型糖尿病，移植免疫，さらに腫瘍免疫に対する抑制機能が報告されている[1]．しかし，IL-10産生B細胞の性状には，まだ統一した見解がなく，疾患モデルや炎症の時間，場所の違いなどにより，IL-10産生B細胞の亜集団の表現型は変化し，均一のサブセットでない可能性もある．また，IL-10以外にも，制御性B細胞の抑制機能を担う因子がつぎつぎに同定され，その多様性が明らかになりつつある（p.87, 表11-1）．以下に，腫瘍免疫の抑制に関与する制御性B細胞をあげていく．

❶ IL-10産生制御性B細胞

　腫瘍免疫に対してB細胞が抑制効果を示すことは，B細胞欠損マウスでCTLの抗腫瘍活性が強いことや，がんワクチンの効果が高いことなどから示唆されていたが，そのメカニズムはよくわかっていなかった．B細胞が存在しない場合には，EL4胸腺腫やD5メラノーマの増殖が抑制されるが，これはB細胞が産生するIL-10の寄与が大きいことが示された[14]．また，Eμ-cMycトランスジェニックマウスから単離・培養したB細胞リンパ腫をマウスに投与すると，リンパ腫は増殖し，1カ月前後でマウスは死んでしまうが，抗CD20抗体の投与によりB細胞を除去すると，リンパ腫の増殖は抑えられ，生存率も大幅に改善する[15]．抗CD20抗体の投与後，野生型の$CD19^+ CD5^+ CD1d^{hi}$ B細胞（B10細胞）を移入すると，リンパ腫の増殖が復帰し，致死率も上昇することから，B10細胞が腫瘍免疫を抑制していると考えられた．さらに，IL-10欠損B10細胞を移入するとリンパ腫の増殖は復帰しないことから，IL-10がこの抑制能に重要であることも示されている．

　がんの所属リンパ節にはB細胞が集積することが知られており，このB細胞をマウスに移入すると，がんは増悪化する．がん抗原特異的なB細胞が抗体産生や細胞性腫瘍免疫を抑制することにより，がん細胞の増殖に有利な環境をつくり出していると思われる．B6-F10メラノーマの場合，その所属リンパ節には$CD19^+ CD21^{hi} CD23^+ CD1d^{hi} IgM^{hi}$の表現型をもつT2-MZP（transitional 2-marginal zone precursor）[16]とよばれるIL-10産生制御性B細胞が優位に蓄積するとされる[17]．

　最近，前立腺がんに浸潤してくるIL-10産生制御性B細胞の新しいサブセットが同定された（表11-1）．この集団は，$CD19^+ B220^{low/-} CD138^+$のプラズマ細胞またはプラズマブラストであり，$IgA^+$，PD-L1（programmed cell death-1 ligand-1）$^+$，そして，IL-10$^+$という非常にユニークな表現型をとる[18]．マウス前立腺がんモデルに，抗がん剤であるオキ

サリプラチンを低用量で投与しても，ほとんどがんの大きさは変わらない．しかし，B細胞欠損マウスや抗体によりB細胞を除去したマウスでは，低用量オキサリプラチンでCTL活性が亢進し，その結果，がんが排除される．オキサリプラチンの投与で，IL-10$^+$ PD-L1$^+$ IgA$^+$ CD19$^+$ B220$^{low/-}$ CD138$^+$細胞が優位にがん細胞へ浸潤し，免疫抑制効果を発揮していると考えられる．興味深いことに，この腫瘍免疫抑制には，IL-10，PD-L1，そして，IgA抗体の発現いずれもが必要である（p.86，図11-1）．作用機序は不明であるが，炎症やT細胞活性化の抑制，そして，制御性T細胞の分化やエフェクターT細胞の疲弊化に関与することが想像される．自己免疫疾患の病態においてプラズマブラストがIL-10産生制御性B細胞として機能することが示されており[19]，抗体産生細胞が免疫抑制能を発揮する点においても非常に興味深い．

❷ TGF-β産生制御性B細胞

マウス4T1乳がんモデルでは，二次リンパ組織，とくに所属リンパ節において，TGF-βを産生するCD25$^+$ B細胞（腫瘍惹起性制御性B細胞 tumor-evoked regulatory B cell）が誘導される[20]．この細胞集団の特徴としてSTAT3の恒常的な活性化があげられる．また，4T1細胞の培養上清だけでも，マウスへの皮下注射やナイーブB細胞の in vitro 培養により，CD25$^+$制御性B細胞が誘導可能とされる．作用機序としては，TGF-βによる制御性T細胞の誘導を介した腫瘍免疫の抑制が想定されている（図11-1）．ポリフェノールの一種であるレスベラトロールに多様な抗がん作用が報告されているが，レスベラトロールの投与により，CD25$^+$制御性B細胞の産生や機能が阻害されることが示されている．したがって，レスベラトロールの抗がん作用機序の1つとして，CD25$^+$制御性B細胞由来のTGF-βの産生不全と制御性T細胞の抑制による腫瘍免疫の増強が示唆されている[21]．

❸ その他のサイトカイン産生B細胞

マウスの皮膚に2種類の化学発がん剤であるDMBA（7,12-dimethylbenz[a]anthracene）とTPA（12-O-tetradecanoylphorbol-13-acetate）を順次塗布することで皮膚腫瘍を誘導する実験系において，B細胞の存在が腫瘍形成に必要なことが示されている[22]．この場合，B細胞が産生するTNF-αがその作用の一端を担うことも示された．TNF-α欠損マウスでは，IL-10産生B細胞の数が減少しており，TNF-αによる制御性B細胞の制御が示唆される．

グランザイムBは細胞傷害活性をもつプロテアーゼの一種であるが，ヒト腫瘍に浸潤したB細胞の一部に発現がみられる．T細胞が分泌するIL-21の刺激により，グランザイムBを発現するB細胞の分化が誘導され，免疫寛容に関与することが示唆されている[23]．しかし，B細胞が分泌するグランザイムBが直接がん細胞を死滅させるという報告もあり，がん病態をどのように制御するのかは今後の研究が待たれる．

11-3 ▪ B細胞によるがん細胞活性化

B細胞が産生するリンホトキシンは，リンパ節の形成や腸管関連リンパ組織の発生，さらに，濾胞性樹状細胞のネットワーク形成に重要な役割を果たすが，前立腺がんにおいては

再発を促進する因子として報告されている[24]．前立腺がんは，男性ホルモンであるアンドロゲンにより増殖するがんであることから，アンドロゲンの除去が初期治療として行われることが多い．アンドロゲンを産生する精巣を摘除する外科手術（去勢術）や，アンドロゲンの合成・作用を阻害する内科的治療が行われるが，これら治療に抵抗性を示すがんが増殖し，がんの再発および症状の増悪化を示す去勢抵抗性前立腺がんが非常に問題になっている．マウスモデルにおいては，初期前立腺がん発症ののち，去勢術を施すと大規模ながん細胞死が誘導されるが，このとき，リンホトキシン産生B細胞が前立腺に大量に浸潤する．リンホトキシンは前立腺がんに作用し，IKKα（IκB kinase α）を活性化することにより，アンドロゲンがなくても，生存および再増殖を刺激する．よって，組織損傷によってがんに浸潤してくるリンホトキシン陽性B細胞が去勢抵抗性前立腺がんの発症に関与すると考えられる．

11-4 ▪ 腫瘍免疫を正に制御するB細胞

　すでに述べたように，がん病態においては，B細胞は腫瘍免疫の抑制やがん細胞増殖を活性化することによって，人体に有害にはたらく場合が多いようであるが，逆に，腫瘍免疫を助ける側面も報告されている．抗CD20抗体によるB細胞除去で，B16-F10メラノーマの増殖と肺転移が亢進される[25]．この条件下では，エフェクター記憶T細胞やIFN-γ，TNF-αを産生するT細胞の数が減少していることも確認されている．機序はよくわかっていないが，抗原提示がひとつの可能性として考えられている．B細胞の抗原提示ががん抗原特異的CTLを活性化するという知見や，CD40を刺激されたB細胞は抗原特異的なCD8$^+$T細胞の抗腫瘍活性を増強させるという報告がある[26, 27]．

　ヒト卵巣がんに浸潤してくる大多数のB細胞は，すでに抗原に曝露されており，クラススイッチ，体細胞突然変異を生じたCD27$^-$の非典型記憶B細胞だと考えられている．このB細胞集団は，がん細胞内で活性化CD8$^+$T細胞と共局在することが示され，この表現型が患者の高生存率と相関する[28]．卵巣がん浸潤B細胞はMHCクラスⅠ，MHCクラスⅡ，CD40，CD80，CD86を高発現していることから，抗原提示をしている可能性が示唆されている．

　また，抗原非依存性の機序の存在も示唆されている．B細胞に発現するCD27がCTLに発現するCD70と相互作用することで，B細胞活性化の維持とCTLの生存と増殖を促すが，このプロセスに抗原は必要ないとされる[29]．

➡ おわりに

　本章で概説したように，がん形成におけるB細胞の役割はこれまで断片的な情報しかなかったが，近年の研究の進展により，B細胞が腫瘍免疫の制御や，発がんおよびがん細胞増殖の誘導に重要なはたらきをしていることが明らかになりつつある．がん形成においてB細胞が正負の制御を行う可能性があるため，それぞれのB細胞の性状や機能をがんの種類ごとに明確にし，その分子基盤を明らかにしていくことがこれからの課題だろう．そして，これらの解析を通じて，B細胞機能を標的としたがん治療法が開発されるものと期待したい．

文　献 //////

1) Mauri C and Bosma A: Annu Rev Immunol, 30: 221-241, 2012.
2) Scott AM, et al.: Nat Rev Cancer, 12: 278-287, 2012.
3) Tan TT and Coussens LM: Curr Opin Immunol, 19: 209-216, 2007.
4) Kaliss, N: Cancer Res, 18: 992-1003, 1958.
5) de Visser KE, et al.: Cancer Cell, 7: 411-423, 2005.
6) Affara NI, et al.: Cancer Cell, 25: 809-821, 2014.
7) Rowley DA and Stach RM: Int Immunol, 10: 355-363, 1998.
8) Kim BG, et al.: Nature, 441: 1015-1019, 2006.
9) Qin Z, et al.: Nat Med, 4: 627-630, 1998.
10) Shah S, et al.: Int J Cancer, 117: 574-586, 2005.
11) Barbera-Guillem E, et al.: Cancer Immunol Immunother, 48: 541-549, 2000.
12) Neta R and Salvin SB: J Immunol, 113: 1716-1725, 1974.
13) Fillatreau S, et al.: Nat Immunol, 3: 944-950, 2002.
14) Inoue S, et al.: Cancer Res, 66: 7741-7747, 2006.
15) Horikawa M, et al.: J Clin Invest, 121: 4268-4280, 2011.
16) Evans JG, et al.: J Immunol, 178: 7868-7878, 2007.
17) Ganti SN, et al.: Sci Rep, 5: 12255, 2015.
18) Shalapour S, et al.: Nature, 521: 94-98, 2015.
19) Matsumoto M, et al.: Immunity, 41: 1040-1051, 2014.
20) Olkhanud PB, et al.: Cancer Res, 71: 3505-3515, 2011.
21) Lee-Chang C, et al.: J Immunol, 191: 4141-4151, 2013.
22) Schioppa T, et al.: Proc Natl Acad Sci U S A, 108: 10662-10667, 2011.
23) Lindner S, et al.: Cancer Res, 73: 2468-2479, 2013.
24) Ammirante M, et al.: Nature, 464: 302-305, 2010.
25) DiLillo DJ, et al.: J Immunol, 184: 4006-4016, 2010.
26) Coughlin CM: Blood, 103: 2046-2054, 2004.
27) von Bergwelt-Baildon MS, et al.: Blood, 99: 3319-3325, 2002.
28) Nielsen JS, et al.: Clin Cancer Res, 18: 3281-3292, 2012.
29) Deola S, et al.: J Immunol, 180: 1362-1372, 2008.

II

腫瘍免疫制御

12 制御性T細胞と腫瘍免疫

坂口志文

Summary

制御性T細胞（Treg）は，免疫寛容，免疫恒常性の維持に不可欠のT細胞である．その異常は，自己免疫疾患などのさまざまな免疫疾患の原因となる．一方，Tregは，担がん個体での有効な腫瘍免疫の誘導を阻害している可能性が高い．実際，Tregの全身的あるいは局所的な除去・減少を図ることで，強い抗腫瘍免疫応答を惹起できる．Tregを標的とするがん免疫療法はがん治療に有効だろう．

Keyword

- 制御性 T 細胞（Treg）
- 免疫自己寛容
- CTLA-4

はじめに

　正常個体は，自己から発生したがん細胞を特異的に認識し，破壊しうるリンパ球，とくにT細胞をもっているのだろうか．また，もっているとすれば，それらをいかに活性化，増殖させれば，腫瘍を完全に破壊することができるだろうか．T細胞の認識する腫瘍抗原の多くが正常自己抗原，あるいは遺伝子変異をもった変異自己抗原であることを考慮すると，この問いは腫瘍免疫のみならず，自己免疫の中心的問題でもある．すなわち，正常個体中には，正常自己抗原を認識するT細胞が存在するのか，存在するならそれは自己免疫疾患にみられる組織破壊能を有するのか，という問いである．ここ15年のあいだに，免疫自己寛容の導入・維持には，制御性 T 細胞 regulatory T cell（Treg）の抑制的制御が必須であり，Tregは同時に腫瘍免疫を含むさまざまな免疫応答をも抑制している可能性が，実験動物ならびにヒトで明らかになってきた[1, 2]．本章では，腫瘍免疫（と自己免疫）における Treg の役割，Treg の機能，細胞分化の分子的基礎，Treg 機能分子を標的とした腫瘍免疫療法の可能性について論ずる．

12-1 ▪ 免疫自己寛容，腫瘍免疫とTreg

　Treg は，正常個体中の $CD4^+$ T 細胞の約10％を占め，細胞表面に CD25，CTLA-4，核内には転写因子 Foxp3を特異的，構成的に発現する（図12-1）．Treg の大部分は，胸腺で免疫抑制機能に特化した T 細胞亜群としてつくられる[2]．一部は，末梢リンパ組織，とくに腸管リンパ組織で，特定の条件のもとで，ナイーブ $CD4^+$ T 細胞より分化する．胸腺由来の $Foxp3^+ CD25^+ CD4^+$ Treg は末梢性免疫自己寛容の導入・維持に不可欠である．たとえば，Treg を正常動物から除去すべく，T 細胞を欠損するヌードマウスに，$CD25^+ CD4^+$ T 細胞

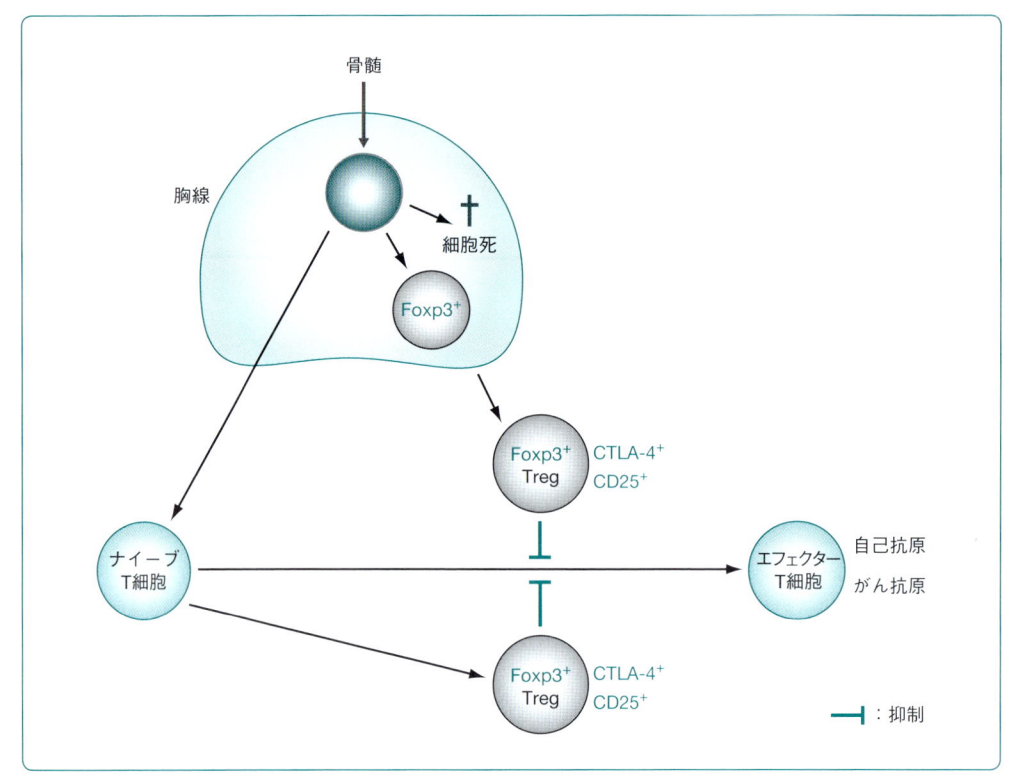

図12-1 Tregによる免疫応答制御

を除去した同系正常マウス末梢T細胞群を移入すると，自己免疫性甲状腺炎，自己免疫性胃炎などのさまざまな自己免疫疾患が自然発症してくる[3]．除去したTregを補えばこれらの発症を阻止できる．さらに，このようなTregを除去したマウスに同系マウス由来の腫瘍細胞を接種すると，強力な腫瘍免疫応答が誘導される[4]．一方，同様の実験系で，アロ移植抗原特異的Tregの増殖を図れば，移植臓器に対する免疫寛容を誘導できる．

> **Keyword解説**
>
> ◆ **制御性T細胞(Treg)**：制御性T細胞は免疫応答の抑制に特化したT細胞で，大部分は胸腺で産生される．細胞表面分子マーカーとしてCD25を発現し，核内には転写因子Foxp3を特異的に発現する．免疫自己寛容，免疫恒常性の維持に不可欠であり，その異常は，自己免疫疾患，アレルギー，炎症性腸疾患など，さまざまな免疫疾患の原因となる．
>
> ◆ **免疫自己寛容**：免疫系が自己・非自己を区別し，自己抗原に対して反応しないことをいう．そのメカニズムは有効な腫瘍免疫の発現を阻止している．末梢における免疫自己寛容の導入・維持機構の1つとして，Tregによる能動的抑制的制御がある．
>
> ◆ **CTLA-4**：cytotoxic T lymphocyte-associated antigen-4．共抑制分子 co-inhibitory moleculeの1つで，活性化T細胞に発現するとともに，Tregに構成的に発現し，腫瘍浸潤Tregに高く発現する．Tregに発現するCTLA-4は，樹状細胞などの抗原提示細胞上のCD80/CD86の発現抑制に関与し，T細胞の活性化を抑制する．

Treg のはたらきはヒトでも同様である．*Foxp3* 遺伝子の突然変異により発症する IPEX 症候群(immune dysregulation, polyendocrinopathy, enteropathy, X-linked syndrome)では，先天的 Treg 欠損により，炎症性腸炎，重篤なアレルギーに加えて，1型糖尿病，甲状腺炎などのさまざまな自己免疫疾患が高頻度に発症する[5]．さらに，実験的に，健常人の末梢血から *ex vivo* で $CD25^+$ $CD4^+$ Treg を除去後，*in vitro* で自己抗原あるいは腫瘍抗原で刺激すると，抗原特異的 $CD4^+$ T 細胞，抗原特異的 $CD8^+$ T 細胞の増殖を誘導できるが，Treg を除去しなければ増殖はみられない[6,7]．

　ヒトならびに実験動物から得られたこのような知見は，腫瘍免疫療法を考えるうえで重要である．すなわち，健常人の誰もが，量的な差はあれ(たとえば，主要組織適合抗原の多型性による自己抗原提示能の差，その結果として，胸腺での抗原特異的 T 細胞選択の程度に差があっても)，さまざまな自己免疫疾患を惹起・媒介できる T 細胞のみならず，腫瘍抗原を認識し，反応できる T 細胞(それが自己抗原としての腫瘍抗原を認識するものから，アロ抗原に近い腫瘍変異抗原を認識するものまで幅があるにしても)を保有している．Treg は，そのような自己反応性 T 細胞あるいは腫瘍反応性 T 細胞の活性化・増殖を抑制し，免疫自己寛容を能動的に維持すると同時に，有効な腫瘍免疫の誘導を抑制している．さらに，長期間にわたる全身的な Treg の除去が個体によっては自己免疫を惹起する可能性があるにしても，担がん個体で Treg の除去/減少を図れば有効な腫瘍免疫応答を惹起できると考えられる．

12-2　Treg 機能の分子的基礎

　Treg に特異的に発現し，その発生，維持，機能にかかわる分子として，Foxp3 に加えて CD25(IL-2受容体のα鎖)，CTLA-4 が重要である(図12-1)．

　Treg は，胸腺での産生段階から，α鎖，β鎖，γ鎖よりなる高親和性 IL-2 受容体を構成的に発現する．Foxp3 は，おもに遺伝子リプレッサーとしてはたらくが，その標的となる典型的な遺伝子の1つが *IL-2* 遺伝子である．したがって，Treg 自体は IL-2 を産生できないため，外来的に IL-2 が提供されなければ Treg は生存できない[8]．すなわち，CD25 は Treg の単なる分子マーカーではなく，Treg 機能に必須の分子である．さらに，ほかのリンパ球，とくに活性化 $CD4^+$ T 細胞の産生する IL-2，および Treg の発現する IL-2 受容体，その下流のシグナル分子(たとえば，STAT5)は，Treg の量的操作による免疫応答制御のよい標的となる．

　Treg による免疫抑制にはさまざまなメカニズムが関与する[9,10]．いずれの抑制メカニズムもさまざまな程度に Treg 媒介性の免疫抑制に寄与するとして，どのメカニズムの異常が免疫自己寛容を破綻させて自己免疫疾患を発症させるのか，有効な腫瘍免疫を惹起できるのかが重要である．この観点からすると，Treg の発現する CTLA-4 による抗原提示細胞 antigen-presenting cell (APC) を介した T 細胞活性化抑制機構が最も重要である．その証拠として，Treg 特異的 CTLA-4 欠損マウスでは，Treg は抑制機能を失い，Treg 除去によるものと相同の自己免疫疾患を発症し，また，強い腫瘍免疫応答を示す[11]．ヒトでも CTLA-4 の変異を有する家系が最近報告され，変異 CTLA-4 遺伝子がヘテロの場合にも Treg の機能

異常による自己免疫疾患が発症する[12, 13]．CTLA-4を介する抑制の分子機構の詳細については，現在，議論があるが，APC上でのTregによるCTLA-4依存性のCD80/CD86の発現抑制が重要と考える[11, 14-16]．たとえば，試験管内で，Tregの存在下，メラノサイトに発現する自己抗原であり，メラノーマの腫瘍抗原でもあるMelan Aペプチドでヒト末梢血T細胞を刺激し，抗原特異的$CD8^+$ T細胞の増殖を解析すると，Treg非存在下では抗原特異的$CD8^+$ T細胞の活発な増殖がみられる．しかし，Tregの比率を上げていくと，APC上のCD80/CD86の発現が抑制され，同時に，抗原特異的$CD8^+$ T細胞は1回の細胞分裂ののち増殖が止まる．増殖が止まったT細胞はサイトカインを産生せず，二次抗原刺激でも増殖，サイトカイン産生を示さない．すなわち，アナジーの状態にある[6]．このようなアナジーT細胞は，Treg非存在下に増殖したT細胞に比べて，Melan A抗原ペプチドに対するTCR親和性が低い．さらに，低親和性アナジーT細胞がつくられる条件では，高親和性T細胞はアポトーシスに陥って死んでいく．すなわち，TregによるCD80/CD86の発現抑制が起こると，同一抗原に対するTCR親和性の差によって，高親和性T細胞には細胞死，低親和性T細胞にはアナジーが誘導され，さらに低親和性のT細胞は抗原刺激に応答せず，まったく増殖反応を示さない[6]．

　このように，TregはレスポンダーT細胞のTCR抗原親和性，Tregの量，APCの状態によって，レスポンダーT細胞の細胞運命（細胞死，アナジー，無反応）を決定できる．すなわち，Tregが短時間APCのCD80/CD86を抑制するだけで，そのあいだにこのAPCによって自己抗原の提示を受けた自己反応性T細胞は細胞死に陥るかアナジーを誘導され，長期にわたる安定な免疫自己寛容を導入できる．腫瘍免疫応答においては，Tregにより，CTLA-4依存性に腫瘍反応性T細胞が不活化あるいは細胞死を誘導されると考えられる．

12-3 ■ 生体内での腫瘍反応性T細胞の免疫状態

　腫瘍抗原を認識し，潜在的に攻撃能をもつT細胞は正常個体で，また，腫瘍組織でどのような免疫状態にあるのだろうか．すでに述べたTreg依存性のアナジーの誘導で，同一抗原を認識する活性化T細胞，ナイーブT細胞と表現型を比較し，アナジーT細胞に特異的分子マーカーを探索すると，アナジーT細胞は，ナイーブな表現型（$CD45RA^+$，$CCR7^+$）を示しながら，興味深いことに，同時にCTLA-4を発現している[6]．すなわち，アナジーT細胞はCTLA-4/CCR7 double positiveの特徴的な表現型を有しており，ほかのT細胞から容易に弁別できる．実際，健常人の末梢血中では，Melan Aテトラマー陽性の$CD8^+$ T細胞は，$CD8^+$ T細胞の約0.03%を占めるが，その大部分（～95%）は$CTLA-4^+$ $CCR7^+$であり，増殖を示さず，サイトカインを産生せず，機能的にアナジーである．一方，Melan Aテトラマー陽性の$CD8^+$ T細胞をMelan Aペプチドで刺激すると，$CTLA-4^-$のテトラマー陽性$CD8^+$ T細胞画分からMelan Aペプチド特異的T細胞が増殖してくる．すなわち，健常人の末梢では，自己反応性T細胞の少なくとも一部がアナジー状態にあるが，同時に，ナイーブ自己反応性T細胞も存在する．Treg除去によって自己免疫あるいは腫瘍免疫が誘導される場合，免疫応答を媒介するのはアナジーに陥っていないナイーブT細胞に由来する．

12-4 ▪ ヒトFoxp3⁺ T細胞サブセットと腫瘍免疫応答

マウスではFoxp3⁺CD25⁺CD4⁺ Tregの大部分が抑制活性を有するが，ヒトの場合，転写因子Foxp3は，活性化T細胞にも低いながら短期間発現する．このような非抑制性Foxp3⁺T細胞と抑制性Foxp3⁺ Treg，また，抗原刺激による活性化前のナイーブTregと活性化後の抑制活性を発揮するエフェクターTregを区別すれば，Foxp3⁺T細胞を3つのサブセットに分けることができる(図12-2)．すなわち，胸腺でつくられ，末梢で抗原刺激前の状態にあるナイーブTreg (Fr. I)はCD45RA⁺ Foxp3^{low}，活性化を受け，CTLA-4を発現し，抑制活性を発揮するエフェクターTreg (Fr. II)はCD45RA-Foxp3^{high}，抑制活性をもたず，むしろ，炎症性サイトカインを産生する非抑制性Foxp3⁺T細胞(Fr. III)は，CD45RA⁻ Foxp3^{low}の表現型を示す[17]．さらに，Fr. IIはCD15s (シアリル Le^X)を発現し，Fr. I，Fr. IIIは発現しない．また，エフェクターTreg (Fr. II)は，ケモカイン受容体CCR4を高発現する[18, 19]．

末梢血と比較して，ヒト腫瘍組織の特徴は，エフェクターTregの増殖が顕著で，ナイーブTreg，非抑制性Foxp3⁺T細胞はあまりいないことである(図12-2)．このような腫瘍浸潤エフェクターTregは一般に，CTLA-4, PD-1, CCR4を高発現し，腫瘍組織での抗腫瘍免疫応答を抑制していると考えられる．すなわち，エフェクターTregに高発現する分子，たとえば，CCR4を標的として抗CCR4抗体でCCR4発現Tregを除去すると，腫瘍組織から大部分のTregを除去できる一方，血中およびリンパ組織にはナイーブTregを保存でき，自己免疫を阻止できる．従来ブロッキング抗体と考えられてきた抗CTLA-4抗体についても，腫瘍組織中ではTregの除去抗体としてはたらいている可能性が示されている[20]．

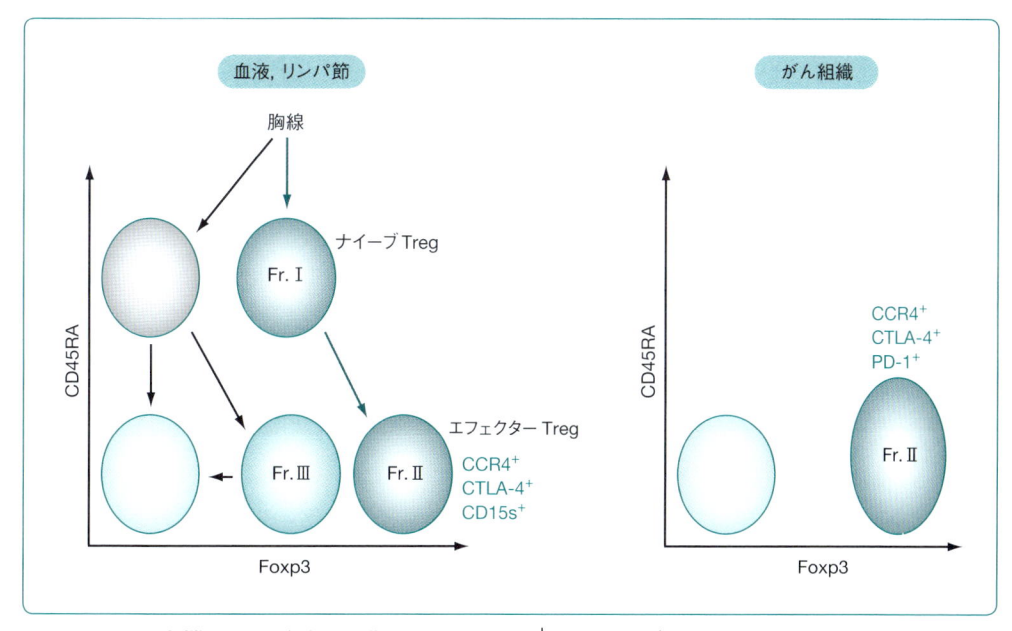

図12-2 ヒト末梢血および腫瘍組織におけるFoxp3⁺T細胞サブセット

12-5 ▪ Tregを標的とした新しいがん免疫療法の確立に向けて

以上の議論から示唆されるように，一般的に，腫瘍を攻撃するエフェクターT細胞とTregのあいだの量的バランス，機能的バランスを，前者の優勢に傾けることで有効な腫瘍免疫応答を惹起できる（図12-3）．これは，さまざまな機能分子に対してさまざまな免疫生物活性（たとえば，細胞傷害性，ブロッキング活性，アゴニスティック活性）をもつモノクローナル抗体によって可能である．長期間の全身的なTreg除去・減少，抑制能減弱は，抗CTLA-4抗体投与にみられるように自己免疫を惹起するかもしれないが，短期間あるいは局所的投与によって，また，Tregサブセットを標的とすることで，自己免疫疾患を伴わずに

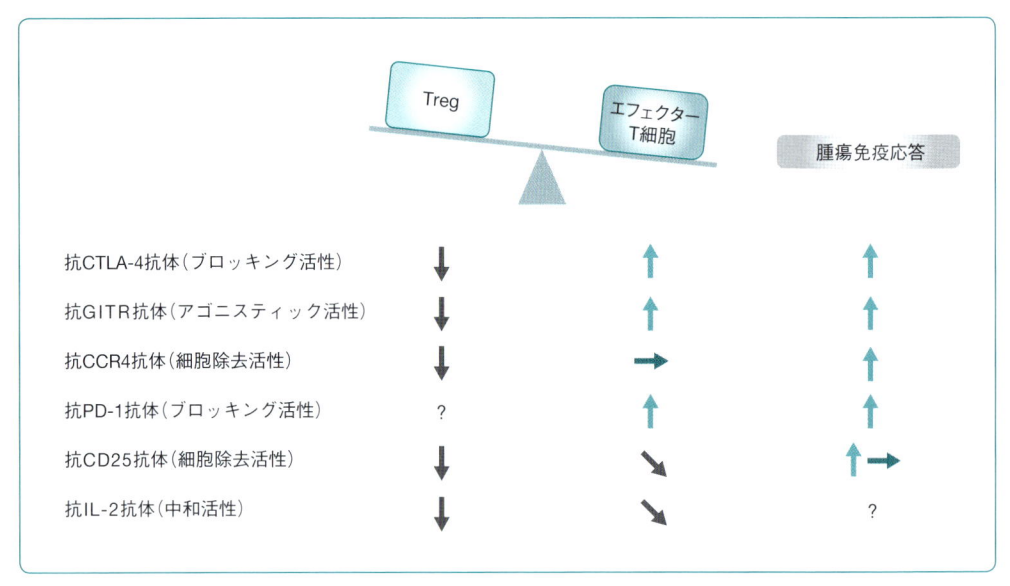

図12-3　Tregを標的とした抗体療法

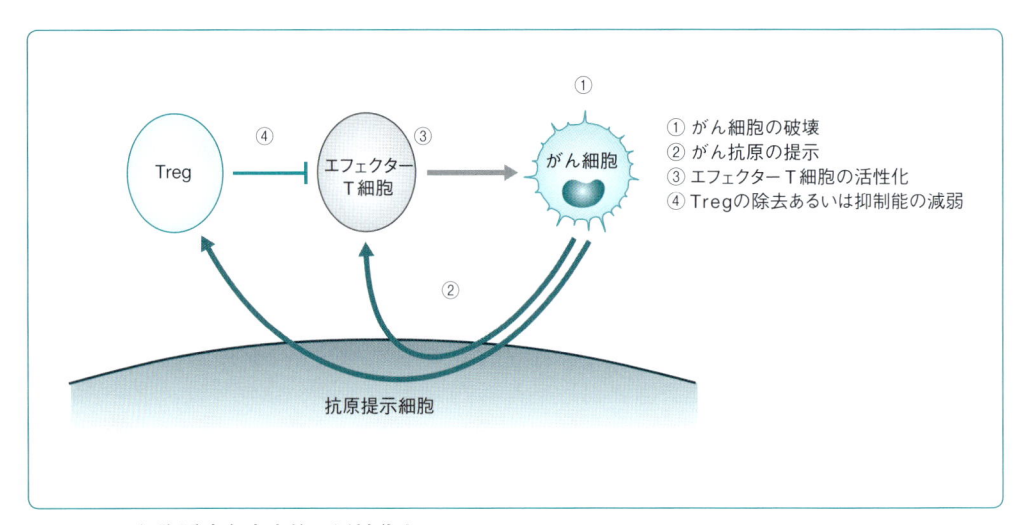

図12-4　T細胞腫瘍免疫応答の活性化とTreg

強い抗腫瘍免疫応答を誘導できる可能性がある．

　さまざまながん治療法に共通して免疫学的に重要なことは，いずれの方法によっても，もしがん細胞が破壊され，その結果，放出される自己抗原，腫瘍抗原，また，局所の炎症によってTregが動員，刺激されれば，有効ながん免疫応答が抑制されてしまう可能性である（図12-4）．したがって，Tregの除去・減少，抑制能の減弱化によってほかのがん免疫療法の効果を増強できると考えられる．たとえば，がんワクチン単独の抗腫瘍効果は一般的に十分ではないが，Treg除去下でのがんワクチンの有効性については検証する価値がある．さらに，免疫チェックポイント療法がエフェクターT細胞の活性化に有効であるならば，その抗腫瘍効果はTregの減少・除去によって増強できるだろう．Tregを標的とした新しいがん免疫療法の発展を期待したい．

文　献

1) Sakaguchi S, et al.：Nat Rev Immunol, 185：2295-2305, 2010.
2) Sakaguchi S, et al.：Cell, 133：775-787, 2008.
3) Sakaguchi S, et al.：J Immunol, 155：1151-1164, 1995.
4) Shimizu J, et al.：J Immunol, 163：5211-5218, 1999.
5) Hori S, et al.：Science, 299：1057-1061, 2003.
6) Maeda Y, et al.：Science, 346：1536-1540, 2014.
7) Danke NA, et al.：J Immunol, 172：5967-5972, 2004.
8) Setoguchi R, et al.：J Exp Med, 201：723-735, 2005.
9) Miyara M and Sakaguchi S：Trends Mol Med, 13：108-116, 2007.
10) Sakaguchi S：Int Immunol, 21：1105-1111, 2009.
11) Wing K, et al.：Science, 322：271-275, 2008.
12) Schubert D, et al.：Nat Med, 20：1410-1416, 2014.
13) Kuehn HS, et al.：Science, 345：1623-1627, 2014.
14) Onishi Y, et al.：Proc Natl Acad Sci U S A, 29：10113-10118, 2008.
15) Yamaguchi T, et al.：Proc Natl Acad Sci U S A, 110：E2116-E2125, 2013.
16) Qureshi OS, et al.：Science, 332：600-603, 2011.
17) Miyara, M, et al.：Immunity, 30：899-911, 2009.
18) Miyara M, et al.：Proc Natl Acad Sci U S A, 29：10113-10118, 2008.
19) Sugiyama D, et al.：Proc Natl Acad Sci U S A, 110：17945-17950, 2013.
20) Simpson TR, et al.：J Exp Med, 210：1695-1710, 2013.

13 骨髄由来抑制細胞(MDSC)

垣見和宏　宮井まなみ

Summary

骨髄由来抑制細胞(MDSC)は，腫瘍・炎症局所や末梢リンパ組織，末梢血液中などで増加する骨髄系の細胞群で，免疫抑制性の活性をもつヘテロな細胞集団である．マウスでは$CD11b^+ Ly6C^{low/-} Ly6G^+$の多形核細胞系骨髄由来抑制細胞(PMN-MDSC)と$CD11b^+ Ly6C^{hi} Ly6G^{low/-}$の単球系骨髄由来抑制細胞(M-MDSC)に分けられる．免疫抑制のメディエーターは活性酸素種(ROS)と活性窒素種(RNS)であり，腫瘍局所では抗原特異的および抗原非特異的な免疫応答を抑制する．MDSCは制御性T細胞(Treg)とともに腫瘍による免疫抑制性の環境の形成にかかわる重要な細胞集団である．

Keyword

- 骨髄由来抑制細胞(MDSC)
- 多形核細胞系骨髄由来抑制細胞(PMN-MDSC)
- 単球系骨髄由来抑制細胞(M-MDSC)

はじめに

骨髄由来抑制細胞 myeloid-derived suppressor cell (MDSC)は，腫瘍や炎症などの病的環境において，腫瘍・炎症局所や脾臓などの末梢リンパ組織，末梢血液中などで増加する骨髄系の細胞群で，免疫抑制性の活性をもつ細胞である[1]．通常，骨髄系の細胞は，多形核白血球や顆粒球，マクロファージ，樹状細胞に分化するが，担がんマウスやがん患者では，がんが骨髄系細胞の正常な発生経路を変化させるため，分化に異常が認められる．その結果，腫瘍に対する免疫抑制機能をもった未熟な骨髄性細胞が活性化され，蓄積している[2,3]．このような骨髄由来の免疫抑制細胞については，マウスでは1970年代後半から報告されていたが，その生物学的な役割がMDSCとして明確に定義されたのは最近15年ほどのことである．MDSCは腫瘍に対する免疫抑制作用に加えて，腫瘍の増殖や転移にも関与している．

13-1 ■ MDSCのマーカーとサブセット

MDSCは分化段階が異なる骨髄系細胞のヘテロな細胞集団である[4]．マウスでは骨髄系細胞の分化マーカーであるGr-1とCD11bで同定されるが[1]，少なくとも2種類のサブセットがあるといわれており，$CD11b^+ Ly6C^{low/-} Ly6G^+$の多形核細胞系骨髄由来抑制細胞 polymorphonuclear MDSC (PMN-MDSC)と$CD11b^+ Ly6C^{hi} Ly6G^{low/-}$の単球系骨髄由来抑制細胞 monocytic MDSC (M-MDSC)に分けられる(図13-1)．担がんマウスではPMN-MDSCが優位で約80%を占める．ヒトにおいては，MDSCは，CD11b(骨髄系マーカー．Mac-1)，

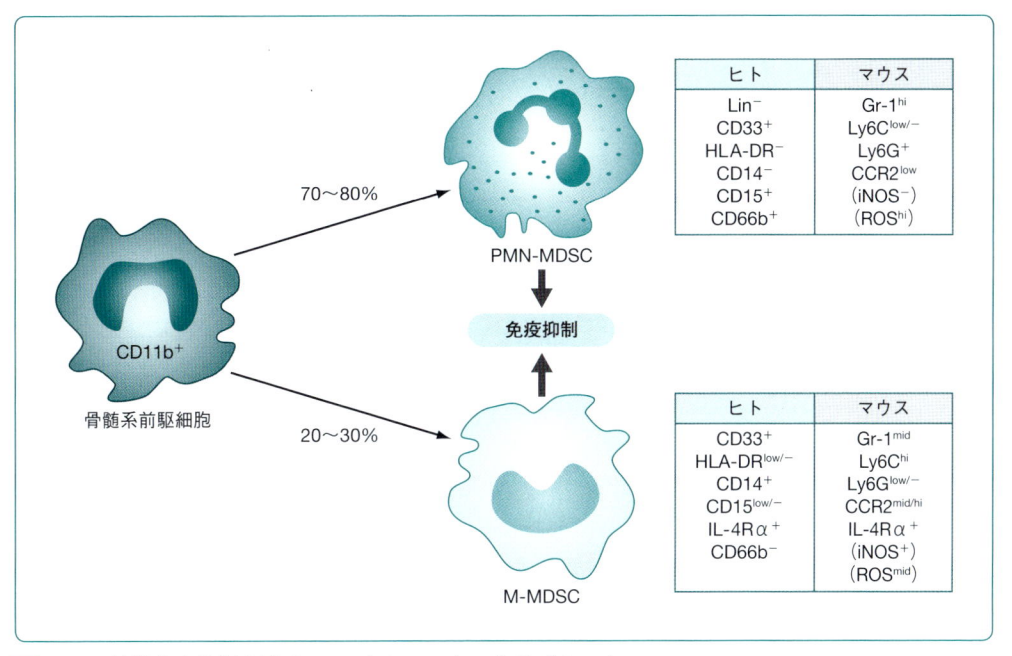

	ヒト	マウス
	Lin$^-$	Gr-1^{hi}
	CD33$^+$	Ly6C$^{low/-}$
PMN-MDSC	HLA-DR$^-$	Ly6G$^+$
	CD14$^-$	CCR2^{low}
	CD15$^+$	(iNOS$^-$)
	CD66b$^+$	(ROS^{hi})

	ヒト	マウス
	CD33$^+$	Gr-1^{mid}
	HLA-DR$^{low/-}$	Ly6C^{hi}
M-MDSC	CD14$^+$	Ly6G$^{low/-}$
	CD15^{low}	CCR2$^{mid/hi}$
	IL-4Rα^+	IL-4Rα^+
	CD66b$^-$	(iNOS$^+$)
		(ROS^{mid})

図13-1　骨髄由来抑制細胞（MDSC）のマーカーとサブセット
骨髄由来抑制細胞（MDSC）には，多形核細胞系骨髄由来抑制細胞（PMN-MDSC）と単球系骨髄由来抑制細胞（M-MDSC）の少なくとも2種類のサブセットがあるといわれている．それぞれのマーカーを示す．

CD14（骨髄単球/マクロファージマーカー），CD33（骨髄系マーカー），CD15（好中球マーカー．Le^{X}抗原）などを発現し，細胞系マーカーとHLA-DRの発現は消失していることが多い（Lin$^-$ HLA-DR$^{low/-}$）[5, 6]．ヒトMDSCもマウスMDSCと同様に，CD15$^+$もしくはCD66b$^+$，CD11b$^+$/CD33$^+$のPMN-MDSCと，CD11b$^+$ CD14$^+$ CD15$^-$（あるいはCD66b$^-$）またはCD11b$^+$ CD14$^+$ HLA-DR^{low}のM-MDSCの2つのサブセットに分けられる．

疾病によりMDSCのサブセットは異なり，腎細胞がん，非小細胞肺がん，膵腺がんではCD15$^+$ PMN-MDSCが，神経膠芽腫，卵巣がん，肝細胞がん，転移性メラノーマ，膀胱がん，

Keyword 解説

◆ **骨髄由来抑制細胞（MDSC）**：MDSCは，D. I. Gabrilovichによって提唱された，担がんマウスの腫瘍局所，脾臓，末梢血液中などで増加する免疫抑制性のCD11b$^+$ Gr-1$^+$骨髄系細胞である．近年，腫瘍免疫にかぎらず，慢性炎症における多様な炎症反応の制御にMDSCが重要な役割を担っていることが明らかになってきた．腫瘍における炎症反応に伴い，ケモカインCCL2とその受容体CCR2に依存して腫瘍に浸潤することが知られている．

◆ **多形核細胞系骨髄由来抑制細胞（PMN-MDSC）**：MDSCはマクロファージ系の細胞と好中球系の細胞からなるヘテロな細胞集団で，とくに末梢ではCD11b$^+$ Ly6C$^{low/-}$ Ly6G$^+$のPMN-MDSCが70〜80%の多数を占めている．おもに活性酸素種（ROS）によって免疫を抑制する．

◆ **単球系骨髄由来抑制細胞（M-MDSC）**：MDSCの20〜30%を占めるM-MDSCは，CD11b$^+$ Ly6C^{hi} Ly6G$^{low/-}$のマクロファージ系の細胞である．腫瘍内に浸潤した炎症性マクロファージから免疫抑制活性が強い腫瘍関連マクロファージ（TAM）が生じると考えられている．おもにArg-1やiNOSの活性を介して免疫を抑制する．

前立腺がんでは CD14⁺ M-MDSC が検出される[6]．腫瘍に対する免疫制御機構の重要な要素である MDSC は，その不均一性に加えて，可塑性に富んだ骨髄系細胞であるため，正確に把握することは容易ではない．腫瘍関連マクロファージ tumor-associated macrophage (TAM) や制御性 T 細胞 (Treg) など，ほかの免疫抑制性細胞との関係などを含め，まだまだ明らかにすべきことが多い．

13-2 ▪ MDSCが腫瘍に集積するメカニズムと腫瘍内微小環境の形成

骨髄から腫瘍への MDSC の集積とその活性化には炎症性サイトカインやケモカインが大きく関与している[7]（図13-2）．CXCR2に結合する CXCL1, CXCL2, CXCL5 は腫瘍局所や転移部位への MDSC の遊走を誘導する．CXCR4に結合する CXCL12 は卵巣がん患者において腫瘍への MDSC の集積に関与している．ケモカイン CCL2 やマクロファージ遊走阻止因子 macrophage migration inhibitory factor（MIF）は M-MDSC の遊走に関与している．炎症促進性タンパク質の S100A8 や S100A9 も MDSC の強力な化学誘引物質として作用する．

MDSC の増殖を制御する因子のほとんどが腫瘍由来であるのに対し，MDSC の活性化に関与する因子は大部分が間質細胞や活性化 T 細胞から産生される．腫瘍由来の GM-CSF（顆粒球マクロファージコロニー刺激因子）や G-CSF（顆粒球コロニー刺激因子），IL-3（インターロイキン-3），VEGF（血管内皮増殖因子）はすべて MDSC の集積や増殖に関与する．IL-1β，IL-6，M-CSF（マクロファージコロニー刺激因子），SCF（幹細胞因子），PGE$_2$（プロ

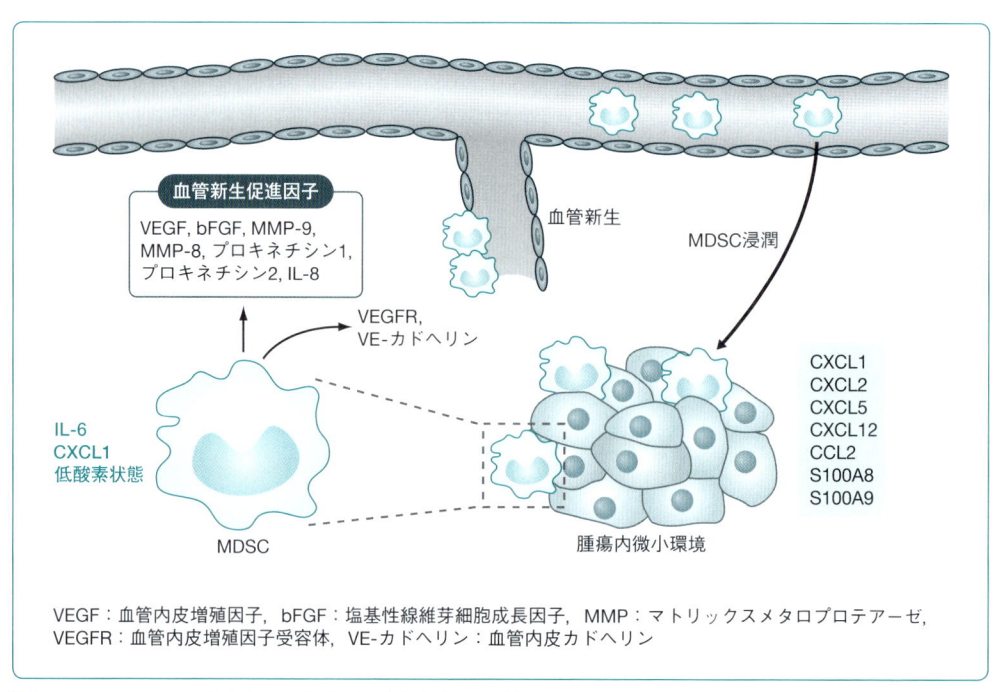

図13-2　MDSCの腫瘍内への浸潤と腫瘍内微小環境の形成
MDSCはケモカインによって腫瘍内に浸潤し，免疫抑制性の環境の形成にかかわるだけでなく，血管新生や腫瘍の増殖にかかわる因子を産生し，さらに，転移にも深く関与している．

スタグランジン E$_2$），COX-2（シクロオキシゲナーゼ-2）も腫瘍から産生され，MDSC の増殖を促し，分化を抑制してアポトーシス抵抗性を増大させる．一方，これらの因子を産生する腫瘍は侵襲性が高く，進行が速い．これらの因子のシグナル経路の鍵となるのが転写因子の STAT3 であり，活性化されると骨髄系前駆細胞の増殖や生存を誘導する．また，STAT3 の下流には S100A8，S100A9 や C/EBPβ が存在する．Toll 様受容体 Toll-like receptor（TLR）を介するシグナルのアダプタータンパク質である MyD88 や NF-κB なども MDSC 活性化における重要な因子である．

　T 細胞や間質細胞由来の IFN-γ，IL-4，IL-10，IL-13，TGF-β などは MDSC の機能を活性化させる．これらの分子シグナルは STAT1，STAT6，NF-κB などによって仲介される．たとえば，IFN-γ は MDSC 中の STAT1 を介して Arg-1（arginase-1，アルギナーゼ-1）や iNOS（inducible nitric oxide synthase，誘導型一酸化窒素合成酵素）の産生を上昇させる．IFN-γ の供給源となっているのが抗腫瘍効果をもつ腫瘍浸潤リンパ球 tumor-infiltrating lymphocyte（TIL）である．つまり，抗腫瘍免疫応答が MDSC を誘導し，免疫反応を抑制するネガティブフィードバックが存在する[8]．IFN-γ はまた，腫瘍内に浸潤した樹状細胞やマクロファージのインドールアミン-2,3-ジオキシゲナーゼ indoleamine-2,3-dioxygenase（IDO）発現も誘導することが知られており，ここでも T 細胞に対する免疫反応を抑制している．IL-4 や IL-13 は MDSC 上の IL-4Rα に結合することによって STAT6 の活性化を誘導し，Arg-1 や TGF-β の産生を促す．IL-1β などの炎症性サイトカインによる MDSC の活性化により，MDSC からの IL-10 産生が増加し，マクロファージからの IL-12 産生が減少して，免疫を抑制している．

　MDSC は転移にも深く関与している[7]．肺がん患者では，CD14$^+$ HLA-DR^{low} の M-MDSC が胸腔外への転移と相関し，乳がん患者では IDO を発現する CD45$^+$ CD33$^+$ CD14$^-$ CD15$^-$ MDSC がリンパ節転移に関与していることが報告されている．メラノーマの患者では，PMN-MDSC と M-MDSC がともに遠隔転移と予後不良に相関することが報告されている．

　さらに，MDSC は腫瘍の血管新生にも関与しており，MDSC の腫瘍への浸潤を阻害することで，腫瘍の血管新生を抑制することが知られている．固形がんの急速な成長は低酸素状態を引き起こし，低酸素状態では腫瘍が HIF-1α（hypoxia inducible factor-1α，低酸素誘導因子-1α）を介してケモカインを産生するため，MDSC の腫瘍への浸潤が促進される．また，MDSC から産生される重要な血管新生促進因子に Bv8（bombina variegata peptide 8，プロキネチシン 2 ともいう）があり（図 13-2），これもまた STAT3 によって発現が調節されている．Bv8 阻害剤と抗 VEGF 抗体を併用することで血管新生と腫瘍の増殖を抑制する[9]．さらに，MDSC から産生される MMP-9（マトリックスメタロプロテアーゼ-9）は腫瘍内微小環境で VEGF の生体利用効率を上昇させ，腫瘍の血管新生を促進するもう 1 つのメカニズムとして知られている．抗 VEGF 抗体治療において，腫瘍はやがてこの治療に抵抗性を示すようになるが，MDSC は抗 VEGF 抗体の存在下においても血管新生を誘導することができるため，MDSC の浸潤はこの治療抵抗性獲得の主要なメカニズムであると考えられる[10]．また，MDSC は腫瘍がチロシンキナーゼ阻害剤のスニチニブに対する治療抵抗性を獲得するうえで 1 つの役割を担っている．腎細胞がん患者において，スニチニブの治療効果は末梢血中の PMN-MDSC の存在と逆相関することが報告されている[11]．

　このように，MDSC は腫瘍内微小環境を形成し，腫瘍の増殖，転移，血管新生に深く関

与している.

13-3 ▪ MDSCの免疫抑制作用とメカニズム

　MDSCによる免疫抑制のメディエーターはROS（reactive oxygen species，活性酸素種）とRNS（reactive nitrogen species，活性窒素種）である[12]（図13-3）．PMN-MDSCはおもにROSにより免疫を抑制し，M-MDSCはArg-1とiNOSの強い活性により一酸化窒素を産生して免疫を抑制する．ROSはNox1（NADPH oxidase 1，NADPHオキシダーゼ1）によって産生される．酸素分子（O_2）がNox1によって還元され，スーパーオキシドアニオンラジカル（$\cdot O_2^-$）が産生される．スーパーオキシドアニオンラジカルはiNOSによって産生された一酸化窒素（NO）と反応して過酸化亜硝酸 peroxynitrite（PNT，$ONOO^-$）を産生する．PNTは膜リン脂質，核酸，タンパク質などを酸化させて著しい傷害を与える生体内の最も強力なオキシダントであるが，とくに，チロシン，システイン，メチオニン，トリプトファンをニトロ化する．ROS/RNSの産生には，Arg-1とiNOSによるL-アルギニン代謝も深く関与している．Arg-1はL-アルギニンを尿素とL-オルニチンに変換して$\cdot O_2^-$を産生し，iNOSはNOを産生する．Arg-1とiNOSのはたらきによりPNTが産生される．

　腫瘍内の微小環境における免疫抑制メカニズムは，①MDSCがT細胞に接着し，PNTによりT細胞表面のT細胞受容体（TCR）やCD8をニトロ化する．そのため，ペプチド-MHC複合体の認識ができなくなり，T細胞の免疫不応答が誘導される[13]．②PNTは腫瘍細胞に

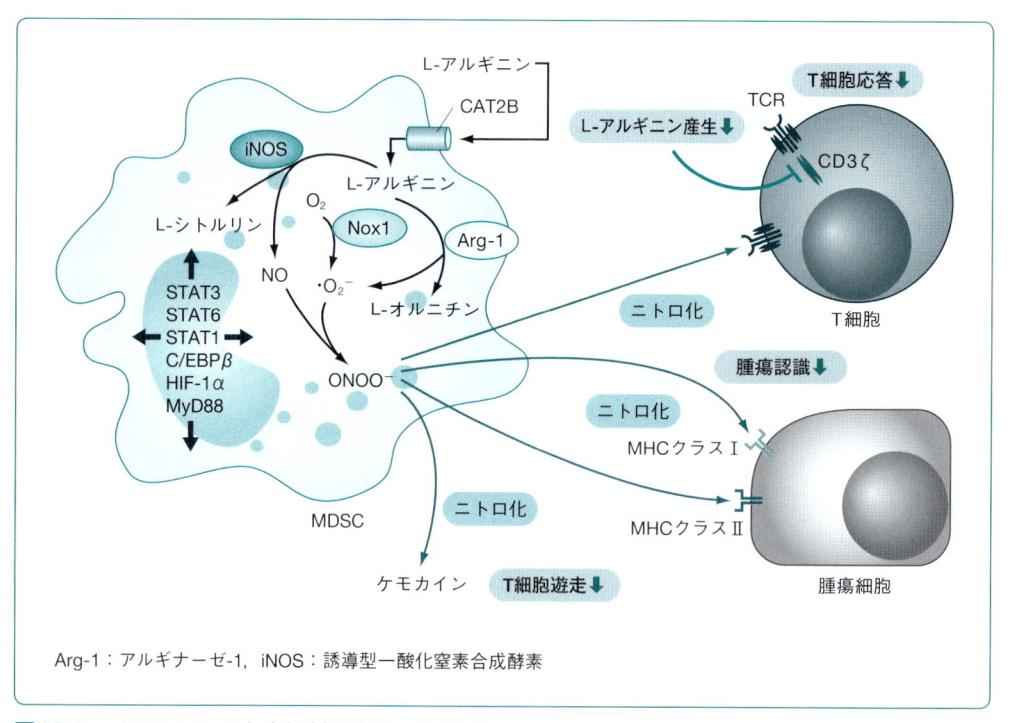

図13-3　MDSCによる免疫抑制の作用メカニズム

MDSCはさまざまなメカニズムによって抗腫瘍免疫応答の主役を担うT細胞の活性化や増殖を抑制する．腫瘍細胞やマクロファージなどの腫瘍内の多様な細胞との相互作用で免疫抑制性の微小環境を構成している．

作用して，ペプチドの MHC クラス I への結合効率を低下させるため，細胞傷害性 T 細胞が誘導され，腫瘍内に浸潤しても腫瘍抗原を認識することができず，腫瘍を排除することが不可能になる[14]．③PNT によるケモカイン CCL2 のニトロ化は T 細胞の腫瘍内への浸潤を阻害するが，MDSC の腫瘍内への浸潤には影響を与えないため，腫瘍内の免疫抑制が増強する[15]．さらに，④MDSC による L-アルギニンとシステインの枯渇により，CD3ζ 鎖の発現が減弱し，IL-2 や IFN-γ の産生が低下し，T 細胞の増殖が抑制される．⑤MDSC は TGF-β や CD40 を介して Foxp3$^+$ Treg の分化と増殖を誘導し，CCR5 依存的に Treg を腫瘍内によび寄せる．とくに，M-MDSC が Treg を誘導することが知られている[16]．⑥IL-17 は，Arg-1，MMP-9，IDO，COX-2 の発現を増強することで，MDSC による免疫抑制に関与している．⑦TNF-α は，Arg-1，iNOS，NO，ROS，IL-10，TGF-β によって，MDSC の免疫抑制活性を増強する．腫瘍局所では，MDSC は抗原特異的および抗原非特異的な免疫応答の両者を抑制するが，末梢では抗原特異的な免疫抑制が優勢である．低酸素状態の腫瘍局所において，MDSC は HIF-1α により，抗原非特異的な免疫抑制活性を示すようになることが知られている[17]．

13-4 ■ MDSC を標的とする治療

MDSC の制御は，免疫応答を改善し，腫瘍増殖を抑制し，生存期間の延長やワクチン治療効果を向上させることが担がんマウスモデルにおいて報告されている．さらに，MDSC 除去による細胞傷害性 T 細胞や NK 細胞の機能回復，腫瘍の血管新生の減少も示されている．そこで，MDSC を標的とした免疫制御治療が期待されている[18, 19]．臨床試験まで進んでいる治療を中心に，MDSC を標的とした治療を 4 つの作用機序に整理して概説する（表13-1）．

❶ MDSC の分化促進

MDSC をマクロファージや樹状細胞，顆粒球へと分化させることで，その免疫抑制機能を解消させる戦略である．急性前骨髄球性白血病の治療薬として臨床で使用されている ATRA (all-*trans* retinoic acid, オールトランスレチノイン酸) は，ビタミン A の代謝物で，正常の未熟骨髄系細胞を単球やマクロファージ，樹状細胞へと分化させることが可能である．転移性腎細胞がん患者の MDSC を用いた *in vitro* の実験では，ATRA が GM-CSF との併用で MDSC を抗原提示細胞に分化誘導させ，その結果，細胞傷害性 T 細胞の機能を回復することが示された．また，ATRA が末梢血中の MDSC を減少させ，抗原特異的 T 細胞応答を向上させたことも報告されている．同様に，ビタミン D$_3$ も分化を誘導することによって MDSC を減少させることが頭頸部がん患者において認められている．さらに，GM-CSF も転移性メラノーマ患者において MDSC の分化を促進することが報告されている．GM-CSF の投与を受けた患者では，成熟樹状細胞の増加が認められ，この増加は良好な予後と相関していた．

❷ MDSC の増殖抑制

チロシンキナーゼ阻害剤のスニチニブは，VEGFR や血小板由来成長因子受容体，SCF 受

表13-1 骨髄由来抑制細胞（MDSC）を標的とした治療戦略

MDSCへの影響	薬剤	がん種*	メカニズム
MDSCの分化促進	ATRA（オールトランスレチノイン酸）	・肉腫　・大腸がん ・転移性腎細胞がん	未熟骨髄系細胞の成熟樹状細胞への分化促進
	ビタミンD_3	・頭頸部がん	$CD34^+$細胞の分化促進
	GM-CSF	・転移性メラノーマ	骨髄系細胞の分化促進
MDSCの増殖抑制	チロシンキナーゼ阻害剤（スニチニブ）	・線維肉腫　・大腸がん ・乳がん　・肺がん ・転移性腎細胞がん	KITブロック STAT3抑制
	抗KIT抗体	・大腸がん	KIT-SCF相互作用を阻害
	CSF1Rアンタゴニスト（GW2580）	・肺がん ・前立腺がん	CSF1Rとの結合阻害 MDSCのArg-1低下 腫瘍内のVEGFとMMP-9レベルの低下
	ゲムシタビン	・肺がん　・乳がん ・中皮腫　・大腸がん ・膵がん	MDSCの選択的アポトーシスを誘導
	アミノビスホスホネート（ゾレドロン酸）	・乳がん　・中皮腫 ・膵がん	血清中のVEGFとMMP-9レベルの低下
	5-フルオロウラシル	・胸腺がん	MDSCのアポトーシス
	ドキソルビシン/シクロホスファミド	・乳がん	MDSCのアポトーシス
	ドセタキセル	・乳がん	MDSCのアポトーシス 生存細胞のM1マクロファージへの分化
	抗G-CSF抗体（中和抗体）	・大腸がん	MDSCの生成を阻害
	抗GM-CSF抗体（中和抗体）	・膵がん	MDSCの生成を阻害
MDSCの腫瘍内浸潤阻害	抗VEGF抗体（ベバシズマブ）	・転移性腎細胞がん	血管新生を抑制
	CXCR2アンタゴニスト（SB-265610） CXCR4アンタゴニスト（AMD3100）	・乳がん	CXCL5やCXCL12との相互作用を阻害
	抗CCL2抗体	・乳がん	CCL2とCCR2の結合を阻害し、炎症性単球由来のVEGF-Aの上昇を阻害
	抗Bv8（プロキネチシン2）抗体	・各種がん	Bv8（プロキネチシン2）の活性阻害
MDSCの免疫抑制機能阻害	COX-2阻害剤（SC58236, SC58125, セレコキシブ）	・乳がん　・中皮腫 ・肺がん　・グリオーマ	PGE_2, Arg-1, ROS, CCL2の低下 CXCL10発現上昇
	PDE5阻害剤（シルデナフィル、タダラフィル）	・乳がん　・大腸がん ・線維肉腫	MDSCからのArg-1, iNOSの産生を抑制 CD124（IL-4Rα）の発現低下
	バルドキソロンメチル（CDDO-Me）	・大腸がん　・肺がん ・胸腺がん　・膵がん	MDSCからのROSの産生を抑制
	AT38	・線維肉腫 ・胸腺がん	MDSCからのArg-1, iNOS, 過酸化亜硝酸の産生を抑制 CCL2の発現
	極小プロテオリポソーム	・リンパ腫 ・肉腫	iNOSの抑制
	ニトロアスピリン	・大腸がん	MDSCからのArg-1, iNOS, 過酸化亜硝酸の産生を抑制

* 緑字：ヒト，黒字：マウスモデル．
GM-CSF：顆粒球マクロファージコロニー刺激因子，VEGF：血管内皮増殖因子，PGE_2：プロスタグランジンE_2，Arg-1：アルギナーゼ-1, ROS：活性酸素種，MMP-9：マトリックスメタロプロテアーゼ-9, iNOS：誘導型一酸化窒素合成酵素．

容体(c-Kit)，CSF-1Rを介してシグナルをブロックする．転移性腎細胞がんにおいて，スニチニブは顕著にCD33$^+$ HLA-DR$^-$とCD15$^+$ CD14$^-$のMDSCサブセットを減少させ，Tregの減少とエフェクターT細胞の増加に関連していた．また，がんの化学療法薬のなかには，ゲムシタビンのように直接的にMDSCを減少させる作用をもつものが存在する．アミノビスホスホネートの一種であるゾレドロン酸もまた腫瘍に関連した造血におけるMDSC生成を抑制することが示されている．ゾレドロン酸の投与でNK細胞やCD8$^+$ T細胞の活性が回復し，腫瘍の血管新生が抑制されるなどの抗腫瘍効果が認められている．

❸ MDSCの腫瘍内浸潤阻害

ベバシズマブなどのVEGFに対する抗体は，CD11b$^+$ VEGFR$^+$細胞の腫瘍組織への浸潤を減少させる．腫瘍へ浸潤するMDSCは，がん細胞が産生するケモカインCXCL1，CXCL2，CXCL5，CXCL12，CCL2に対する受容体である，CXCR2，CXCR4，CCR2などを発現する．マウスモデルにおいて，CXCR2のアンタゴニスト(SB-265610)やCXCR4のアンタゴニスト(AMD3100)は，がん組織内へのCD11b$^+$ Gr-1$^+$細胞の浸潤を有意に減少させた．また，CCL2に対する抗体も，腫瘍内へのGr-1$^+$細胞の浸潤を阻害した．ヒトの細胞株を移植したマウスを用いた研究では，抗Bv8抗体が末梢血中のCD11b$^+$ Gr-1$^+$細胞の割合を低下させ，腫瘍の増大も抑制した．

❹ MDSCの免疫抑制機能阻害

MDSCの免疫抑制機能にかかわる分子を標的とする治療薬についても研究が進められている．たとえば，腎細胞がん患者にはCOX-2阻害剤が用いられた．COX-2はMDSCのArg-1の発現上昇に必須であるPGE$_2$の産生に必要であり，PGE$_2$はエフェクターT細胞の活性を抑制し，Tregを刺激し，IDOを活性化する．IDOはエフェクターT細胞の生存に必要なアミノ酸であるトリプトファンを欠乏させ，T細胞の機能を抑制する．COX-2阻害剤のセレコキシブは低用量のゲムシタビンとMUC-1ワクチンの併用で抗腫瘍免疫応答を顕著に改善することが膵がんの動物モデルで示された．また，PDE5(ホスホジエステラーゼ5)の阻害剤として使用されるシルデナフィルなどは，cGMPを上昇させ，IL-4Rαの発現を低下させ，iNOSとArg-1の発現を抑制する．筆者らはMDSCが産生する一酸化窒素の免疫抑制作用を制御するために，一酸化窒素消去剤であるCPTIO(carboxy-PTIO，カルボキシPTIO)が腫瘍内に浸潤したMDSCの免疫抑制作用を阻害し，細胞傷害性T細胞の機能を亢進させることを見いだした[20]．多岐にわたるMDSCの制御により，抗腫瘍効果が期待されている．

⇒ おわりに

MDSCは制御性T細胞とともにがん患者の免疫抑制状態を担う細胞である．しかしながら，可塑性をもった多様な細胞集団であり，がん種による特質の違いなどがこの細胞のさらなる細胞生物学的解明を困難にしている．MDSCはがん細胞やほかの免疫細胞と相互のフィードバックループを形成し，腫瘍免疫のみならず，腫瘍細胞の増殖や転移にも深く関与していることから，がん治療戦略のなかにMDSCを標的とした治療が組み込まれ，治療効果の向上に貢献することが期待される．

文　献

1) Gabrilovich DI and Nagaraj S: Nat Rev Immunol, 9: 162-174, 2009.
2) Youn JI and Gabrilovich DI: Eur J Immunol, 40: 2969-2975, 2010.
3) Gabrilovich DI, et al.: Nat Rev Immunol, 12: 253-268, 2012.
4) Talmadge JE and Gabrilovich DI: Nat Rev Cancer, 13: 739-752, 2013.
5) Peranzoni E, et al.: Curr Opin Immunol, 22: 238-244, 2010.
6) Stromnes IM, et al.: Clin Cancer Res, 20: 5157-5170, 2014.
7) Condamine T, et al.: Annu Rev Med, 66: 97-110, 2015.
8) Hosoi A, et al.: Int J Cancer, 134: 1810-1822, 2014.
9) Shojaei F, et al.: Nature, 450: 825-831, 2007.
10) Shojaei F and Ferrara N: Cancer Res, 68: 5501-5504, 2008.
11) Finke J, et al.: Int Immunopharmacol, 11: 856-861, 2011.
12) Lu T and Gabrilovich DI: Clin Cancer Res, 18: 4877-4882, 2012.
13) Nagaraj S, et al.: Nat Med, 13: 828-835, 2007.
14) Lu T, et al.: J Clin Invest, 121: 4015-4029, 2011.
15) Molon B, et al.: J Exp Med, 208: 1949-1962, 2011.
16) Hoechst B, et al.: Blood, 117: 6532-6541, 2011.
17) Corzo CA, et al.: J Exp Med, 207: 2439-2453, 2010.
18) Wesolowski R, et al.: J Immunother Cancer, 1: 10, 2013.
19) Medina-Echeverz J, et al.: Oncoimmunology, 3: e28398, 2014.
20) Hirano K, et al.: Oncoimmunology, 4: e1019195, 2015.

14 マクロファージの分化機構とがんにおける役割

三野享史　竹内　理

Summary

マクロファージは体内のさまざまな組織に局在し，個体発生や生体の恒常性維持，組織修復，病原体の感染に対する免疫応答などに必須の役割を果たす細胞である．マクロファージの多彩な機能は単一の細胞種により発揮されるのではなく，臓器やストレスなどに応じた特異的な分化機構をもつヘテロな細胞集団により担われていることが明らかとなってきた．また，組織常在性マクロファージや感染に応答するマクロファージの分化に特徴的な転写機構が同定されつつある．加えて，マクロファージは腫瘍組織に浸潤し，がん細胞の増殖や進展に影響を与えていることが明らかとなってきた．本章では，マクロファージの病原体認識機構，機能分化，活性化の分子機構に関して概説するとともに，腫瘍環境におけるマクロファージの役割について議論したい．

Keyword

◆自然免疫　◆M1マクロファージ，M2マクロファージ　◆転写因子

はじめに

マクロファージは自然免疫を担当する白血球の一種であり，死んだ細胞やその破片，体内に生じた変性物質，侵入した細菌などの病原体を貪食して体内から取り除く役割を果たしている．加えて，マクロファージはToll様受容体 Toll-like receptor (TLR) などのパターン認識受容体 pattern recognition receptor (PRR) を介して病原体の感染をいち早く察知し，免疫系の活性化を誘導する[1]．病原体の感染などにより活性化したマクロファージは，炎症性サイトカインなどの多くの生理活性物質を放出して炎症を惹起するとともに，病原体を貪食して分解した断片の一部を細胞表面に抗原提示することでT細胞を活性化する．また，マクロファージはすべての組織に局在しており，組織常在性マクロファージは種々のサイトカイン，ケモカイン，増殖因子，タンパク質分解酵素およびスカベンジャー受容体などの発現を通して組織の成長，恒常性維持および修復の制御にも重要な役割を担っている．また，マクロファージを介した慢性炎症が，自己免疫疾患や動脈硬化，メタボリックシンドローム，がんの進展など，さまざまな病態にかかわっていることが，近年，明らかとなってきている．この多彩な機能からも明らかなように，マクロファージは均一の細胞集団ではなく，局在により組織常在性マクロファージの機能が異なったり，感染やストレスの種類により遊走したり，活性化したりなど，その特徴は異なっている．

これまで，マクロファージは血液中の白血球の約5％を占める単球から分化すると考えられてきたが，最近の研究で，胎生期の組織常在性マクロファージがそこで増殖することが多くの組織で示されている[2]．それぞれ特異的に分化したマクロファージは異なるサイトカ

イン，酵素，細胞表面マーカーを発現しており，マクロファージには機能的に M1マクロファージと M2マクロファージの2種類のサブセットが存在していることが知られている．M1マクロファージは炎症性マクロファージと考えられ，細菌感染やウイルス感染に対する宿主防御に重要な役割を果たしている．一方，M2マクロファージは抗炎症反応，寄生虫感染，組織リモデリング，線維化，腫瘍の成長に関連があると考えられている．とくに，がん組織の間質に浸潤しているマクロファージは腫瘍関連マクロファージ tumor-associated macrophage (TAM) とよばれ，がんの増殖や進展に影響を与えていると考えられている[3]．TAM は抗腫瘍作用を発揮する場合もあるが，一方で血管新生の誘導などにより腫瘍の成長を促進させるという二面的な作用があることが知られている．TAM の形質は腫瘍の種類によってさまざまであり，がん細胞との相互作用により TAM は多様に分化すると考えられている．本章では，マクロファージの病原体認識機構，機能分化，活性化の分子機構に関して概説するとともに，腫瘍免疫におけるマクロファージの役割について議論する．

14-1 ■ マクロファージの病原体認識機構

マクロファージは細胞表面やエンドソームに局在するⅠ型の膜タンパク質である TLR を発現しており，TLR が病原体構成成分を認識することで病原体の侵入を検知している（図14-1）．TLR は細胞外やエンドソームの内側にロイシンリッチリピート領域，細胞質側に Toll/IL-1 受容体（TIR）領域をもつ[1,4]．ヒトには10種類，マウスには12種類の TLR が存在し，基本的にそれぞれ異なる病原体構成成分を認識している．すなわち，TLR1，TLR2，TLR4，TLR5，TLR6およびヒトTLR10は細胞膜に局在し，細菌由来のリポタンパク質やリポ多糖（LPS），鞭毛タンパク質であるフラジェリンなどを認識する．これに対し，TLR3，TLR7，TLR8，TLR9，マウス TLR11，TLR12 および TLR13はエンドソームや小胞体膜に局在し，ウイルスや細菌由来の二本鎖 RNA，一本鎖 RNA，CpG モチーフをもつ DNA，寄生虫のプロフィリンなどを認識する．病原体構成成分を認識した TLR は，下流のシグナルを活性化させ，転写因子 NF-κB，AP-1 および IRF3を活性化させて，炎症性サイトカインやⅠ型インターフェロン（Ⅰ型 IFN）の発現を誘導する（図14-1）．

Keyword 解説

◆ **自然免疫**：病原体の侵入を最初に検知して排除する免疫系．マクロファージや樹状細胞などの自然免疫担当細胞により担われ，病原体を認識した自然免疫担当細胞は炎症性サイトカインを産生・分泌して炎症を誘導するとともに病原体を貪食する．

◆ **M1マクロファージ，M2マクロファージ**：初期のマクロファージのサブセット分類．Toll 様受容体（TLR）リガンドと IFN-γ で刺激したマクロファージを M1マクロファージ，IL-4で刺激したマクロファージを M2マクロファージと定義した．広義には，M2マクロファージには IL-10で処理した細胞など，M1マクロファージ以外の活性化マクロファージも含む．

◆ **転写因子**：DNA に結合して近傍の遺伝子発現を誘導するタンパク質．高等生物では細胞系列特異的に発現する転写因子が数多く同定され，細胞種に特徴的な遺伝子発現を誘導することにより細胞分化を制御する．

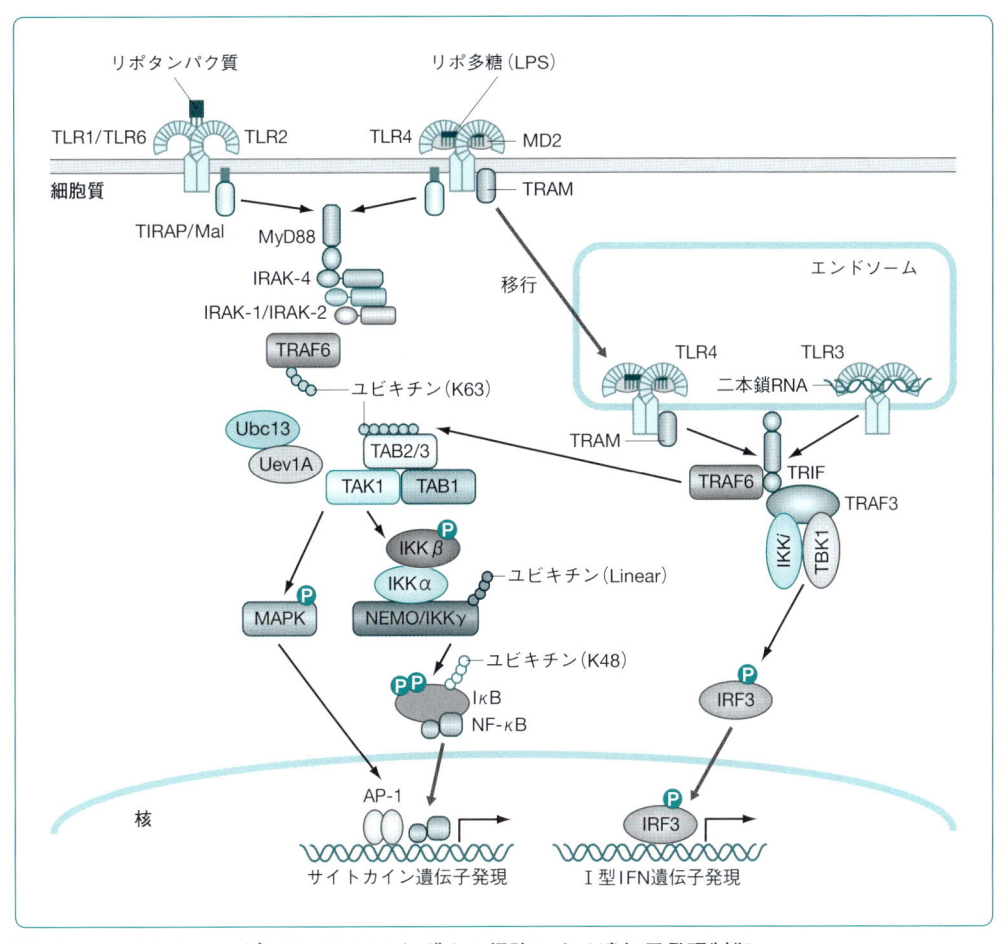

図14-1 マクロファージにおけるTLRシグナル経路による遺伝子発現制御

　TLRのほかに病原体構成成分を認識するパターン認識受容体としては，細胞質内のウイルスRNAを認識するRIG-I様受容体 RIG-I-like receptor（RLR），細胞質内のウイルスDNAを認識するcGAS（cyclic GMP-AMP synthase），細菌細胞壁を構成するペプチドグリカンを認識するNOD様受容体 NOD-like receptor（NLR）なども知られている．シグナル伝達分子の制御によるサイトカイン産生調節機構に関してはほかの総説などを参照されたい[5]．

14-2 ● 組織常在性マクロファージの分化機構

　マクロファージは体内のあらゆる組織に局在し，生体の恒常性維持に重要な役割を果たしている．マクロファージの分化について，組織ごとの分子機構が分化の起源や転写因子などの観点から少しずつ明らかとなってきている．これまで，マクロファージの多くは血液中の単球から分化すると考えられてきたが，マウスを用いたマクロファージのフェイトマッピング研究から，中枢神経系に存在する貪食細胞であるミクログリアは，胎仔卵黄嚢由来マクロファージが中枢神経系に移動して定着したものであること，それ以外の多くの組織に常在す

るマクロファージは，一部は卵黄囊由来であり，大部分は胎仔肝に由来することが明らかとなってきた[2]．これらの組織常在性マクロファージは，成体で新しく骨髄から供給されるのではなく，組織中で自己複製していると考えられている．これに対して，腸管に常在するマクロファージは成体の骨髄に由来する[2]．

また，組織常在性マクロファージの分化に関する転写因子をはじめとした分子機構の研究も精力的に進められている．たとえば，腹腔マクロファージの分化にはレチノイン酸で発現誘導される転写因子GATA6の存在が必須であることが報告されている[6,7]．GATA6は腹腔マクロファージに特徴的な遺伝子発現を誘導し，その増殖抑制や炎症時の自己再生，また，定常時にはB-1細胞を活性化してIgA産生を調節している．脾臓の赤脾髄にあるマクロファージでは，ヘムによりPU.1関連転写因子であるSPI-Cの発現が誘導され，SPI-CがF4/80と相関して発現するVCAM-1の発現を制御することで赤脾髄マクロファージの分化を誘導していることが明らかとなっている[8]．

14-3 ▪ 組織侵襲に対するM1マクロファージ，M2マクロファージの分化

マクロファージは各組織での恒常性維持に加えて，組織侵襲に対する炎症や組織修復応答にも重要である．炎症にかかわるマクロファージは，細菌感染やウイルス感染に対して抗菌活性を上昇させるM1マクロファージと，抗炎症反応，寄生虫感染，アレルギー応答や腫瘍の成長などにかかわるM2マクロファージの大きく2つに分類することが提唱されてきた[9]．骨髄由来マクロファージをTh1サイトカインであるIFN-γおよびTLR4のリガンドであるリポ多糖で培養したものをM1マクロファージ，Th2サイトカインであるIL-4やIL-13の存在下で培養したものをM2マクロファージと定義するのが最も古典的である．さらに，免疫複合体やIL-10により活性化されるマクロファージもM2マクロファージの概念に加えられ，M2aマクロファージ(IL-4やIL-13の存在下で培養したマクロファージ)，M2bマクロファージ(免疫複合体により活性化したマクロファージ)，M2cマクロファージ(IL-10により活性化したマクロファージ)のように，さらなるサブクラスとして定義することもある．

M1マクロファージとM2マクロファージでは発現している遺伝子に違いがある．M1マクロファージでは炎症性サイトカイン(TNF，IL-1，IL-6，IL-12，IL-23など)，MHCクラスIIやiNOS(inducible nitric oxide synthase，誘導型一酸化窒素合成酵素)が，M2マクロファージでは抗炎症性サイトカイン(IL-10)，アルギナーゼ-1 arginase-1 (Arg-1)，Ym1やFizz1などの発現が活性化されている(図14-2)．これらの遺伝子はそれぞれの表現型を見分けるマーカーとしてもよく用いられる．

マウス骨髄細胞やヒト末梢血中単核球をサイトカイン存在下で培養することでマクロファージを分化させることができるが，加えるサイトカインによって分化するマクロファージの性質が異なることが知られている．たとえば，GM-CSF(granulocyte-macrophage colony-stimulating factor，顆粒球マクロファージコロニー刺激因子)により分化させることでM1マクロファージが，また，M-CSF(macrophage colony-stimulating factor，マクロファージコロニー刺激因子)存在下で分化させることでM2マクロファージが分化することが報告されている．M-CSFは生体内においてもマクロファージ分化に重要であり，M-CSFを欠損

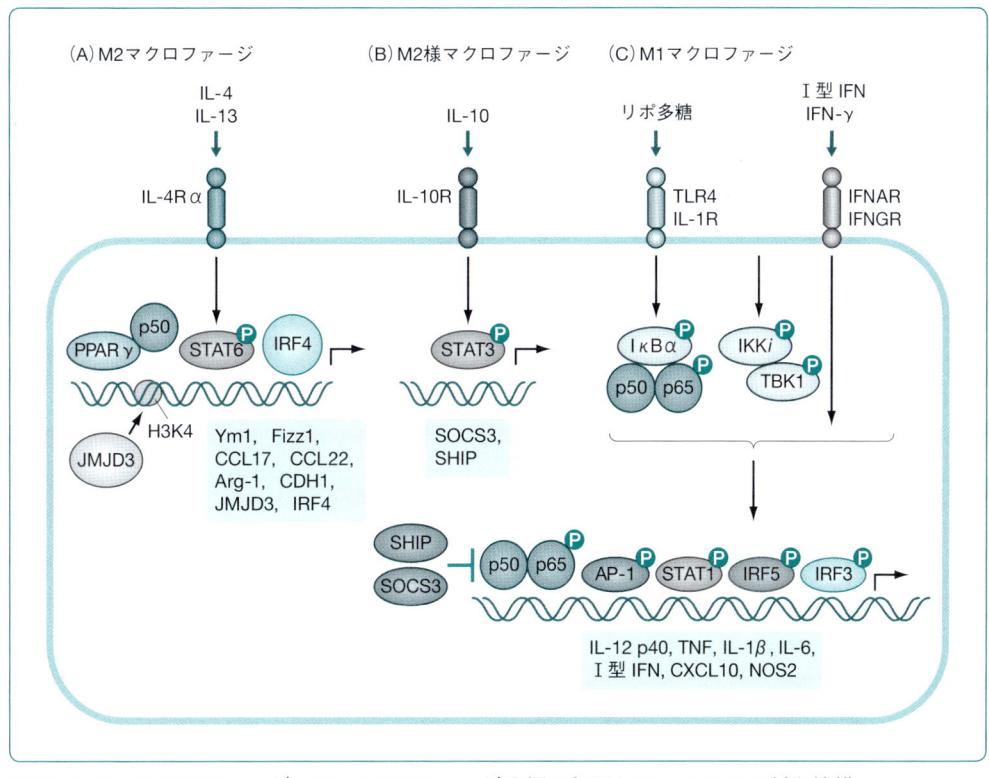

図14-2 M1マクロファージ，M2マクロファージ分極の転写システムによる制御機構

する op/op マウスではマクロファージの一種である破骨細胞の分化障害で大理石骨病を発症するとともに，腸管や腎臓などの組織常在性マクロファージが著明に減少している．しかしながら，in vitro においてサイトカインなどの存在下で細胞を培養して分化させたマクロファージと比較して，生体内でのマクロファージサブセットはより複雑であると考えられる．組織修復にかかわる M2マクロファージは，組織常在性マクロファージが局所で増殖したものであるとのモデルも知られている．

　マクロファージの機能分化に特徴的な転写システムがかかわっていることが近年明らかとなってきている[10] (図14-2)．たとえば，IL-4R シグナルの下流で活性化する転写因子 STAT6は，M2マクロファージ特異的遺伝子の発現を誘導して，M2マクロファージへの分極を促進する．加えて，肥満マウスにおいて，STAT6は転写因子 PPARγの発現も誘導し，PPARγも相乗的に M2マクロファージ特異的遺伝子の発現を誘導して M2マクロファージへの分極を促進する．また，エピジェネティックな制御機構としては，ヒストン脱メチル化酵素 JMJD3が M2マクロファージ関連遺伝子のヒストン H3K4（転写活性化型）を増加させて，Arg-1，Chi3l3，Retnla などの M2マクロファージ関連遺伝子や IRF4の発現を亢進させることで M2マクロファージ分極を誘導することが知られている[11]．また，IRF ファミリーに属する転写因子のうち，IRF5は GM-CSF 存在下で培養した際の M1マクロファージ分化に重要であると報告されている[12]．これに対して，寄生虫感染や寄生虫構成成分であるキチンの投与に対する M2マクロファージ分化には転写因子 IRF4が重要である[11]．

　すでに述べたように，M1マクロファージ，M2マクロファージはそれぞれ異なるサイト

カインを発現するが，ケモカインの発現パターンも異なる．M1マクロファージはTh1細胞誘因ケモカイン（CXCL9やCXCL10など）を発現し，M2マクロファージは抗炎症作用を生じるケモカイン（CCL17, CCL22, CCL24など）を分泌する．

14-4 ▪ 腫瘍進行における腫瘍関連マクロファージ（TAM）の役割

TAMは腫瘍に多く浸潤しており，最初，TAMは抗腫瘍応答を担っていると考えられていたが，多くのTAMはM2マクロファージのような性質を示し，腫瘍の発生，進行，転移を助長していることがわかってきた[3, 13]（図14-3）．多くの腫瘍において，TAMはがん細胞から分泌されたケモカインCCL2により腫瘍環境にリクルートされ，TAMおよびがん細胞から分泌されるケモカインやサイトカインなどにより腫瘍の制御が行われている．たとえば，慢性的な病原体感染や刺激により，マクロファージはIFN-γ，TNF，IL-6などの炎症性サイトカインを持続的に産生し，ほかの免疫細胞を慢性炎症の状態にする．この慢性炎症は腫瘍の発生と進行を亢進していると考えられている．さらに，TAMは腫瘍の成長に必要な，がん細胞の遊走，浸潤，血管内侵入や血管新生を誘発し，これらは腫瘍の転移につながる．たとえば，乳がんでは，がん細胞が分泌する増殖因子 CSF-1 と TAM が分泌する血管内皮増殖因子 vascular endothelial growth factor（VEGF）が互いに分泌を誘発して，腫瘍の浸潤と血管内侵入を促進する．CSF-1 と VEGF の分泌のループは CXCL12 によって開始されると考えられている．また，TAM はマトリックスメタロプロテアーゼ matrix metalloproteinase

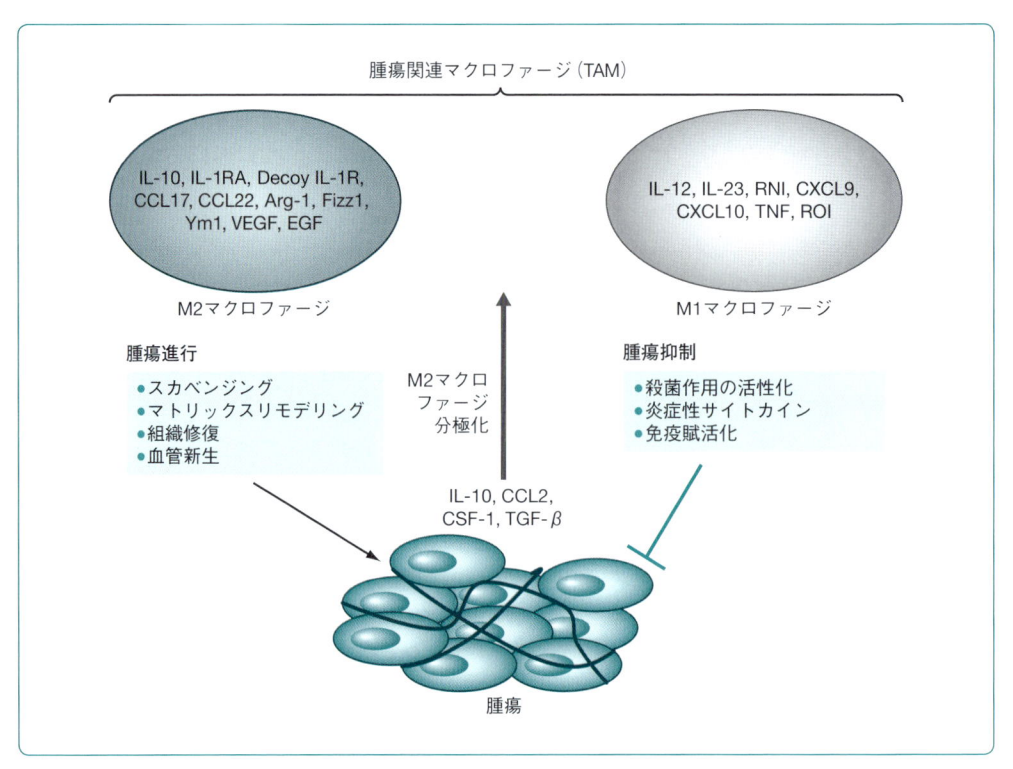

図14-3　腫瘍環境における腫瘍関連マクロファージ（TAM）の役割

（MMP），カテプシン S，ウロキナーゼ型プラスミノーゲン活性化因子などのプロテアーゼや，リジル酸化酵素，SPARC などのマトリックスリモデリング酵素の発現によって，腫瘍の周辺環境のリモデリングにもかかわっている．それらのプロテアーゼは細胞外マトリックスを切断して腫瘍の道をつくり，HB-EGF（heparin-binding EGF）などの増殖因子の分泌を促進し，その結果，腫瘍の浸潤と転移が生じる．

　マクロファージは腫瘍の血管新生にも重要な役割を担っている．TAM は VEGF，TNF，IL-1β，IL-8，PDGF（血小板由来増殖因子），FGF（線維芽細胞増殖因子）などの血管新生因子を分泌し，腫瘍周辺での血管新生の促進にかかわっている．腫瘍環境においては，栄養不足，細胞外 pH の低下，血流不足による酸素供給不足（低酸素）状態が生じ，がん細胞が生き延びるためには血管新生を誘導して腫瘍環境への血流を増加させ，低酸素状態を回避する必要がある．この過程には低酸素誘導因子 HIF（hypoxia inducible factor）が重要な役割を果たしており，多くの腫瘍環境では TAM における HIF の過剰活性化がみられ，その結果，VEGF 発現が促進されて血管新生が亢進されている．その分子機構も解明されつつあり，最近の研究では，がん細胞のエネルギー代謝により生じた乳酸が TAM と HIF を安定化して VEGF 発現を誘導し，TAM の M2マクロファージへの分極も促進させていることがわかってきた[14]．

　腫瘍は別の組織に転移するが，この腫瘍の転移にもマクロファージがかかわっていることがわかってきた．たとえば，肺の転移部位では，最初にがん細胞が止まる小さな血塊が形成されるが，そこでがん細胞から分泌される CCL2 が CCR2$^+$ Ly6c$^+$ 炎症性単球をリクルートし，Ly6c$^-$ 転移関連マクロファージ metastasis-associated macrophage（MAM）へ分化誘導する[15]．転移部位にリクルートされた単球や MAM は，VEGF の発現を通してがん細胞の血管外遊走を促進する．また，がん細胞の VECAM1（CD106）と MAM のインテグリンα4（VECAM1のカウンター受容体）が連動して，MAM は転移したがん細胞の生存の上昇にもかかわっている[15]．さらに，MAM は転移した腫瘍の成長にもかかわっており，MAM の欠損は転移した腫瘍の成長を阻害する．

　TAM のほかに腫瘍に多く浸潤している細胞として，骨髄由来抑制細胞 myeloid-derived suppressor cell（MDSC）が知られている．MDSC は未熟な骨髄由来細胞の不均一な細胞集団として定義される．MDSC は，抗炎症性サイトカイン（IL-10），Arg-1，一酸化窒素など産生することにより，強力な T 細胞機能の抑制を誘導し，TAM と同様に腫瘍特異的 T 細胞の抑制に関与し，その結果，腫瘍の進行や転移を促進していると考えられている．したがって，MDSC を標的としたがん治療法の開発も行われている．

14-5　TAMを標的としたがん治療

　TAM が腫瘍の発生，進行，そして転移を制御していることから，マクロファージを標的としたがん治療法の開発が行われている．たとえば，マウスの乳がんのモデルにおいて，がん細胞由来のケモカイン CCL5 がマクロファージのリクルートに重要であることから，CCL5受容体の阻害剤を投与した結果，腫瘍に浸潤したマクロファージの数は減少し，腫瘍の大きさは縮小した[16]．また，もし血管新生が生じなければ腫瘍は2～3 mm^3 までしか成長

できないため，血管新生の阻害もがん治療法の1つのアプローチである．実際，ベバシズマブ（アバスチン®）やほかの抗 VEGF 抗体などによる VEGF-A 阻害はマクロファージの浸潤や血管新生を抑制することができる[17]．

すでに述べたように，M2マクロファージは抗炎症反応や腫瘍の成長に寄与しているが，炎症性マクロファージである M1マクロファージは抗腫瘍応答を担っていると考えられる．そこで，TAM を M1マクロファージに分極させることで，腫瘍の形成を抑制する試みが行われている．たとえば，マウスにおいては，CpG と抗 IL-10 抗体の投与により M2マクロファージから M1マクロファージへの分極を誘導し，腫瘍の縮小が示された[18]．また，SHIP1は M1マクロファージから M2マクロファージへ誘導する重要な脱リン酸化酵素であるが，SHIP1阻害剤は M2マクロファージへの分極を阻害して M1マクロファージの浸潤を増加させ，抗腫瘍反応を増加させた[19]．加えて，T 細胞に発現している PD-1（programmed cell death-1）は自己免疫寛容を担う分子であるが，そのリガンドである PD-L1（programmed cell death-1 ligand-1）は多くのタイプの腫瘍で発現が上昇しており，腫瘍はこの PD-1-PD-L1 シグナル経路により免疫による攻撃を回避していると考えられる．最近，抗 PD-L1抗体による PD-1-PD-L1シグナル経路の阻害がマクロファージおよび T 細胞の活性化を介して腫瘍の縮小を示すことに臨床試験で成功し，近い将来の新しいがん治療法として期待されている[20]．

➡ おわりに

本章では，マクロファージにおけるパターン認識受容体の機能とこれにより活性化される炎症性サイトカイン産生の制御機構，マクロファージの分化機構，そして，腫瘍におけるマクロファージの役割について概説した．これまでに提案されてきた，M1マクロファージ，M2マクロファージ分化の古典的概念はサイトカインによる培養系では成立するものの，生体内における組織常在性マクロファージおよび炎症誘導性マクロファージが，表面マーカー，起源，遺伝子発現などの観点から統一的に定義されるまでにはさらなる研究が必要であると考えられる．また，多くの腫瘍において，TAM は M2様マクロファージの性質を示し，TAM が分泌するサイトカイン，ケモカイン，プロテアーゼは，免疫制御，血管新生，腫瘍の成長や転移を促進する．そして，TAM を標的とした新たながん治療法の開発も行われている．これまで提案された手法はまだ臨床応用までは至っていないが，今後，TAM を標的とした新たながん治療法の確立が期待される．

文 献

1) Takeuchi O and Akira S: Cell, 140: 805-820, 2010.
2) Ginhoux F and Jung S: Nat Rev Immunol, 14: 392-404, 2014.
3) Wynn TA, et al.: Nature, 496: 445-455, 2013.
4) Kawai T and Akira S: Nat Immunol, 11: 373-384, 2010.
5) Ma A and Malynn BA: Nat Rev Immunol, 12: 774-785, 2012.
6) Rosas M, et al.: Science, 344: 645-648, 2014.
7) Okabe Y and Medzhitov R: Cell, 157: 832-844, 2014.
8) Haldar M, et al.: Cell, 156: 1223-1234, 2014.
9) Martinez FO and Gordon S: F1000Prime Rep, 6: 13, 2014.
10) Biswas SK and Mantovani A: Nat Immunol, 11: 889-896, 2010.

11) Satoh T, et al.: Nat Immunol, 11: 936-944, 2010.
12) Krausgruber T, et al.: Nat Immunol, 12: 231-238, 2011.
13) Qian BZ and Pollard JW: Cell, 141: 39-51, 2010.
14) Colegio OR, et al.: Nature, 513: 559-563, 2014.
15) Qian BZ, et al.: Nature, 475: 222-225, 2011.
16) Robinson SC, et al.: Cancer Res, 63: 8360-8365, 2003.
17) Dineen SP, et al.: Cancer Res, 68: 4340-4346, 2008.
18) Guiducci C, et al.: Cancer Res, 65: 3437-3446, 2005.
19) Rauh MJ, et al.: Biochem Soc Trans, 32: 785-788, 2004.
20) Herbst RS, et al.: Nature, 515: 563-567, 2014.

15 がん免疫における共刺激分子, 共抑制分子と免疫チェックポイント

猪爪隆史　島田眞路

Summary

がん免疫において重要な役割を担うのはCD8を発現する細胞傷害性T細胞（キラーT細胞）およびCD4を発現するヘルパーT細胞であり，これらの機能は多数の共刺激分子と共抑制分子によって緻密に制御されている．免疫恒常性を保つために免疫反応を抑制する分子は免疫チェックポイント分子とよばれ，がんの微小環境では免疫チェックポイント分子によってがんに対する有効な免疫反応が阻害されている．免疫チェックポイント阻害剤とよばれる抗CTLA-4抗体，抗PD-1抗体によるがん治療の成功は，がん特異的T細胞の刺激シグナルと抑制シグナルを操作することで，より効果の高いがん治療を開発できる可能性を示す．本章では，がん免疫に関して最近注目されている共刺激分子，共抑制分子について解説する．

Keyword

◆ 共刺激分子　◆ 共抑制分子　◆ 免疫チェックポイント

はじめに

　長年の基礎研究および臨床研究によって，がん免疫において重要な役割を担うのはCD8を発現する細胞傷害性T細胞 cytotoxic T lymphocyte（CTL，キラーT細胞）およびCD4を発現するヘルパーT細胞 helper T cell（Th）であり，とくにがんの周囲にはがん抗原に強く反応するT細胞がさまざまな割合で浸潤していることが明らかにされた．現段階ではメラノーマ（悪性黒色腫）など一部のがんに限られているが，適切に活性化させた腫瘍浸潤T細胞の強力な抗腫瘍効果は，腫瘍浸潤リンパ球療法の臨床試験で証明されている[1]．

　T細胞〔異物やがんの排除を担うエフェクターT細胞およびエフェクターT細胞活性を抑制する制御性T細胞（Treg）〕の活性化には，少なくとも2つのシグナルが必要である．1つは，抗原提示細胞上の主要組織適合遺伝子複合体（MHC）に提示された抗原ペプチドとT細胞受容体（TCR）が結合して，TCRからT細胞内に送られるシグナル（シグナル1）である．しかし，シグナル1のみではT細胞は十分に活性化されず，むしろアナジー（免疫不応答）の状態になる．T細胞の完全な活性化にはもう1つのシグナルとして補助刺激（シグナル2）が必須であり，シグナル2を担う分子は共刺激分子とよばれる．一方，T細胞には活性化状態をクールダウンするための分子（共抑制分子）も存在する．そして，これらのシグナルバランスによって，多様な状況下でのT細胞反応が緻密に制御されている．

　がん免疫においてもこれらの機構が関与しており，がんを攻撃するがん特異的エフェクターT細胞，Tregのいずれも，共刺激分子，共抑制分子からのシグナルの影響を強く受けている．こうした機構はT細胞が体内に侵入した異物をすみやかに排除する一方で，過剰な反応や遷延する反応により生体を傷害したり，自己免疫反応を起こしたりすることを防ぐ

ために重要である.

　近年, 免疫恒常性を保つために T 細胞反応を抑制する分子群を免疫チェックポイント分子とよぶことがある[2]. そして, がんの微小環境では免疫チェックポイント分子のはたらきによって, がん特異的 T 細胞による有効な免疫反応が惹起されにくくなっている. そこで, こうした T 細胞反応の抑制を解除するツールとして最初に開発されたのが, 抗 CTLA-4 (cytotoxic T lymphocyte-associated antigen-4) 抗体[3]と抗 PD-1 (programmed cell death-1) 抗体[4]である. とくに, 抗 PD-1 抗体は臨床試験において多種にわたるがんへの高い効果を示したことより, 画期的ながん治療薬として注目を集めている.

　T 細胞の抑制シグナルの1つ, たとえば, CTLA-4 シグナルや PD-1 シグナルを遮断するだけで高い抗腫瘍効果を発揮したこと, さらに, 抗 CTLA-4 抗体と抗 PD-1 抗体を同時に投与する臨床試験で示された相加的がん治療効果[5]は, 最近の腫瘍免疫研究の方向性にも大きく影響している. 生体内のあらゆる T 細胞反応を制御している共刺激分子と共抑制分子のなかから, がんに対する T 細胞反応に強く関与しているものを同定して, 抗体などで刺激ないしは阻害するという戦略が進められている. しかし, ほかの共刺激分子や共抑制分子を操作した際に抗 CTLA-4 抗体や抗 PD-1 抗体のときと同様の相加的がん治療効果が生じるのか, 副作用はどうなるのか, という点については, 今後, 丹念に検討されるべきである.

　本章では, 最近の研究においてがん免疫に関与することが示された共刺激分子, 共抑制分子について, 将来的な臨床応用の可能性も含めて解説する.

15-1 ▪ がん免疫と免疫チェックポイント分子を介した免疫抑制

　進行期メラノーマに対する大量 IL-2 療法や腫瘍浸潤リンパ球療法で散見される劇的な奏効例は, がん患者体内のがん特異的 T 細胞を適切に活性化することで, がんを治癒しうる可能性を示す. しかし, がん特異的 T 細胞が存在するにもかかわらず, 通常, 腫瘍は増大を続けるという事実は, がん特異的 T 細胞の活性化, 増殖を持続的に抑制する因子の存在を示唆する. とくに, T 細胞の機能を直接に抑制している共抑制分子の作用は重要と考えら

Keyword 解説

- **共刺激分子**: ナイーブ T 細胞が抗原提示細胞などから抗原提示を受けて活性化される場合, T 細胞受容体 (TCR) を介した抗原ペプチド-主要組織適合遺伝子複合体 (MHC) 複合体からの刺激 (シグナル1) のほかに, 補助刺激 (シグナル2) が必要であり, この補助刺激を T 細胞に伝える T 細胞表面分子のこと. おもに抗原提示細胞に発現するそれぞれに特異的なリガンドとの結合により T 細胞へ補助刺激を伝達する.
- **共抑制分子**: 共刺激分子と同様に T 細胞表面に発現し, 抗原提示細胞などさまざまな細胞に発現する特異的リガンドとの結合により, T 細胞の不活性化やアポトーシスなどを誘導するシグナルを伝達する分子. 現在, 共抑制分子の一部は免疫チェックポイント分子としてがん治療の標的となっている.
- **免疫チェックポイント**: 自己組織への免疫反応や外来異物に対する過度の免疫反応を抑制して免疫恒常性を保つための免疫抑制機構. がんに対する免疫反応にも強くはたらいている.

れる．腫瘍環境で作用している共抑制分子からのシグナルを解除してがん特異的T細胞を生体内で活性化し，がんを拒絶させるという戦略の妥当性を示す最近の基礎研究結果がある．

　筆者らは，メラノーマ転移組織の周囲に浸潤しているがん特異的CTLはPD-1をバイオマーカーとして抽出でき，*in vitro*で十分に活性化，増殖させることが可能であることを発見した（図15-1）．共抑制分子の代表であるPD-1が有用なT細胞のバイオマーカーとなることは，一見，逆説的であるが，腫瘍環境におけるがん特異的CTLの選択的抑制状況，持続的抑制状況をよく反映している．つまり，がん特異的T細胞が腫瘍に反応することで活性化マーカーとしてPD-1が発現し，PD-1がメラノーマ組織に発現しているPD-L1と結合することによってがん特異的T細胞が機能不全となる状況を表している．さらに，最近の研究では，同様の共抑制分子と考えられているTIM-3（T cell immunoglobulin and mucin domain-3），LAG-3（lymphocyte activation gene-3）をマーカーにしてもメラノーマ組織に浸潤しているがん特異的CTLを抽出できること，これらのマーカーによって抽出されるがん特異的CTLのなかには最も強い抗腫瘍活性をもつ，変異タンパク質特異的CTLも含まれていることが明らかにされた[6, 7]．これは，がんに浸潤し，がん拒絶の鍵を握るがん特異的CTLには多数の共抑制分子が同時かつ選択的に作用していることを示す．こうした結果は，がん特異的CTLに作用する共抑制分子の解除，そして，おそらく共刺激分子の活性化ががん拒絶につながる可能を強く示唆している．

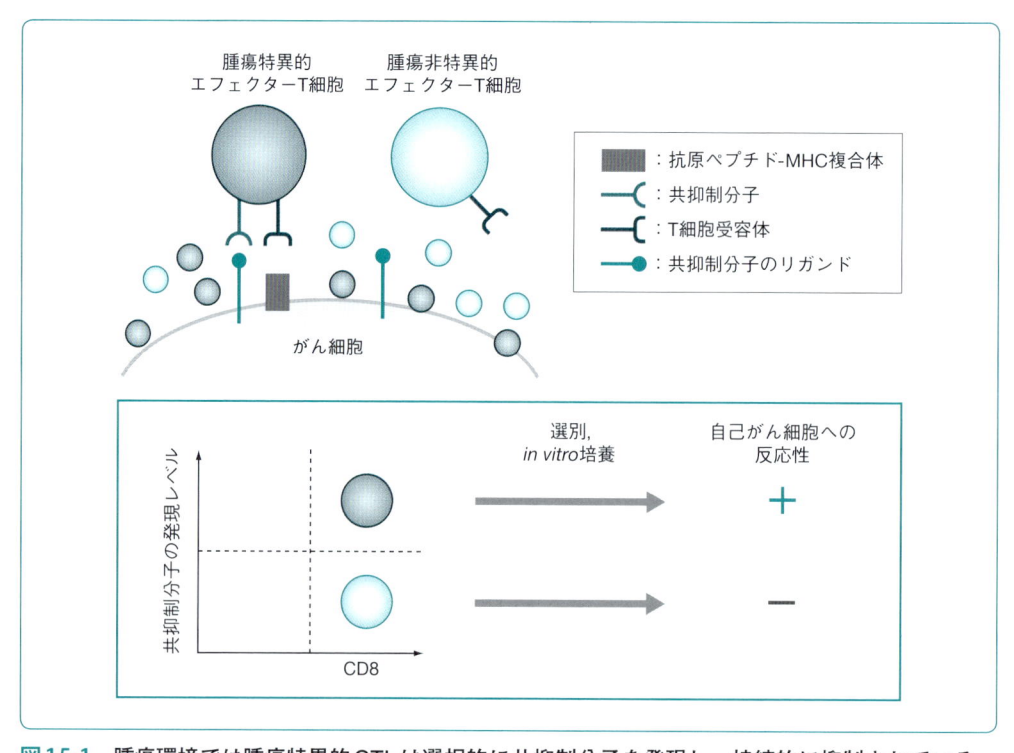

図15-1　腫瘍環境では腫瘍特異的CTLは選択的に共抑制分子を発現し，持続的に抑制されている
メラノーマ転移組織の周囲に浸潤しているメラノーマ特異的CTLは，PD-1，TIM-3，LAG-3などの共抑制分子をマーカーとして抽出可能であり，*in vitro*で培養すると活性化，増殖し，強い抗メラノーマ活性を回復する．抗PD-1抗体はこうした抑制を生体内で解除することで，高い抗腫瘍効果を発揮する．

15-2 ■ がん免疫に関与する共刺激分子，共抑制分子

つぎに，がんに対するT細胞反応に関係する共刺激分子，共抑制分子で，最近注目されているものについて，エフェクターT細胞とTregそれぞれへの作用ごとに解説する（表15-1）．共刺激分子，共抑制分子とそのリガンドの関係を，がん特異的ナイーブT細胞が抗原提示細胞から抗原提示を受けて活性化，増殖をはじめる誘導相（p.124, 図15-2），活性化，増殖したがん特異的T細胞がんに集積して攻撃する効果相（p.125, 図15-3）に分けて示す．

❶ CD28ファミリー

1) CTLA-4

CTLA-4は，定常状態のT細胞には発現されていないが，エフェクターCD4$^+$T細胞およびエフェクターCD8$^+$T細胞の活性化に伴ってダイナミックに発現される共抑制分子である[8]．そのリガンドはおもに抗原提示細胞に発現されるCD80，CD86であり，これらは代表的な共刺激分子であるCD28のリガンドでもある．CD28は特異抗原を認識したエフェクターT細胞を活性化するが，CTLA-4はその活性化によって発現が誘導され，圧倒的に高い結合親和性によってCD80と結合してCD28と競合し，かつ抑制シグナルをエフェクターT細胞に伝達する．TregにはCTLA-4は恒常的に発現されており，その抑制機能を担っている．Treg上のCTLA-4は，抗原提示細胞上のCD80，CD86に対する逆シグナルによって，抗原提示細胞の機能を減弱させたり，直接にエフェクターT細胞の機能を減弱させたりする．

CTLA-4の強力な免疫抑制作用は，CTLA-4ノックアウトマウスが全身性の自己免疫疾患を呈し，生後2カ月で死亡することからも示唆される．抗CTLA-4抗体は，がん治療の目的で使用され，明らかな効果が認められた初めての免疫チェックポイント阻害剤である．その作用点はおもに，がん免疫の誘導相のエフェクターT細胞およびTregと考えられている（図15-2）．実際，抗CTLA-4抗体の投与後はエフェクターT細胞の活性化が誘導され，また，

表15-1 がん免疫に関与するおもな共刺激分子，共抑制分子とその作用

分子	リガンド	Teff 発現制御	Teff 細胞機能への影響*	Treg 発現制御	Treg 細胞機能への影響*
CTLA-4	CD80, CD86	刺激で誘導	↓	恒常的に発現	↑
PD-1	PD-L1	刺激で誘導	↓	恒常的に発現	↑
ICOS	ICOSL	刺激で誘導	↑	恒常的に発現	↑
TIGIT	CD155	刺激で誘導	↓	恒常的に発現	↑
CD27	CD70	恒常的に発現	↑	恒常的に発現	↑
4-1BB	4-1BBL	刺激で誘導	↑	—	—
OX40	OX40L	刺激で誘導	↑	恒常的に発現	↓
GITR	GITRL	刺激で誘導	↑	恒常的に発現	↓
CD226	CD155	恒常的に発現	↑	—	—
BTLA	HVEM	恒常的に発現	↓	—	—
TIM-3	ガレクチン-9	刺激で誘導	↓	恒常的に発現	↑
LAG-3	MHCクラスⅡ	刺激で誘導	↓	刺激で誘導	↑

＊がんに対する免疫反応を増強するシグナルを緑色矢印，減弱するシグナルを黒色矢印で示す．
Teff：エフェクターT細胞，Treg：制御性T細胞．

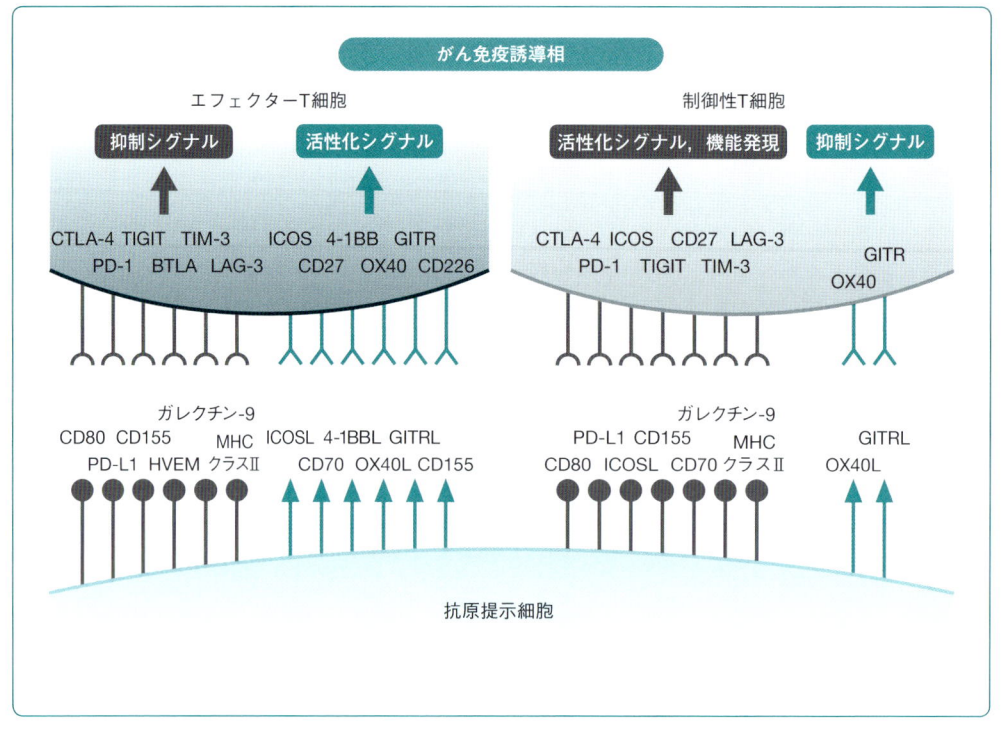

図15-2 がん免疫誘導相に関与するおもな共刺激分子，共抑制分子

リンパ節などで抗原提示細胞に提示されたがん抗原を，がん特異的T細胞がT細胞受容体（TCR）によって認識する（シグナル1）．その際，補助刺激（シグナル2）を担う分子（共刺激分子，共抑制分子）とそのリガンドのおもなものを示す．がんに対する免疫反応を増強するシグナルを緑，減弱するシグナルを黒で示す．

所属リンパ節や腫瘍内の Treg の数が減少することが動物モデルやヒト検体の解析結果から報告されている[9,10]．

　CD80, CD86はすでに述べたとおり，おもに抗原提示細胞上に発現される CD28, CTLA-4 のリガンドであるが，最近，CD80 が PD-L1 との相互作用によって T 細胞機能を抑制することが明らかにされた[11]．したがって，実際には抗原提示細胞や T 細胞に発現されたこれらの分子が双方向性にシグナルを送りながら，免疫反応を複雑に制御している可能性がある．

2) PD-1

　PD-1は，エフェクターCD4$^+$ T 細胞およびエフェクターCD8$^+$ T 細胞の活性化に伴ってダイナミックに発現される共抑制分子であり[12]，その代表的なリガンドはおもに抗原提示細胞や腫瘍細胞に発現される PD-L1 である．PD-L1 は TCR で抗原を認識して活性化したエフェクターT 細胞が放出するサイトカイン，インターフェロン-γ（IFN-γ）により腫瘍上にダイナミックに発現される．したがって，腫瘍特異的 T 細胞が腫瘍を攻撃する効果相において，PD-1 と PD-L1 の結合による T 細胞の抑制が強くはたらく．実際，がんに浸潤するがん抗原特異的 CTL は選択的に PD-1 による抑制を受けていることが明らかにされた[13]．PD-1 は Treg には恒常的に発現されており，その分化や機能維持を担うことが示唆されている．CTLA-4と同様，PD-1ノックアウトマウスでは，腎炎，関節炎，心筋炎など多彩な自己免疫疾患が自然発生することが知られている．

　抗 PD-1抗体は抗 CTLA-4抗体についで臨床応用された免疫チェックポイント阻害剤であ

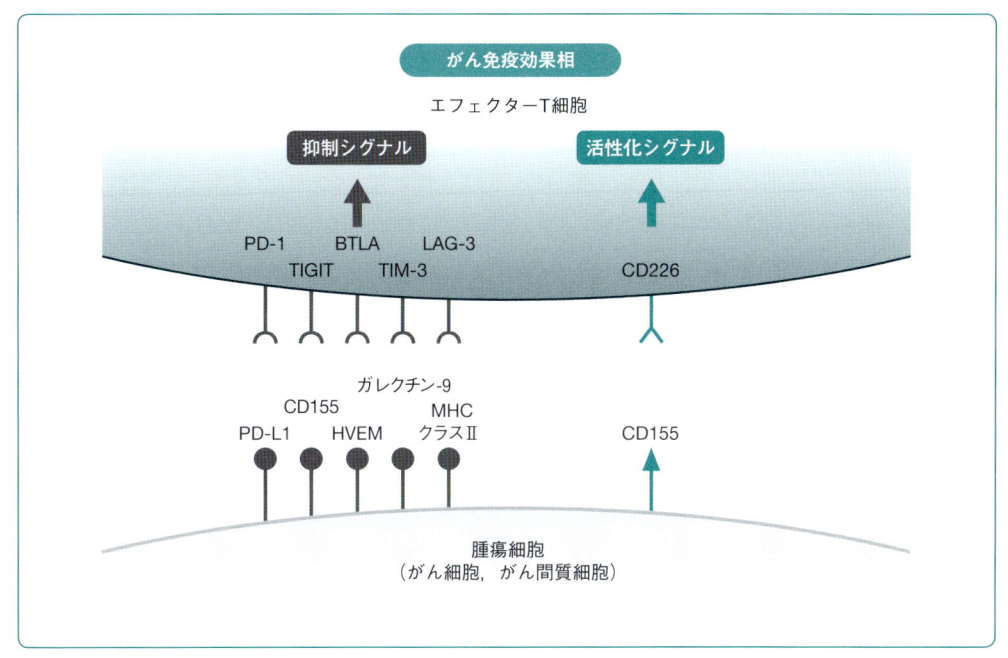

図15-3 がん免疫の効果相に関与するおもな共刺激分子，共抑制分子
抗原提示を受けたあとに活性化，増殖したエフェクターT細胞が腫瘍に浸潤し，がん細胞が提示するがん抗原をT細胞受容体（TCR）で認識して攻撃する際に作用する共刺激分子，共抑制分子とそのリガンドのおもなものを示す．がんに対する免疫反応を増強するシグナルを緑，減弱するシグナルを黒で示す．

る．その作用はおもにがん免疫の効果相におけるがん特異的エフェクターT細胞の活性化と考えられている．ヒトのがんに対する臨床試験では，抗PD-1抗体の単独投与がメラノーマをはじめとする多種のがんに対して持続する抗腫瘍効果を示した．さらに，メラノーマに対する抗CTLA-4抗体を併用した臨床試験では，奏効率40％という高い効果が報告されている．

PD-L1はPD-1のリガンドの1つであり，すでに述べたとおり，おもに抗原提示細胞上や腫瘍細胞上に発現される．腫瘍拒絶に重要なCTLが発現するPD-1に結合してその機能を抑制する．実際にメラノーマ，卵巣がん，膵がんなど多数のがんにおいてPD-L1発現が予後不良と相関するという報告がみられる[14-16]．抗PD-L1抗体も現在，臨床応用されており，いまのところ奏効率は抗PD-1抗体にやや劣るものの，同様の臨床効果が報告されている[17]．抗PD-L1抗体は腫瘍に結合するため，PD-1-PD-L1結合阻害以外にも，抗体依存性細胞傷害（ADCC）活性による直接の抗腫瘍効果を期待した抗体の開発が進められている．

3) ICOS

ICOS（inducible T cell co-stimulator）は，エフェクターCD4^+T細胞およびエフェクターCD8^+T細胞の活性化に伴って発現される共刺激分子である[18]．そのリガンドはおもに抗原提示細胞に発現されるICOSLであり，ICOSLは炎症性サイトカインによって上皮系細胞にも発現される．ICOSはCD28と同様にエフェクターT細胞に刺激シグナルを入れ，このシグナルはとくにTh2反応の惹起に重要とされる．がん免疫に関しては，最近，免疫チェックポイント阻害剤の抗CTLA-4抗体による治療を受けたメラノーマ患者の末梢血中にCD4^+ICOS^{hi}T細胞が増加し，この細胞の発現頻度が高いほど患者の予後が良いとの報告がある[19]．一方，ICOSはTregには恒常的に発現されており，その抑制機能を担うことが

示唆されている．大量 IL-2 療法を受けたメラノーマ患者では，無効例において，末梢血中の ICOS$^+$ Treg の増加が顕著であったとする報告もある[20]．ICOS による刺激シグナルは，エフェクター T 細胞，Treg の両方を活性化するため，がん免疫増強の目的においては，エフェクター T 細胞の ICOS のみを効率よく刺激する工夫が必要と考えられる．

4) TIGIT

TIGIT〔T cell immunoglobulin and ITIM (immunoreceptor tyrosine-based inhibitory motif) domain〕は，エフェクター CD 4$^+$ T 細胞およびエフェクター CD 8$^+$ T 細胞の活性化に伴ってダイナミックに発現される共抑制分子である[21]．そのおもなリガンドは抗原提示細胞や腫瘍細胞に高発現される CD 155 であり，これは後述する共刺激分子 CD 226 のリガンドでもある．CD 226 はエフェクター T 細胞を活性化するが，TIGIT は CD 226 と比較して圧倒的に高い結合親和性によって CD 226 と競合し，かつ抑制シグナルをエフェクター T 細胞に伝達する．TIGIT は Treg には恒常的に発現されており，Treg の抑制機能を担っている．Treg のなかで，TIGIT$^+$ 画分は Th 1 と Th 17 を選択的に抑制する特殊なサブセットであるとする報告もある[22]．

CD 226，TIGIT，および CD 155 の関係は，CD 28，CTLA-4，および CD 80，CD 86 との関係に類似している．そして，CD 155 は PD-L1 のように腫瘍細胞に高発現されている．したがって，TIGIT-CD 155 結合の阻害は，抗 CTLA-4 抗体，抗 PD-1 抗体と同様の抗腫瘍効果を示す可能性が示唆されてきた．最近，マウスモデルにおいて，抗 PD-L1 ブロッキング抗体と抗 TIGIT ブロッキング抗体の共投与が強い相乗効果を示すことが報告された[23]．さらにヒトメラノーマ組織内では末梢血中と比較して，CD 8$^+$ T 細胞上の TIGIT の発現レベルが上昇し，CD 226 の発現レベルは低下していることが明らかにされた[24]．この TIGIT/CD 226 不均衡は，がん特異的 CTL の効果相における重要な抑制機構のひとつである可能性がある．これらより抗 TIGIT ブロッキング抗体は第三の免疫チェックポイント阻害剤の候補として注目されている．

❷ TNF 受容体スーパーファミリー

1) CD27

CD 27 は，エフェクター CD 4$^+$ T 細胞およびエフェクター CD 8$^+$ T 細胞に恒常的に発現される共刺激分子で，そのリガンドはおもに T 細胞や抗原提示細胞の活性化に伴って発現される CD 70 である[25,26]．CD 27 シグナルは，エフェクター T 細胞の活性化，増殖，生存を促す．一方で，Treg にも恒常的に発現されており，その活性化や抑制機能の維持に関与している．担がん CD 27 ノックアウトマウスでは，担がん野生型マウスと比較して，腫瘍所属リンパ節内や腫瘍内の Treg の数が有意に減少しており，腫瘍発育が遅延する[27]．ICOS と同様，CD 27 による刺激シグナルはエフェクター T 細胞，Treg をともに活性化するため，がん免疫増強の目的においては，エフェクター T 細胞の CD 27 のみを効率よく刺激する工夫が必要と考えられる．

2) 4-1BB

4-1BB は，エフェクター CD 4$^+$ T 細胞およびエフェクター CD 8$^+$ T 細胞の活性化に伴って発現される共刺激分子で，そのリガンドはおもに T 細胞や抗原提示細胞の活性化に伴って発現される 4-1BBL である[25,26]．4-1BB の T 細胞活性化シグナル経路は CD 28 シグナル

とは独立している．4-1BB シグナルはエフェクター T 細胞に抗アポトーシス遺伝子を誘導することで，T 細胞活性化後のアポトーシスを抑制したり，CTL の活性を増強したりする．抗 4-1BB 刺激抗体は多くの動物モデルにおいて，単独ないしはほかの抗体との併用で強い抗腫瘍効果を示すことがわかっており，臨床応用に向けた準備が進められている．また，最近，人工抗原受容体〔キメラ抗原受容体(CAR)〕を患者の T 細胞に遺伝子導入して，体外で増殖させてから投与するという遺伝子治療が開発され，一部のリンパ腫などで劇的な効果を示し話題となっている．この人工抗原受容体には，4-1BB 由来の細胞内シグナルドメインが使用されており，これによって T 細胞の活性や生存を向上させている．

3) OX40

OX40 は，エフェクター CD4$^+$ T 細胞およびエフェクター CD8$^+$ T 細胞の活性化に伴って発現される共刺激分子であり，そのリガンドはおもに T 細胞や抗原提示細胞の活性化に伴って誘導される OX40L である[25,26]．OX40 の刺激シグナルは，エフェクター T 細胞に活性化，生存，増殖，サイトカイン産生を促す．Treg には恒常的に発現されており，その発生や機能に関与している．多くの動物モデルにおいて，抗 OX40 刺激抗体が強い抗腫瘍効果を示すことが報告されている．興味深いことに，この抗体はエフェクター T 細胞の活性化と同時に Treg の機能を減弱することがわかっており，臨床応用に向けた準備が進められている．

4) GITR

GITR (glucocorticoid-induced TNFR-related gene) は，エフェクター CD4$^+$ T 細胞およびエフェクター CD8$^+$ T 細胞に低いレベルで恒常的に発現されており，活性化によって発現が上昇する共刺激分子である．そのリガンドは抗原提示細胞や内皮細胞に恒常的に発現されている GITRL である[25,26]．GITR シグナルは，エフェクター T 細胞の活性化，増殖，アポトーシス抑制を促す．一方で，Treg には恒常的に発現されており，GITR シグナルはその抑制機能を減弱させる．多くの動物モデルにおいて，抗 GITR 刺激抗体がエフェクター T 細胞の活性化，Treg の抑制機能の減弱を介して抗腫瘍効果を発揮することがわかっており，臨床応用に向けた準備が進められている．

❸ その他

1) CD226

CD226 は，エフェクター CD4$^+$ T 細胞およびエフェクター CD8$^+$ T 細胞に恒常的に発現されている共刺激分子で，そのリガンドはすでに述べた TIGIT と共通の，抗原提示細胞や腫瘍細胞に高発現されている CD155 である[21]．CD226 シグナルはエフェクター T 細胞を活性化させるが，その活性化に伴って発現が誘導される TIGIT によって CD226 シグナルは阻害される．最近の報告では，TIGIT は CD226 と競合するだけでなく，CD226 に直接結合してシグナル産生を阻害することが示された[23]．CD226 ノックアウトマウスでは CTL や NK 細胞を介した抗腫瘍反応が減弱することが報告されており[28]，CD226 シグナルの腫瘍免疫における重要性を示唆している．CD226 を十分に活性化するために，その強力な阻害因子である TIGIT を阻害するという戦略での研究が進んでいる．

2) BTLA

BTLA (B and T lymphocyte attenuator) は，CD28 ファミリーに分類されることもある，エ

フェクターCD4$^+$T細胞およびエフェクターCD8$^+$T細胞に恒常的に発現される共抑制分子であり，そのリガンドはおもに活性化T細胞や抗原提示細胞に発現されるHVEM (herpes virus entry mediator)である[29]．BTLAシグナルは，エフェクターT細胞の増殖を抑制し，サイトカイン産生の抑制をもたらす．しかし，HVEMと結合する分子はBTLAのほかにもCD160（共抑制分子），LIGHT (lymphotoxin-like, exhibits inducible expression, and competes with herpes simplex virus glycoprotein D for HVEM, a receptor expressed by T lymphocytes. 共刺激分子)，リンホトキシンα（共刺激分子）があり，T細胞，抗原提示細胞などのあいだで両方向性のシグナルを送りながら互いの機能を複雑に制御している．最近，メラノーマ患者の末梢血中のメラノーマ抗原特異的CTLには健常人よりも高いレベルのBTLAが発現されていることおよびヒトメラノーマ組織のほとんどはHVEMを発現していることが報告された[30]．そして，メラノーマ上のHVEMは直接，BTLAを介してメラノーマ特異的CTLの活性を抑制しており，BTLAをブロックすることでCTL活性が増強することが明らかにされた．

3) TIM-3

TIM-3 (T cell immunoglobulin and mucin domain-3)は，エフェクターCD4$^+$T細胞およびエフェクターCD8$^+$T細胞の活性化に伴って発現される共抑制分子である[31]．また，腫瘍環境では樹状細胞や単球など骨髄系細胞にも高発現され，自然免疫応答を負に制御することも知られている．そのリガンドは炎症に伴って放出される糖タンパク質，ガレクチン-9である．TIM-3シグナルはエフェクターT細胞のサイトカイン産生を抑制したり，アポトーシスを誘導したりする．最近，腫瘍に浸潤する腫瘍特異的CTLにPD-1とともに選択的に発現されていることが明らかにされた[6]．また，制御性T細胞には恒常的に発現されており，TIM-3を発現するサブセットは強い抑制機能をもつと報告されている．動物モデルでは抗TIM-3ブロッキング抗体単独による抗腫瘍効果と抗PD-1抗体との相乗効果が示されている[32]．

4) LAG-3

LAG-3 (lymphocyte activation gene-3)はエフェクターCD4$^+$T細胞およびエフェクターCD8$^+$T細胞の活性化に伴って発現される共抑制分子であり，MHCクラスⅡと結合する[33]．MHCクラスⅡは抗原提示細胞に恒常的に発現されるほか，IFN-γ曝露によってそれ以外の組織にも発現されるため，腫瘍局所ではPD-1-PD-L1結合のような抑制機構としてはたらいている可能性がある．実際，TIM-3と同様，腫瘍に浸潤する腫瘍特異的CTLにPD-1とともに選択的に発現されていることが明らかにされた[6]．LAG-3シグナルには不明な点が多いが，エフェクターT細胞の活性化を抑制することがわかっている．制御性T細胞にも活性化に伴って発現され，その抑制機能に関与している．動物モデルではPD-1シグナルとLAG-3シグナルを同時に阻害すると抗腫瘍効果が増強することが示されている[34]．

➡ おわりに

免疫チェックポイント阻害剤（抗PD-1抗体，抗CTLA-4抗体）を投与した患者にみられる奏効例は，患者体内の適切な抗原特異性をもったT細胞を適切に活性化すれば，がんを拒絶できるという可能性を強く示した．しかし，現状では，自己反応性T細胞を同時に活性化することによる副作用の問題，および無効例が存在するという問題（適切なT細胞活性化が得られない）の克服が大きな課題となる．本章で紹介した共刺激分子，共抑制分子へのシ

グナル操作を症例ごとに適切に行うことができれば，免疫チェックポイント阻害療法の抗腫瘍効果の増強，および副作用の軽減が可能であると考える．

文献

1) Rosenberg SA and Dudley ME：Curr Opin Immunol, 21：233-240, 2009.
2) Pardoll DM：Nat Rev Cancer, 12：252-264, 2012.
3) Hodi FS, et al.：N Engl J Med, 363：711-723, 2010.
4) Topalian SL, et al.：N Engl J Med, 366：2443-2454, 2012.
5) Wolchok JD, et al.：N Engl J Med, 369：122-133, 2013.
6) Gros A, et al.：J Clin Invest, 124：2246-2259, 2014.
7) Robbins PF, et al.：Nat Med, 19：747-752, 2013.
8) Pentcheva-Hoang T, et al.：Immunol Rev, 229：67-87, 2009.
9) Simpson TR, et al.：J Exp Med, 210：1695-1710, 2013.
10) Hodi FS, et al.：Proc Natl Acad Sci U S A, 105：3005-3010, 2008.
11) Butte M, et al.：Immunity, 27：111-122, 2007.
12) Francisco LM, et al.：Immunol Rev, 236：219-242, 2010.
13) Inozume T, et al.：J Immunother, 33：956-964, 2010.
14) Hino R, et al.：Cancer, 116：1757-1766, 2010.
15) Hamanishi J, et al.：Proc Natl Acad Sci U S A, 104：3360-3365, 2007.
16) Nomi T：Clin Can Res, 13：2151-2157, 2007.
17) Brahmer JR, et al.：N Engl J Med, 366：2455-2465, 2012.
18) Leung J and Suh WK：Immune Netw, 14：265-276, 2014.
19) Carthon BC, et al.：Clin Cancer Res, 16：2861-2871, 2010.
20) Sim GC, et al.：J Clin Invest, 124：99-110, 2014.
21) Chan CJ, et al.：Curr Opin Immunol, 24：246-251, 2012.
22) Joller N, et al.：Immunity, 40：569-581, 2014.
23) Johnston RJ, et al.：Cancer Cell, 26：923-937, 2014.
24) Chauvin JM, et al.：J Clin Invest, 125：2046-2058, 2015.
25) Schaer DA, et al.：J Immunother Cancer, 2：7, 2014.
26) Croft M, et al.：Trends Immunol, 33：144-152, 2012.
27) Claus C, et al.：Cancer Res, 72：3664-3676, 2012.
28) Iguchi-Manaka A, et al.：J Exp Med, 205：2959-2964, 2008.
29) Cai G and Freeman GJ：Immunol Rev, 229：244-258, 2009.
30) Derre L, et al.：J Clin Invest, 120：157-167, 2010.
31) Anderson AC：Curr Opin Immunol, 24：213-216, 2012.
32) Ngiow SF, et al.：Cancer Res, 71：3540-3551, 2011.
33) Shin DS and Ribas A：Curr Opin Immunol, 33C：23-35, 2015.
34) Woo SR, et al.：Cancer Res, 72：917-927, 2012.

III

治療への応用

16 遺伝子操作 T 細胞療法
―CAR-T 遺伝子治療を中心に―

小澤敬也

Summary

急性リンパ性白血病,慢性リンパ性白血病や悪性リンパ腫などの B 細胞性腫瘍に対する新規治療法として,最近,養子免疫遺伝子療法のアプローチが脚光をあびている.これは遺伝子操作 T 細胞療法の 1 つで,T 細胞の腫瘍ターゲティング効率を高めるため,CD19 抗原を認識するキメラ抗原受容体(CAR)を発現させた患者 T 細胞を体外増幅して輸注するという方法である.CAR の構造は,抗体の Fab 部分を単鎖抗体のかたちで利用し,それと共刺激シグナル発生ユニットおよび CD3ζ 鎖を連結したもので,HLA 非拘束性に標的抗原を認識することができる.米国を中心に,難治性 B 細胞性腫瘍に対して CD19-CAR-T 遺伝子治療の臨床試験が実施され,優れた治療成績が得られている.

Keyword

- CAR-T 遺伝子治療
- TCR 遺伝子治療
- サイトカイン放出症候群(CRS)

➡ はじめに

　遺伝子治療の対象疾患としては,遺伝性疾患にかぎらず,がんや難治性慢性疾患といった後天性疾患など,さまざまなものが検討されている.これまで全世界で実施されている遺伝子治療のプロトコルのなかで,がんに対する遺伝子治療の臨床試験が過半数を占めている.しかし,有効性という点では,がんの遺伝子治療は必ずしも明瞭な成果を上げていなかった.そのなかで,急性リンパ性白血病 acute lymphoblastic leukemia (ALL),慢性リンパ性白血病 chronic lymphocytic leukemia (CLL),悪性リンパ腫などの B 細胞性腫瘍に対する新規治療法として,CD19 抗原を認識するキメラ抗原受容体 chimeric antigen receptor (CAR) を発現させた患者 T 細胞を体外増幅して輸注するという遺伝子治療(CAR-T 遺伝子治療)が,最近,大きな脚光をあびている.これは,養子免疫療法の有効性を高めることを狙った遺伝子操作 T 細胞療法 engineered T cell therapy の 1 つで,T 細胞の腫瘍ターゲティング効率を高めるために開発された新しい遺伝子治療法である.T 細胞に抗体分子を組み合わせたユニークなアイデアであり,T-body 法ともよばれている.

　本章では,B 細胞性腫瘍を対象とした CAR-T 遺伝子治療の開発状況を中心に概説する.

16-1 ▪ CAR-T 遺伝子治療の基本コンセプト

　がん患者自身の T 細胞を体外培養により大量に増やし,患者に戻すという養子免疫療法〔リンホカイン活性化キラー細胞 lymphokine activated killer cell (LAK)療法〕が,以前,積極

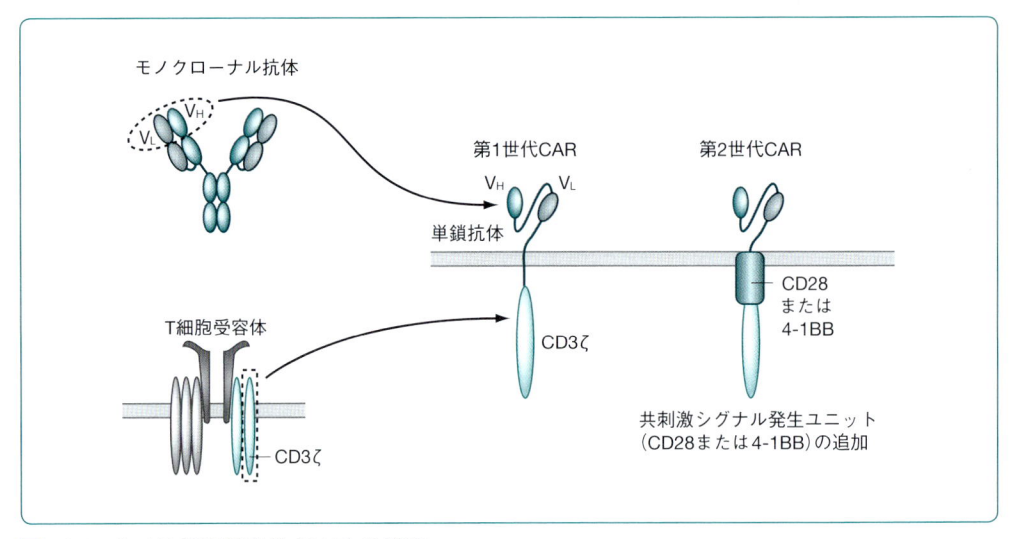

図16-1　キメラ抗原受容体（CAR）の構造
共刺激シグナル発生ユニットを1つ含んだものが第2世代CARとよばれている．

的に試みられていたが，十分な治療効果が得られなかった．その後，同様の目的で，腫瘍浸潤リンパ球 tumor-infiltrating lymphocyte（TIL）が用いられた．TIL は腫瘍に集積する性質があり，抗腫瘍活性が強いと考えられたためである．実際に TIL を取り出し，増幅して投与する TIL 療法がメラノーマ（悪性黒色腫）患者において試みられたところ，LAK 療法よりは有効性が高いことが報告されている．しかし，TIL 療法は煩雑であり，一般化するには至っていない．

そこで，遺伝子操作により T 細胞の腫瘍ターゲティング効率を高めるストラテジーの臨床開発が最近進んでいる．ターゲティングの方法としては，抗体分子を含んだ CAR を患者 T 細胞に発現させる方法が注目されている．B 細胞性腫瘍の場合，標的となる腫瘍細胞の表面抗原の1つである CD19抗原（B 細胞の分化抗原）に対する抗体の Fab 部分を単鎖抗体のかたちで利用し，それと CD3ζ 鎖のキメラ分子（キメラ抗原受容体）を T 細胞に発現させる方法である[1,2]（図16-1，図16-2）．この第1世代の CAR を用いた場合は，*in vitro* では抗腫瘍活性が認められたものの，*in vivo* では効果が不十分であった．そこで，つぎの段階とし

Keyword解説

◆ **CAR-T 遺伝子治療**：がん関連抗原を認識するキメラ抗原受容体（CAR）を発現させた患者 T 細胞を体外増幅して輸注する養子免疫遺伝子療法．抗体を利用して特異性を付与し，有効性を高めた遺伝子操作 T 細胞療法の1つ．

◆ **TCR 遺伝子治療**：がん関連抗原を認識する T 細胞受容体（TCR）を遺伝子クローニングし，それを発現させた患者 T 細胞を体外増幅して輸注する養子免疫遺伝子療法で，特異性を高めた遺伝子操作 T 細胞療法の1つ．

◆ **サイトカイン放出症候群（CRS）**：遺伝子操作 T 細胞療法を行った場合，活性化 T 細胞から放出されるサイトカインが引き起こす治療初期の副作用であり，発熱，低血圧，さまざまな神経症状などが出現する．この治療にはトシリズマブの投与が有効である．

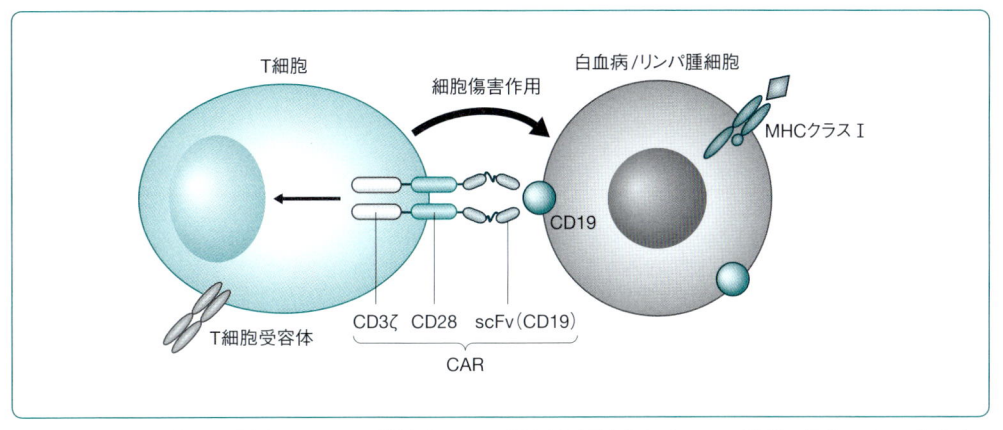

図16-2 CD19抗原に対するCARの構築とCD19抗原を標的としたCAR発現T細胞による白血病/リンパ腫細胞の傷害

て，増殖シグナル/活性化シグナルが効率よく伝わるように，CD28やCD137（4-1BB）などの共刺激シグナル発生ユニットを組み合わせた第2世代のCARが開発された．これによって，in vivoでも抗腫瘍効果がみられるようになり，現在の臨床試験では，一般に，第2世代のCARが用いられている．ちなみに，複数の共刺激シグナルを発生するようにしたものは第3世代のCARとよばれている．

16-2 ◆ CAR-T遺伝子治療とTCR遺伝子治療

　腫瘍ターゲティング効率を高めるための遺伝子操作T細胞療法のもう1つのストラテジーとして，腫瘍特異的なT細胞受容体T cell receptor（TCR）を患者T細胞に発現させて，それを体外増幅して輸注するという方法がある．この場合，腫瘍特異性の高いTCRの遺伝子をクローニングし，そのTCRのα鎖およびβ鎖をT細胞に発現させる．このようなTCR遺伝子治療では，HLA拘束性のため，特定のHLAをもつ患者に対象が限定されてしまうこと，がん細胞ではHLAの発現が消失している場合があること，対象となる腫瘍抗原のペプチド・プロセシングがうまくいかない場合があること，また，遺伝子導入により発現させた外来性TCRと内在性TCRとのミスペアリングの問題（自己免疫反応が惹起される懸念）を未然に防ぐために内在性TCRの発現を抑えることが望ましく，複雑な技術が必要となることなど，課題点が多い（図16-3A）．

　一方，CAR-T遺伝子治療の場合は，このような問題点はないものの，標的が細胞表面抗原に限定され（図16-3B），B細胞性腫瘍の場合のCD19抗原のような，適当な標的分子を見いだすことは容易でない．なお，TCR遺伝子治療の場合は，細胞内の腫瘍関連抗原を標的とすることができる．

　CAR-T遺伝子治療のその他の特徴としては，TCRに比べて標的抗原に対する親和性が高く，標的抗原の発現レベルがきわめて低い細胞も破壊していくものと想定されていることがあげられる．このことは，予想外の副作用の発生につながる可能性があることを示しており，臨床試験では十分に注意する必要がある．また，CAR-T遺伝子治療の場合は，標的抗原が

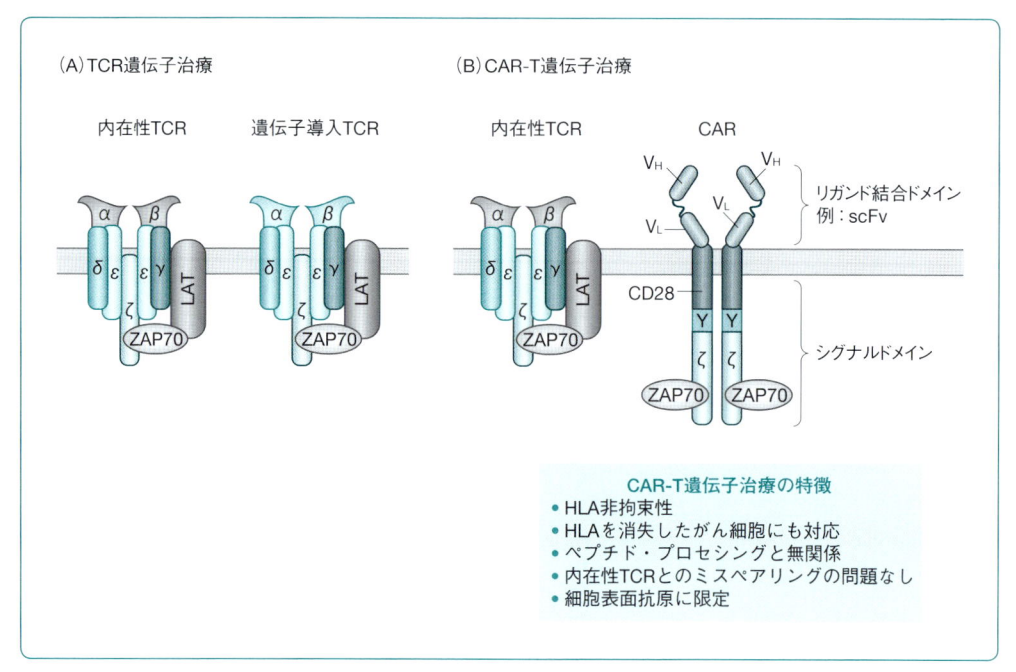

図16-3　遺伝子操作T細胞療法のためのストラテジー
(A) 特定のHLA上に提示された腫瘍抗原ペプチドを認識するTCRをT細胞に発現させる方法．(B) 腫瘍細胞の表面抗原を認識するCARをT細胞に発現させる方法．

タンパク質である必要はなく，糖鎖構造なども標的となりうることも特徴としてあげることができる．

16-3 ▪ B細胞性腫瘍に対するCAR-T遺伝子治療の臨床試験

　CD19抗原を認識するCAR発現T細胞を用いた養子免疫遺伝子療法（図16-4）の臨床試験は，おもに米国のいくつかの施設で実施されており，対象疾患としてはCLLが最初に取り上げられ，最近ではALLでの臨床試験が中心となってきている．

　米国メモリアルスローンケタリング癌センター（MSKCC）の難治性CLLを対象とした臨床試験[3]では，制御性T細胞（Treg）のはたらきをあらかじめ抑えておくことをおもな目的にシクロホスファミドの前投与が行われた評価可能な症例4例のうち，1例で有効，2例でSD（stable disease）という有望な結果が得られた．また，米国ペンシルバニア大学のグループは，CLLの3症例と少数ではあるが，2例で完全寛解（CR），1例で部分寛解（PR）という明瞭な効果を報告し，脚光をあびた[4,5]．興味深いことに，輸注したCAR発現T細胞の体内での増幅（1,000倍以上）と長期間にわたる持続的検出（6カ月以上）が観察されている．これは，標的のCLL細胞によりCAR発現T細胞が体内で刺激を受けつづけていたことを示している．

　なお，両グループの手法には若干の相違があり，MSKCCでは共刺激シグナル発生ユニットとしてCD28が用いられ，遺伝子導入法としてはレトロウイルスベクターが使われている[6]．

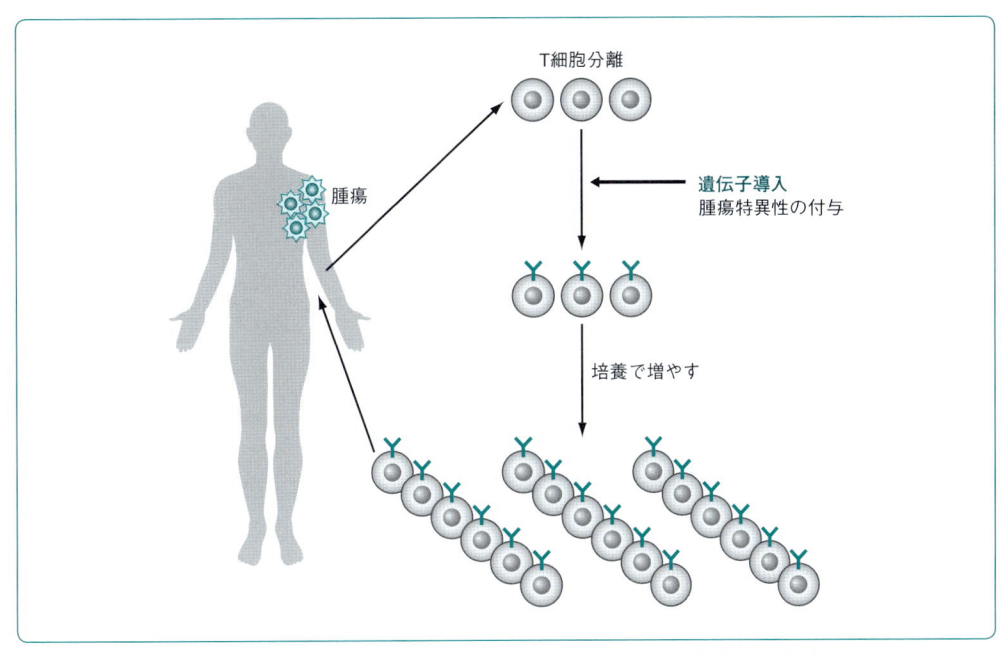

図16-4 キメラ抗原受容体（CAR）を発現させたT細胞による養子免疫遺伝子療法

一方，ペンシルバニア大学ではCD137（4-1BB）[7]とレンチウイルスベクターが用いられている．レンチウイルスベクターのほうが優れた方法であるが，大量作製は簡単ではない．また，T細胞への遺伝子導入では，レトロウイルスベクターによる白血病発生の報告はなく，造血幹細胞が標的の場合と違って，挿入変異に基づくがん化の問題はほとんどないと考えられている．

　ALLを対象としたCD19-CAR-T遺伝子治療の臨床試験についても，両グループが治療成績を報告している．MSKCCでは，まず，難治性の成人ALLの5例すべてで有効性を確認している[8]．彼らは，成人ALLの場合は，治癒を目指すには同種造血幹細胞移植が必要であると考えており，CD19-CAR-T遺伝子治療は寛解状態で移植に持ち込むためのブリッジ役と位置づけている．その後，症例数を増やし，16例の難治性ALLにおいてCD19-CAR-T遺伝子治療を実施し，88%の症例で完全寛解が得られたことを報告している[9]．ペンシルバニア大学では，難治性の小児ALLの2例でCD19-CAR-T遺伝子治療の効果を確認している[10]．ただし，そのうちの1例は再発しており，その段階で白血病細胞のCD19抗原陰性化という興味深い観察をしている．同グループはその後，30症例（小児25例，成人5例）の難治性ALLでのCD19-CAR-T遺伝子治療の成績を報告しているが，27例（90%）で完全寛解が得られている[11]．

　いずれのグループでも，ALLのほうがCLLに比べて明瞭な治療効果を認めている．CAR-T遺伝子治療は免疫療法であることから，進行がゆっくりであるCLLのほうが，白血病細胞の増殖力が強いALLよりも対象疾患として適していると当初は考えられていた．予想外の結果が出た理由は必ずしも明らかではない．

　その他，B細胞性非ホジキンリンパ腫を対象としたCD19-CAR-T遺伝子治療の臨床開発も行われている．治療効果はALLとCLLの中間くらいになるのではないかと思われる．米

国では，国立癌研究所（NCI）[12]やベイラー医科大学で，B細胞性非ホジキンリンパ腫を対象とした臨床試験が実施されている．わが国では，自治医科大学で臨床研究が2015年にスタートした．

16-4 CAR-T遺伝子治療の副作用と対策

CAR-T遺伝子治療の初期の副作用としては，サイトカイン放出症候群 cytokine-release syndrome（CRS）が問題となる．これは，T細胞の活性化に伴い放出されるサイトカインが引き起こす副作用であり，発熱，低血圧，さまざまな神経症状などが出現する．CRSが出現した場合は，ヒト化抗IL-6受容体抗体のトシリズマブ（アクテムラ®）の投与が有効である[9]．なお，その効果が不十分な場合はステロイドパルス療法が試みられるが，その場合は投与したT細胞も破壊されてしまうため，その後のCAR-T遺伝子治療の効果が期待できなくなる．CRSの発生については，もう1つの副作用である腫瘍崩壊症候群と同様に，腫瘍量と相関すると考えられている．これらの初期の副作用を未然に防ぐ対策としては，腫瘍量をあらかじめ減らしておくほか，CAR-T細胞の輸注量を分けて投与することが推奨されている[13]．たとえば，1/3量のCAR-T細胞をまず投与して様子をみて，問題なければ次の日に残りの2/3量を輸注するという慎重な投与法である．

CD19抗原を標的としたCAR-T遺伝子治療の場合の後期の毒性としては，正常B細胞も破壊されてしまうため，血清免疫グロブリンが低下してくることがあげられる．そこで，必要に応じて免疫グロブリンの補充療法が行われる．なお，CD19-CAR-T細胞により造血幹細胞が破壊されてしまうことはないため，いずれは正常B細胞が回復してくるものと考えられ，そのような動物実験の結果も報告されている．

16-5 CAR-T遺伝子治療の今後の展開

CAR-T遺伝子治療の今後の課題としては，どの共刺激シグナルが最適であるか，どの第3世代のCARがより優れているのかなど，CARの構築に関する検討が必要である．また，別の目的の遺伝子をCAR遺伝子と組み合わせるストラテジーなども今後の開発の方向性である．その他，遺伝子操作T細胞のはたらきを強化した場合には，安全性確保のために自殺遺伝子の搭載も検討されている[14]．

対象疾患については，CD19抗原以外の治療標的に関する検討が今後の大きな課題である．CD19抗原は非造血系正常組織における発現がないため，B細胞以外の正常組織の傷害がなく，安全性が高い．現在，急性骨髄性白血病や多発性骨髄腫などに対するCAR-T遺伝子治療の開発が進められているが，どの抗原を治療標的にするかが鍵を握っている．固形がんに対するCAR-T遺伝子治療については，造血器腫瘍の場合に比べて有効性が劣るのではないかと考えられており，何らかのプラスαの工夫が必要である．

その他，免疫チェックポイント阻害剤をCAR-T遺伝子治療と組み合わせていく治療法も期待されている．

⇒ おわりに

　従来のがん遺伝子治療の効果がそれほど明瞭でなかったのに対し，B 細胞性腫瘍，とくに難治性 ALL において，CAR-T 遺伝子治療が予想以上に優れた治療成績を示したため，このような治療法に大きな注目が集まっている．既存の治療法では限界のあった難治性がんに対して，ブレークスルーとなる先端治療法として開発が進むことを期待したい．

文　献

1) Park JH and Brentjens RJ：Discov Med, 9：277-288, 2010.
2) Sadelain M, et al.：Cancer Discov, 3：388-398, 2013.
3) Brentjens RJ, et al.：Blood, 118：4817-4828, 2011.
4) Kalos M, et al.：Sci Transl Med, 3：95-73, 2011.
5) Porter DL, et al.：N Engl J Med, 365：725-733, 2011.
6) Brentjens RJ, et al.：Clin Cancer Res, 13：5426-5435, 2007.
7) Milone MC, et al.：Mol Ther, 17：1453-1464, 2009.
8) Brentjens RJ, et al.：Sci Transl Med, 5：177ra38, 2013.
9) Davila ML, et al.：Sci Transl Med, 6：224ra25, 2014.
10) Grupp SA, et al.：N Engl J Med, 368：1509-1518, 2013.
11) Maude SL, et al.：N Engl J Med, 371：1507-1517, 2014.
12) Kochenderfer JN, et al.：J Clin Oncol, 33：540-549, 2015.
13) Ertl HC, et al.：Cancer Res, 71：3175-3181, 2011.
14) Hoyos V, et al.：Leukemia, 24：1160-1170, 2010.

17 iPS細胞技術を用いたがん抗原特異的T細胞のクローニングと再生
―他家移植の系で使えるT細胞製剤の開発に向けて―

河本　宏　　前田卓也　　増田喬子

Summary

がんの免疫療法はこの数年で大きく進展した．免疫チェックポイント阻害剤やがん抗原を標的にしたT細胞受容体を用いた養子免疫療法が一部のがんに有効であることは，がん抗原に特異的なT細胞を自由自在に操ることができれば，がんを制御できる可能性を示している．本章では，iPS細胞技術をがん抗原特異的T細胞のクローニングに用いるという新たな戦略を提案する．この戦略の大きな利点は，他家移植の系への応用が可能なことである．筆者らの戦略ではT細胞がクローンであるために他家移植が可能である点を論じ，その実現に向けてのT-iPS細胞バンクの構想を紹介する．さらに，臨床応用に向けての具体的な戦略について述べる．

Keyword

- iPS 細胞
- リプログラミング
- 核移植
- 山中因子

17-1 ▪ T細胞をうまく使えばがんを治すことができる

❶ 抗CTLA-4抗体と抗PD-1抗体

この数年でがんの免疫細胞療法は大きな進展をみせた．その1つが，"免疫抑制にかかわるシグナルの阻害"という方法である．免疫チェックポイント阻害剤などとよばれ，おもにモノクローナル抗体が使われる．抗 CTLA-4抗体[1]や抗 PD-1抗体[2]の投与あるいは両者を併用で投与[3]というかたちで，すでに何種類かの固形がんに対する有効性が実証されており，さらにいろいろながん種へ適応を広げた臨床試験が進められている．これらは抗体療法ではあるが，両者とも細胞傷害性 T 細胞 cytotoxic T lymphocyte（CTL）によるがん細胞の殺傷を増強させる作用を期待して用いられており，CTL 活性化療法ともいえる．簡便で汎用性が高い方法ではあるが，がん抗原に非特異的な活性化を誘導するため，自己免疫疾患を引き起こすという構造的な問題を抱えている．

❷ T細胞を用いた細胞療法

もう1つの有効な方法は，CTL そのものを活性化して投与する方法である．S. A. Rosenberg らは，メラノーマ（悪性黒色腫）患者に対して，腫瘍に浸潤するリンパ球〔tumor-infiltrating lymphocyte（TIL）〕を取り出し，活性化してから体内に戻すという治療を30年近く前から行っている[4]．ここ数年，Rosenberg らがおもに行っているのは，化学療法を施行したうえで致死量の放射線を全身照射し，その後に自家幹細胞移植を行うという，前処置を施す方法であ

る．前処置によりいったんリンパ球を激減させ，それにより，のちに投与されるTILを増えやすくするというのが狙いである．非常に侵襲的な治療法であるが，成績は大変よく，治療を行った転移性メラノーマ患者において70％で反応が認められ，長期生存例（事実上の治癒に近い例）の率は40％に達している[5]．一方，がん抗原に特異的なT細胞受容体（TCR）遺伝子を患者の末梢血中のT細胞に導入して，T細胞にがんに対する特異性を付与するという方法も進められており[6]，一定の効果があがっている．

17-2 ▪ リプログラミング技術を利用したT細胞のクローニング

❶ iPS細胞技術によるT細胞のクローニングと再生

　すでに述べたように，抗原非特異的な活性化では自己免疫疾患の誘発という副作用を避けられない．一方，抗原特異的なCTLががんに対して有効であることは明らかであるが，侵襲的な前処置や遺伝子治療が施されている．それならば，抗原特異的なCTLを選択的に増幅すればいいと思うかもしれないが，それがそう簡単ではない．生体内で抗原特異的なCTLを増やそうとワクチンを用いて刺激しても，その効果は限定的である．体外で抗原ペプチドなどを用いて刺激する方法でも，抗原特異的CTLはなかなか安定して増えない．増えたとしても，すぐに死ぬかあるいは疲弊して機能が減弱する．だからこそ，すでに述べたような侵襲性の高い前処置や遺伝子導入法などを用いるしかなかったのである．

　筆者らは，もしT細胞のクローニングと再生を自由自在に行うことができればこの問題は解決すると考え，リプログラミング（初期化）技術を用いてクローニングを行うというアプローチを用いることにした（図17-1）．筆者らは，以前は核移植技術を用いてT細胞からES細胞を作製する研究を行っていたが[7]，iPS細胞技術の登場以後は初期化にiPS細胞技術を用いている．iPS細胞の段階であればほぼ無限に増やすことができるので，そこから順次，T細胞を分化誘導すれば，新鮮なT細胞をいくらでも産生することができる．

Keyword解説

- **iPS細胞**：体細胞に山中因子とよばれる複数の転写因子をコードする遺伝子を発現させることなどにより作製される多能性幹細胞．胚性幹細胞（ES細胞）とほとんど同質の細胞である．2006年に山中伸弥らにより初めてマウスiPS細胞が報告され，2007年にはヒトiPS細胞が報告された．
- **リプログラミング**：体細胞からiPS細胞がつくられるとき，遺伝子発現の状態が未分化な状態に戻り，多能性を獲得する．この過程をリプログラミングという．日本語では初期化という言葉が用いられる．
- **核移植**：核を除去した細胞に別の細胞の核を移植すること．体細胞の核を取り出し，それを脱核した未授精卵に移入すると，体細胞由来の核はリプログラミングされ，その細胞は発生を開始する．このようにしてできた動物をクローン動物という．1962年にJ. B. Gurdonがアフリカツメガエルで成功し，1996年にI. WilmutとK. H. S. Campbellがヒツジで成功した．
- **山中因子**：体細胞をリプログラミングする因子として山中伸弥らが特定した4つの転写因子（Oct3/4, Sox2, Klf4, c-Myc）を指す．

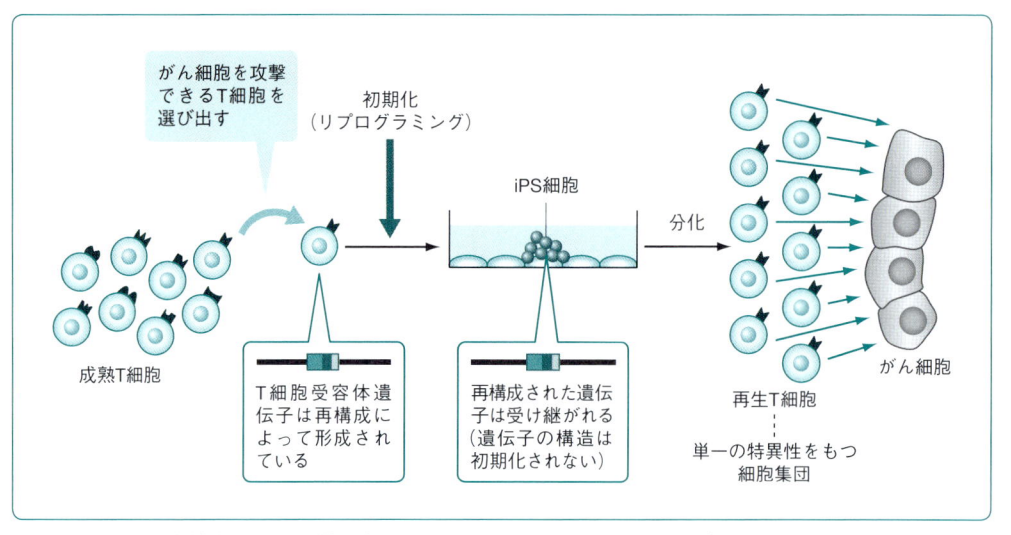

図17-1　iPS細胞技術を用いた抗原特異的T細胞の再生戦略のコンセプト
がん抗原特異的T細胞からiPS細胞を作製すると，そのiPS細胞には再構成されたT細胞受容体（TCR）遺伝子のゲノム構造が受け継がれる．そのiPS細胞からT細胞を分化誘導すると，すべてがもとのT細胞と同じ反応性をもつT細胞になる．

❷ コンセプトの実証

　筆者らは，まず，メラノーマに特有の MART-1 抗原に特異的な CTL から iPS 細胞（MART-1-T-iPS 細胞）を作製した[8]（図17-2A，巻頭写真1）．実験に利用した細胞は，米国国立衛生研究所（NIH）でメラノーマ患者から分離され，培養されたものである．初期化の効率を上げるため，山中因子のほかに SV40 という因子も用いた．遺伝子導入にはセンダイウイルスをベースにしたベクターを用いた．つぎに，作製した MART-1-T-iPS 細胞から T 細胞を分化誘導した（図17-2B）．40日ほどの培養により T 細胞が大量に得られた．この再生 T 細胞は，ほぼすべてが MART-1 抗原を認識する TCR を発現しており（巻頭写真2），がん抗原が存在するときだけ標的細胞に反応した（図17-2C）．

17-3 ▪ 他家移植への応用

❶ クローンとして扱えばT細胞は他家移植に使える

　上でふれたケースは，もとの細胞を患者から採取し，再生して戻すという自家移植の戦略である．しかし，自家移植の場合，医療費が高くなる，時間がかかる，iPS 細胞や再生 CTL の質がばらつくなどの問題がある．そこで，筆者らは，再生 CTL を他人に投与するという戦略を考えた．しかし，歴史的にみると，T 細胞は他家移植にはほとんど使われてこなかった．そのおもな理由は，移入した T 細胞がレシピエントを攻撃する，すなわち，移植片対宿主病 graft vs host disease（GVHD）を起こす危険性があるからである．T 細胞は多様な反応性をもつ細胞集団であることから，なかにはレシピエントの HLA などに反応してしまう，いわゆるアロ反応性 T 細胞が存在しており，それらが GVHD を起こすのである（p.144, 図17-3A）．
　いい換えれば，もし T 細胞を完全にクローンとして増やし，その T 細胞がレシピエント

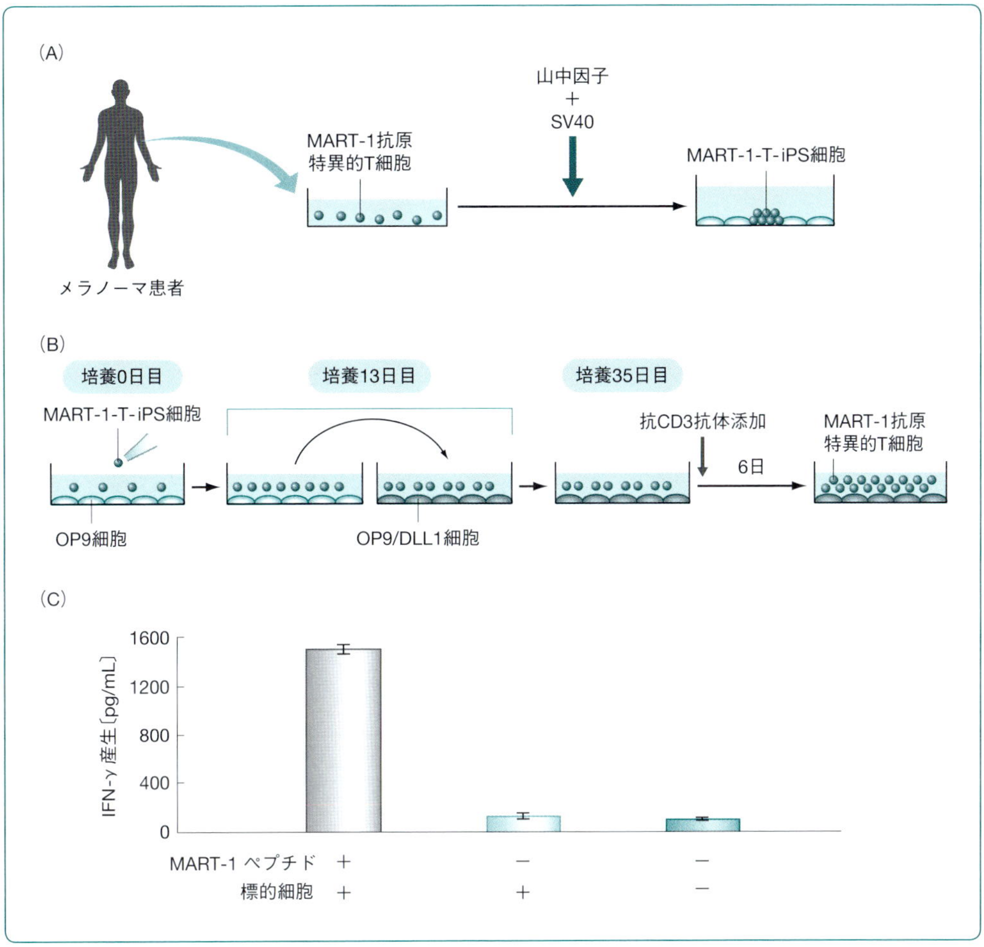

図17-2 iPS細胞技術を用いたMART-1抗原特異的T細胞の再生
(A) MART-1抗原特異的T細胞からiPS細胞（MART-1-T-iPS細胞）の作製．メラノーマ患者から分離された細胞傷害性T細胞（キラーT細胞）を材料にし，この細胞に山中因子とSV40の遺伝子を導入し，iPS細胞を作製した．SV40はアカゲザルから分離された腫瘍ウイルスがコードするタンパク質で，細胞に導入した場合，その細胞を不死化させる作用をもつ．遺伝子の導入にはセンダイウイルスをベクターとして用いた．センダイウイルスベクターで導入した遺伝子はゲノムに組み込まれないので，遺伝子を傷つけることなくiPS細胞を作製できる．(B) MART-1-T-iPS細胞からMART-1抗原特異的T細胞の再生．iPS細胞を2種類のフィーダー細胞（OP9細胞，OP9/DLL1細胞）と順次共培養した．培養35日目の細胞に抗CD3抗体を添加して刺激を加えた．(C) 再生したMART-1抗原特異的T細胞に標的細胞（EBウイルスでがん化したB細胞）およびMART-1ペプチドを添加し，24時間後に培養上清中のIFN-γをELISA法で測定した．

[Vizcardo R, et al.：Cell Stem Cell, 12：31-36, 2013を一部改変]

に対してアロ反応性がないことが確認できれば，そのT細胞を投与しても問題はないはずということになる．実は，T細胞のクローニング法については随分前に樹立されている．たとえば，TCRの刺激やサイトカインの添加で長期培養しているとT細胞は不死化する．しかし，T細胞は生体で細胞としてはたらくのだから，不死化したような異常な細胞を生体に入れるのは好ましくない．また，現実問題として，長期培養後のT細胞は機能が低下しており，臨床では使い物にならない．

ここで紹介したT-iPS細胞技術を用いてクローニングした場合，iPS細胞の段階でほぼ無限に増やすことができるので，何度も分化誘導することにより新鮮なCTLを必要なだけ得ることができる．そして，それはクローンであるため他家移植で使うことができる（図17-3B）．

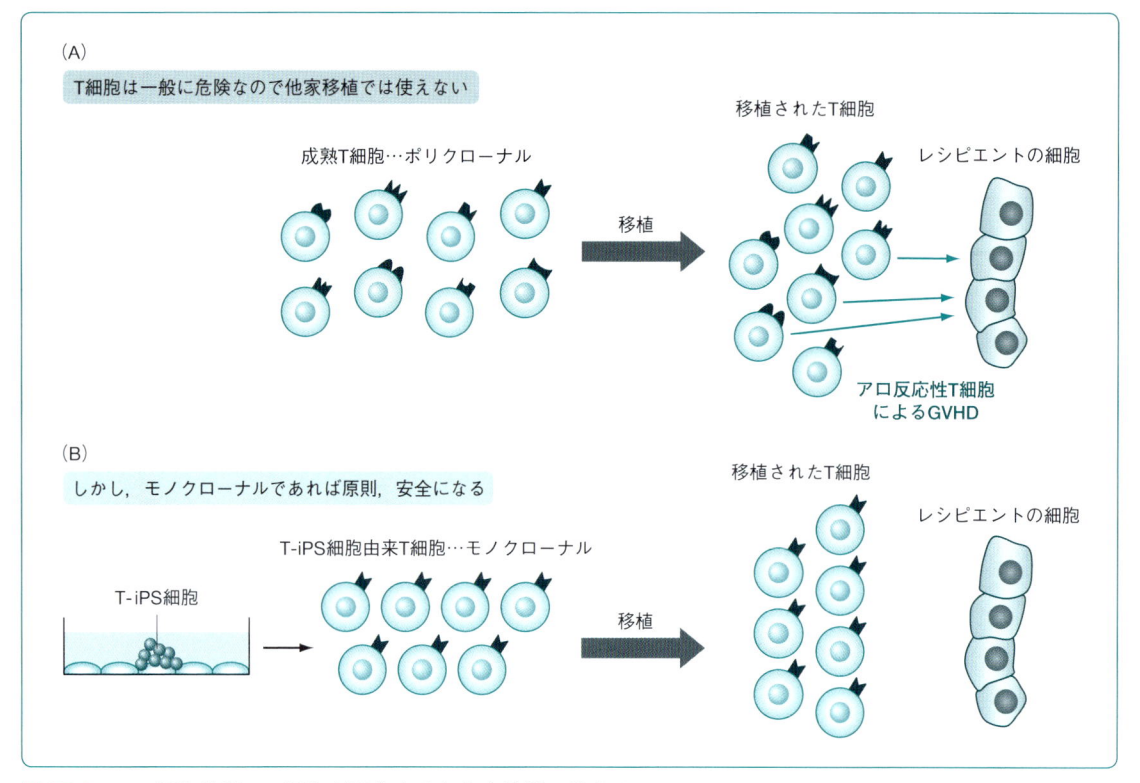

図17-3 iPS細胞技術でT細胞を再生すると他家移植に使える

T細胞を細胞集団としてみると，いろいろな反応性の細胞を含んでいる．同じ反応性をもつ細胞はそれぞれ小さな集団を形成しており，クローンとよばれる．T細胞全体はそれらが複数混ざった状態なので，ポリクローナルと表現される．(A) ポリクローナルなT細胞を他人に移植した場合，それらのなかには一定の割合でレシピエントの細胞に反応するものが存在する．それらはアロ反応性T細胞とよばれ，移植片対宿主病（GVHD）を引き起こすため，T細胞の他家移植は原則として行われてこなかった．(B) しかし，T-iPS細胞から再生したCTLのような単一の反応性の（モノクローナルな）細胞集団であれば，それらがアロ反応性を示さないことを確認しさえすれば他家移植に用いることができる．

❷ T-iPS細胞バンクの構想とその利点

　筆者らは，他家移植の系を実現するため，T-iPS細胞バンクを設立するという構想を抱いている（図17-4）．たとえば，健常人から特定のがん抗原に対するT-iPS細胞を作製し，再生CTLの機能を検定したうえで，そのT-iPS細胞をバンクとして凍結保存する．再生CTLも凍結保存しておけば，同じHLAのヒトが同じがん抗原を発現するがんになった場合，解凍して即座に使えることになる．HLAハプロタイプがホモのヒトからT-iPS細胞を作製すれば，HLAハプロタイプがヘテロのヒトにも使えるので，汎用性の高いクローンをつくることができる．こうすれば，患者ごとにiPS細胞をつくる必要がなくなるので，コストを大幅に削減できる．また，有効性を検定済みの細胞を使うことができるので，投与細胞の品質が保証されるという利点もある．さらに，患者にとっては，診断確定後，すみやかに免疫細胞療法が受けられるようになることも利点である．

　この戦略ではさらに，投与する細胞ががん化するリスクを回避できるという利点もある．これは，投与する細胞は他人の細胞であるため，マイナー組織適合抗原の不一致によりいずれは拒絶されるからである．再生医療分野において，多くの場合，再生組織は移植後，一生涯機能することが求められるが，免疫細胞療法の場合はその必要がなく，最終的に拒絶され

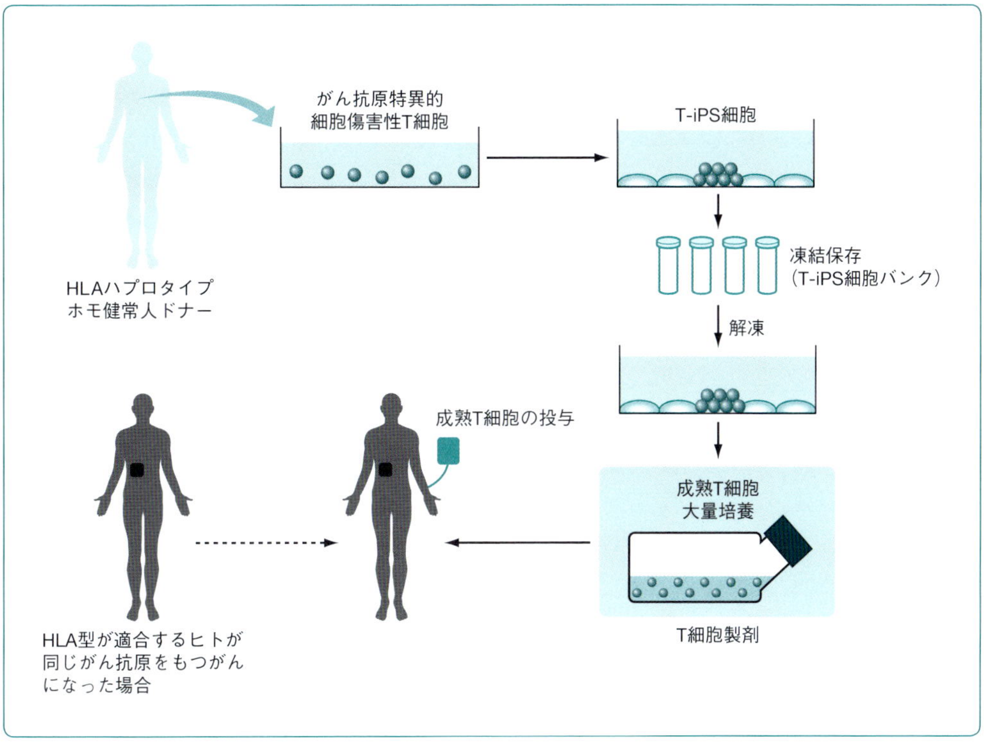

図17-4　T-iPS細胞バンク構想
HLAハプロタイプホモの健常人からあるがん抗原に特異的な細胞傷害性T細胞（キラーT細胞）を誘導し，その細胞傷害性T細胞からT-iPS細胞を作製する．そのT-iPS細胞から再生したT細胞の有効性を確認したうえで，T-iPS細胞をつぎつぎと凍結保存してT-iPS細胞バンクを確立する．同じHLAハプロタイプをホモあるいはヘテロでもつヒトが同じがん抗原を発現するがんになった場合に使うことができ，迅速に使用することができる，コストを下げることができる，品質が保証されているという利点もある．さらに，他人のT細胞はいずれ拒絶されるであろうから，移入した細胞ががん化するという危険性を回避できるという利点もある．

ることがむしろ利点とみなせる．

17-4 ▪ 臨床応用へ向けての留意点

① 抗原と対象疾患の選び方

　すでにメラノーマに特有に発現する MART-1抗原の例については示した．メラノーマは悪性度が高い一方，免疫原性も高く，免疫療法のよい対象となってきた．すでに述べたように，免疫チェックポイント阻害剤も著効している[1-3]．ほかにはどんな種類のがんが対象になるのだろうか．当然，免疫チェックポイント阻害剤が効果を示すがんということになるだろう．抗PD-1抗体が効いたとされる肺がんや腎がん[2]はよい対象と考えられる．抗PD-1抗体はいろいろながん種に有効であるという報告が出されつつあるので，今後も候補となるがん種は増えるだろう．

　筆者らはそれらのがん種のなかで，WT1抗原，NY-ESO-1抗原，LMP2抗原などのよく知られているがん抗原を発現している場合は，それらはよい標的抗原として使えると考えている．また，複数のがん抗原を発現する場合は，それらに対する複数のがん抗原特異的 CTL

を混合して移入するほうが，がん細胞の逃避を防ぐ効果が高くなると考えられる．

さらに，がん固有の変異抗原を標的にすることも可能である．がん細胞の多くはそのがん細胞にしかない変異を蓄積している．がんのおおもとの細胞は1つであり，すなわち，がん細胞はクローンであるため，おおもとの時点で蓄えられた変異はすべてのがん細胞が保持している．実際，多くのがんにおいて，発現しているタンパク質にアミノ酸の置換をきたすような変異は数百個あるとされており[9]，それらはがん固有の変異抗原とみなすことができる．抗CTLA-4抗体が効いた例と効かなかった例を比べると，がん固有の変異抗原の総数に差があったという報告もある[10]．ここでは詳述しないが，この変異抗原を標的とする戦略を再生T細胞療法に応用することは可能と考えている．ただし，この方法ではパーソナル医療になるため，これを他家移植の系で行ったとしてもコストはある程度かかることになるだろう．

2 起こりうる副作用

抗原非特異的に免疫を活性化する戦略では，自己免疫反応などの副作用が避けられないことはすでに述べた．一方，抗原特異的に免疫を活性化する戦略では，そのような副作用は原理的には回避できる．では，抗原特異的に免疫を活性化する戦略では副作用はまったくなくなるかというと，そうはいかない．

多くのがん抗原は，がんだけでなく，正常な細胞にも少しは発現している．たとえば，メラノーマ関連抗原はメラニン産生細胞に発現していることが多いので，これらを標的にしたTCR遺伝子導入法では，白斑，視力障害などの副作用が出ることがある[11]．また，WT1抗原は造血幹細胞や腎臓の一部の細胞に発現していることが知られている．がん細胞のほうがはるかに大量にWT1抗原を発現している場合は，がん細胞だけを選択的に殺傷することが可能であると考えられるが，有効な治療法であればあるほど抗原の選び方には注意が必要となる．

がん固有の変異抗原の場合，上で述べたような副作用は，理論的には起こらないはずである．ただし，変異によって生じた新しいアミノ酸配列が，ほかの正常タンパク質のなかにたまたま存在する可能性もある．また，いかなるTCRでも予期せぬ交差反応性を示すことはあ

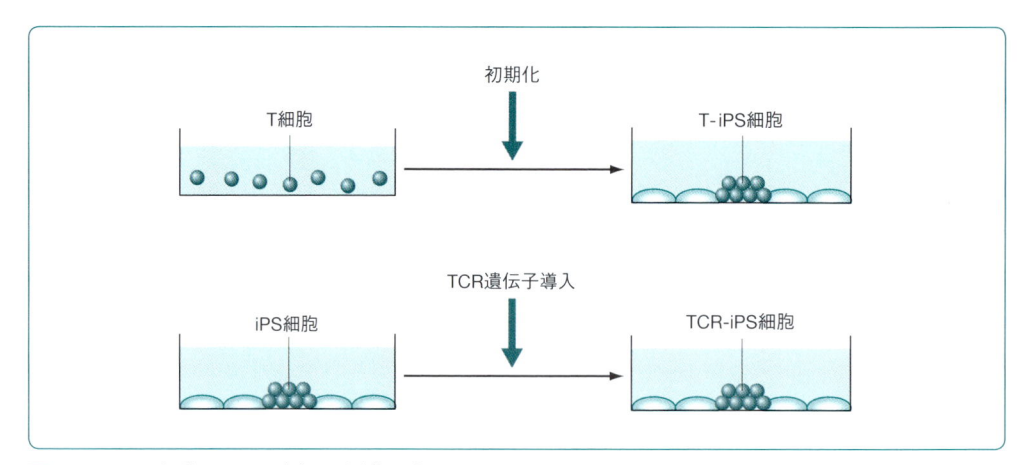

図17-5 iPS細胞にTCR遺伝子を導入する

抗原特異的T細胞は誘導できているのに，そこからiPS細胞化するステップがうまくいかないときなどは，TCR遺伝子をクローニングしてiPS細胞に導入するという方法が可能である．できあがったものは厳密には同じでないが，図17-1に示した原理でいえば同様の効果が期待できる．この方法を用いれば，すでに安全性や有効性が確立されたTCR遺伝子をiPS細胞に導入することも可能である．

りうる．では，体中にもともとある TCR を使う，すなわち患者から TCR を採取して用いるのであれば大丈夫だろうか．自らの体内にも自己反応性 TCR が存在しうるから必ずしも安全とは限らないが，リスクはかなり減らせるだろう．まとめると，抗原特異的に免疫を活性化する戦略でも副作用は起こりうるので，抗原や TCR の選び方は慎重に行う必要がある．

❸ TCR遺伝子導入法というオプション

　これまで自家移植と他家移植の話をしてきた．どちらも T 細胞から iPS 細胞をつくるという方法で T 細胞のクローニングをすると述べたが，実は，同じ効果を期待できる方法がある．それは，TCR 遺伝子を iPS 細胞に導入するという方法である（図17-5）．この方法は，たとえば，抗原特異的 CTL は末梢血から増幅できているのに，iPS 細胞化がうまくいかないといった場合に使えるだろう．すなわち，増幅した CTL から TCR 遺伝子をクローニングして，レンチウイルスなどのベクターに入れて iPS 細胞に導入すればよい．用いるプロモーターにもよるが，導入された TCR 遺伝子は，通常は分化誘導過程で早期に発現するため，内因性の TCR 遺伝子の再構成をいわゆる対立遺伝子排除の機構によって抑制することが期待できる．また，iPS 細胞レベルで *Rag* 遺伝子を不活化しておくという方法もある．

　TCR 遺伝子を iPS 細胞に導入するという方法は幹細胞を用いる再生医療であるうえ，さらに遺伝子治療でもあり，二重の規制がかかりうる方法である．一方，大きな利点もある．すなわち，すでに効果や安全性が確かめられた TCR 遺伝子を用いることができるということである．さらに，京都大学 iPS 細胞研究所（CiRA）が作製し，一般に提供される予定の HLA ハプロタイプホモの iPS 細胞を材料として用いれば，こちらも品質が保証されているので，安全性の保証が得られやすいだろう．

表17-1　再生T細胞療法のそれぞれの戦略の長所と短所

方法ならびに戦略		長所	短所
自家移植／他家移植	自家移植	・生着しやすい ・記憶細胞化などの持続的な免疫反応が期待できる	・コスト高 ・品質のばらつき ・拒絶されないためがん化の懸念がある
	他家移植	・コスト安 ・品質保証（良質のものを選別，均質なものを提供） ・いずれ拒絶されるため，がん化の懸念が低い	・長期の生着は困難 ・記憶細胞化などの持続的な免疫反応が期待できない
作製法	T細胞をiPS細胞化	・遺伝子治療でない	・複数のクローンのなかからよいクローンを選別する必要があり，手間がかかる
	TCR遺伝子をiPS細胞に導入	・簡便 ・品質保証（高品質なTCRを使える）	・遺伝子治療である
抗原の選択	共通抗原（WT1抗原，MART-1抗原など）	・効果が実証されている抗原がある ・汎用性が高い（1つの細胞株が多数の人に使える）	・適応は発現しているがんに限られる ・正常組織も発現している可能性がある
	がんに固有の変異抗原	・がん細胞しか発現していないので副作用が出にくい ・共通抗原を出していないがんにでも使えるので適応が広がる	・汎用性が低い（パーソナル医療になる） ・血液がんなど，変異の少ないがんでは使いにくい

❹ 自家移植か他家移植かとT細胞からつくるかTCR遺伝子導入か

　ここまでいろいろな戦略を示してきた．どの方法が一番早く臨床応用にたどり着けるかは，規制にかかっているといえよう．規制という観点でいえば，一般的には自家移植より他家移植のほうがハードルは高い．また，遺伝子治療であれば，当然，規制のハードルはずっと高くなる．しかし，利点がそれを上回った場合，逆転もありうるだろう．ここまでの論点をp.147の表17-1にまとめて示した．どの方法が最適であるかは，この数年のうちに絞り込む必要があるだろう．

❺ 安全性，有効性の検証

　このほかに，どの程度の前臨床研究で臨床研究に入れるか，すなわち，患者に投与できるかという点をよく考えておく必要がある．いくつかのオプションについてはすでに示したが，いずれにしても細胞療法であるので，再生医療等の安全性の確保等に関する法律や医薬品，医療機器等の品質，有効性及び安全性の確保等に関する法律に則って進めるのだが，規制については，たとえば，移入した細胞がどの程度，生体内で生きるかによって異なる．すなわち，移入する細胞がいずれ拒絶されるはずの他家移植と，生き続けることができる自家移植では，がん化の危険性についての規制は当然異なるだろう．また，生死にかかわる疾患かどうかでも異なるだろう．現在はそれぞれで暗中模索状態という印象を受ける．状況の見極めが肝要である．

17-5 ■ 具体的な計画と進捗状況

❶ 具体的な計画

　現在，WT1抗原を発現する急性骨髄性白血病を対象とした開発研究を，京都大学iPS細胞研究所や京都大学医学部附属病院の血液・腫瘍内科，輸血細胞治療部などと共同で進めている（図17-6）．血液疾患を選んだのは，固形腫瘍につきものの，移入したT細胞が腫瘍組織に浸潤しなければならない，というハードルを想定しなくてすむからである．骨髄移植の適応のない高齢患者において，化学療法でいったん寛解を導入したあとに再発したような症例では，現時点では有効な手段はほぼないといえる．また，再発した直後の腫瘍細胞数の少ない時期を狙うことができる．これらの観点から，最初の適応例としては適切と考えている．自家移植か，他家移植か，また，T細胞から作製したiPS細胞を用いるのか，TCR遺伝子を導入したiPS細胞を用いるのか，という点については，これから諸事情をよく勘案したうえで，慎重に絞り込んでいきたいと考えている．

❷ 健常人のWT1抗原特異的CTLからiPS細胞を作製

　WT1抗原特異的CTLから作製したiPS細胞で他家移植を行うという方針に沿って，健常人からWT1抗原特異的CTLからのiPS細胞の作製とCTLの再生を試みた．基本的には，MART-1抗原の場合と同じ方法を用いて，高品質なWT1抗原特異的CTLの再生に成功した（巻頭写真3）．

　一方，WT1抗原特異的なTCR遺伝子を導入したiPS細胞（TCR-iPS細胞）の作製，およ

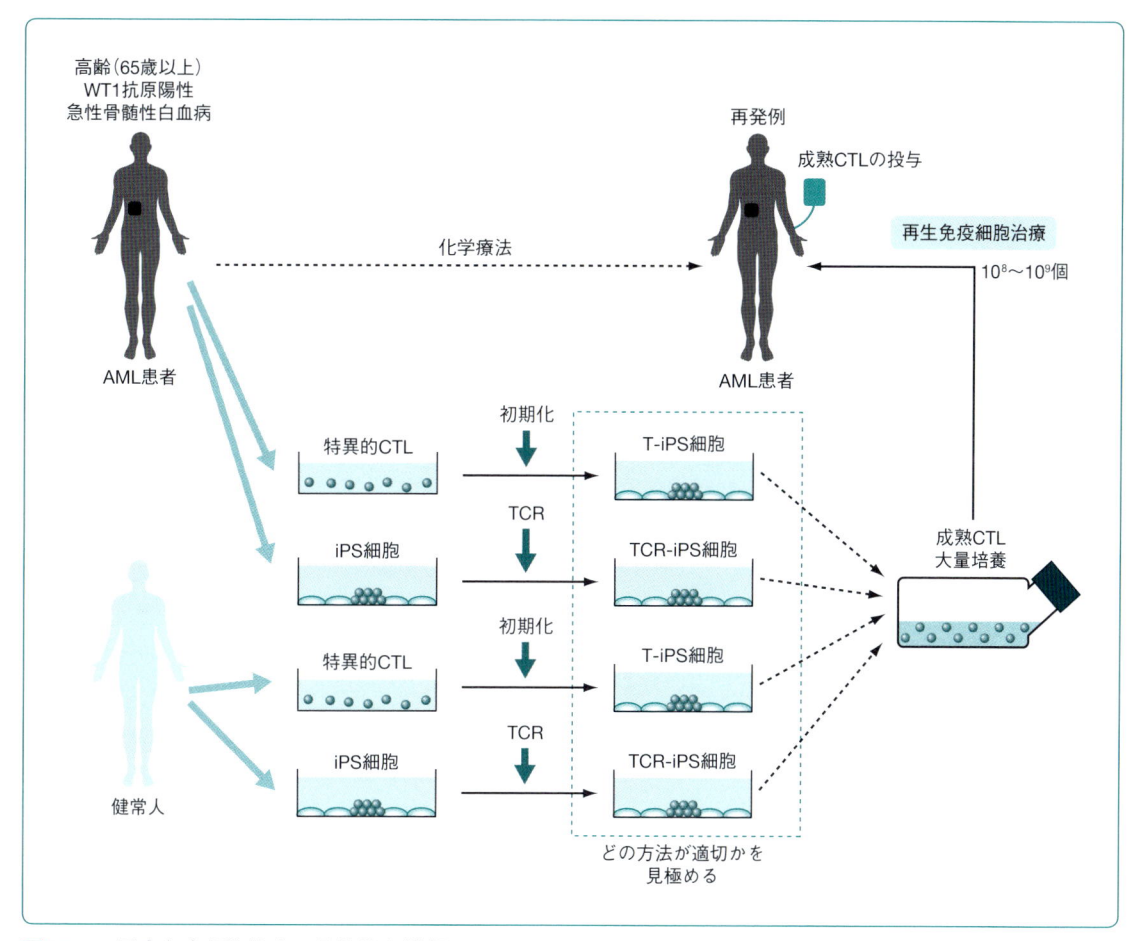

図17-6　再生免疫細胞治療の具体的な構想
WT1抗原を発現する急性骨髄性白血病（AML）を対象とした臨床研究を目指している．高齢で骨髄移植の適応がない患者で，化学療法を施行後，再発がみられた症例を対象に考えている．最初の例として，自家移植と他家移植のどちらが適切か，また，T-iPS細胞法とTCR-iPS細胞法のどちらが適切かについて，個々の要素を勘案して検討を進めているところである．

び TCR-iPS 細胞から CTL を再生する実験も進めている．

おわりに：T 細胞製剤という新しい分野を提案

　iPS 細胞の臨床応用については，薬剤のスクリーニングや毒性試験などへの応用も考えられているが，第1には，欠損した組織の再生細胞による補完が目標とされている．しかし，その対象となる患者の数は実はそう多くない．

　この研究は，がんを対象とする可能性を提示してきた．本章で紹介した WT1抗原は広くいろいろな固形腫瘍で発現していることが知られており，また，将来的にはほかのがん抗原や変異抗原を標的にすることにより，ほとんどのがんを治療の対象にできる可能性がある．そうなれば，対象となる患者数は桁違いに増えることになるだろう．

　より俯瞰的な視点に立ってみよう．薬剤の歴史をみると，生薬の時代から，抽出・精製あるいは合成した低分子化合物の時代を経て，現在はより高分子であるタンパク質を用いた生物学的製剤，なかでも抗体製剤が大きな分野を占めるようになっている．近い将来，今度は

細胞を薬のように使う時代がくると考えられる．生物学的製剤のなかでも，抗原特異性を活かした抗体製剤が広く使われているという事実は，T細胞を薬剤として使えれば，同様に，あるいはもっと広範に使えるということを意味している．すなわち，細胞製剤のなかでは，T細胞が花形になるだろう．T細胞製剤は，免疫が関与するあらゆる疾患を対象にできると考えられる．抗体製剤では海外に遅れをとったが，T細胞製剤では，ぜひわが国のリードを保っていきたいものである．

文　献

1) Hodi FS, et al.：N Engl J Med, 363：711-723, 2010.
2) Topalian SL, et al.：N Engl J Med, 366：2443-2454, 2012.
3) Wolchok JD, et al.：N Engl J Med, 369：122-133, 2013.
4) Rosenberg SA, et al.：N Engl J Med, 319：1676-1680, 1988.
5) Rosenberg SA：Nat Rev Clin Oncol, 8：577-585, 2011.
6) Morgan RA, et al.：Science, 314：126-129, 2006.
7) Watarai H, et al.：Blood, 115：230-237, 2010.
8) Vizcardo R, et al.：Cell Stem Cell, 12：31-36, 2013.
9) Robbins PF, et al.：Nat Med, 19：747-752, 2013.
10) Snyder A, et al.：N Engl J Med, 371：2189-2199, 2014.
11) Johnson LA, et al.：Blood, 114：535-546, 2009.

18 抗体療法（免疫チェックポイント阻害療法）

北野滋久　玉田耕治

Summary

がん免疫療法のなかでも，近年，臨床開発に成功し，世界的な注目を集めているのが免疫チェックポイント阻害剤である．免疫チェックポイント阻害剤は，抗原を認識して活性化したT細胞に発現する，抑制シグナルが入る共刺激受容体である免疫チェックポイント分子を抗体でブロックすることにより，抗原提示細胞や腫瘍細胞に発現するリガンドからの抑制シグナルを阻害し，T細胞の活性化を持続して，がんを攻撃させるというユニークな薬剤である．本章では，免疫チェックポイント阻害剤のなかでも開発が先行している，抗CTLA-4抗体，抗PD-1抗体，抗PD-L1抗体を中心に詳述し，免疫チェックポイント阻害剤を含む併用療法，免疫チェックポイント阻害剤と従来の化学療法との効果発現の違い，特有の有害事象，現状の問題点や今後の展望について概説する．

Keyword

◆ 免疫チェックポイント

はじめに

　近年，がん免疫療法は目覚ましい進歩を遂げている．そのなかでも，エフェクターT細胞を活性化させて，がんを攻撃させる抗体療法（免疫チェックポイント阻害療法）が最も注目されている．2011年3月に免疫チェックポイント阻害剤の1つである抗CTLA-4抗体のイピリムマブが大規模臨床試験を経て，切除不能な悪性黒色腫（メラノーマ）に対しての治療薬として世界で初めて米国食品医薬品局（FDA）の承認を受けた．その後，同様にT細胞を活性化させて，がんを攻撃させる抗体療法として，抗PD-1抗体，抗PD-L1抗体の臨床開発が各種のがんにおいて進められている．最初に開発された抗PD-1抗体であるニボルマブは，2014年にわが国および米国FDAで進行悪性黒色腫の治療薬として承認を受けた．つづいて，ペンブロリズマブも進行悪性黒色腫の治療薬としてFDAの承認を受けた．さらに，2015年3月には，進行扁平上皮肺がんの治療薬としてニボルマブがFDAの承認を受け，現在，多くのがん種に対して開発が進んでいる．本章では，免疫チェックポイント阻害剤の開発状況を概説するとともに，一部の患者に認められる遅延反応，免疫チェックポイント阻害剤に特有の有害事象について概説する．

18-1 ▪ T細胞の活性化を制御する共刺激（活性，抑制）分子群

❶ 免疫チェックポイント阻害剤

　T細胞の活性化を制御する共刺激（活性，抑制）分子のおもなものを図18-1に示す．その

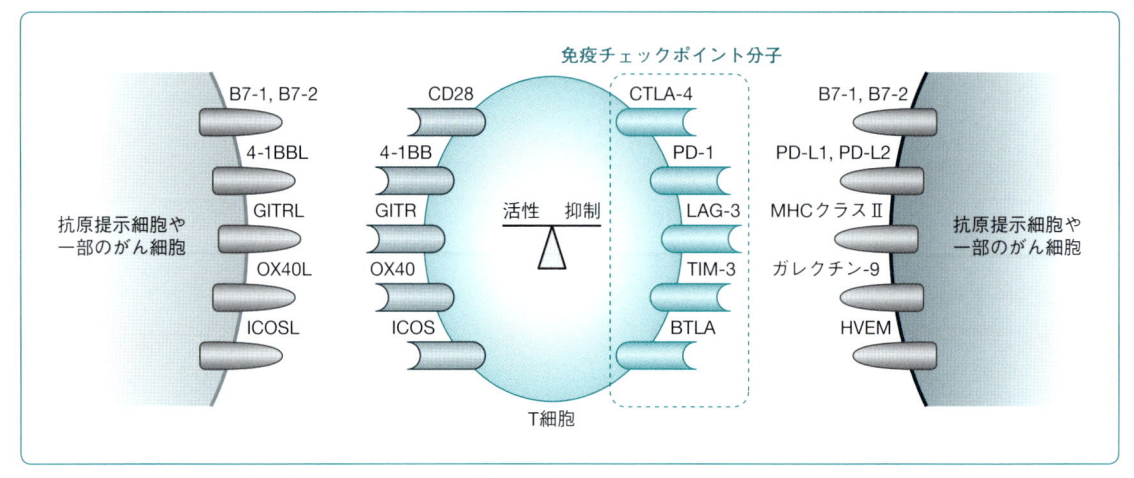

図18-1　T細胞の活性化を制御する共刺激（活性，抑制）分子群
T細胞の活性化を制御する活性化シグナル，抑制シグナルには多様性があり，T細胞活性化の過程を調節するように統合されている．CTLA-4やPD-1をはじめ，T細胞活性化を調節する多くの免疫チェックポイント分子が同定されている．

発現や機能に関する詳細については p.120の第15章を参照されたい．現在，開発が進められている免疫チェックポイント阻害剤を表18-1，また，その作用機序については図18-2に示す．
　抗体医薬などを使って，これらの負の共刺激受容体を阻害するブロッキング抗体の免疫チェックポイント阻害剤，あるいは正の共刺激受容体をさらに活性化させるアゴニスティック抗体でT細胞を活性化させ，がん細胞を攻撃させて抗腫瘍効果を発揮するものがある．これら両方の薬剤を総称してイミュノモジュレーター（免疫調整剤）と総称されることがある．これらの多くは，がんを攻撃する細胞傷害性T細胞や抗原提示細胞を攻撃しないように，抗体依存性細胞傷害 antibody-dependent cell cytotoxicity（ADCC）活性や補体依存性細胞傷害 complement-dependent cytotoxicity（CDC）活性を示さないように設計されている．これは，がんに対する既存の抗体療法であり，ADCC活性などを介して腫瘍細胞を殺傷する，HER2陽性乳がんに対するトラスツズマブや，CD20陽性B細胞リンパ腫に対するリツキシマブとは作用機序が異なることに注意が必要である．

2 抗CTLA-4抗体

1996年，J. P. Allison らによって，マウスモデルにおいて抗CTLA-4抗体の抗腫瘍効果が報告され[1]，がん免疫療法への臨床応用が検討されるようになった．マウスモデルにおける観察から，抗CTLA-4抗体はエフェクターT細胞に伝達される抑制シグナルを遮断してエフェクターT細胞を活性化するだけでなく（図18-2），腫瘍微小環境における制御性T細胞

> **Keyword解説**
>
> ◆ **免疫チェックポイント**：外来異物に対して活性化された免疫反応を元に戻し，免疫応答の恒常性を保つ監視機能をもつことから名付けられた．免疫抑制機構（免疫のブレーキ）として，自己免疫疾患から個体を守る重要な機能を担っている分子．狭義には，抗原を認識して活性化したT細胞上に発現する，抑制シグナルが入る共刺激受容体を指す．

表18-1 おもな免疫チェックポイント阻害剤

	薬剤	抗体型
抗CTLA-4抗体	イピリムマブ	IgG1κ（完全ヒト化），ADCC活性あり
	トレメリムマブ	IgG2（ヒト化）
抗PD-1抗体	ニボルマブ	Engineered IgG4（完全ヒト化）
	ペンブロリズマブ（MK-3475）	IgG4κ（ヒト化）
	AMP-224	IgG-PD-L2融合（ヒト化Fc）
	ピディリズマブ（CT-011）	IgG1κ（ヒト化）
抗PD-L1抗体	BMS-936559（MDX-1105）	IgG4（完全ヒト化）
	アテゾリズマブ（MPDL3280A）	Engineered IgG1κ（ヒト化）
	MEDI4736	Engineered IgG1κ（ヒト化）
	アベルマブ（MSB0010718C）	IgG1（完全ヒト化），強いADCC活性あり

ADCC：抗体依存性細胞傷害．

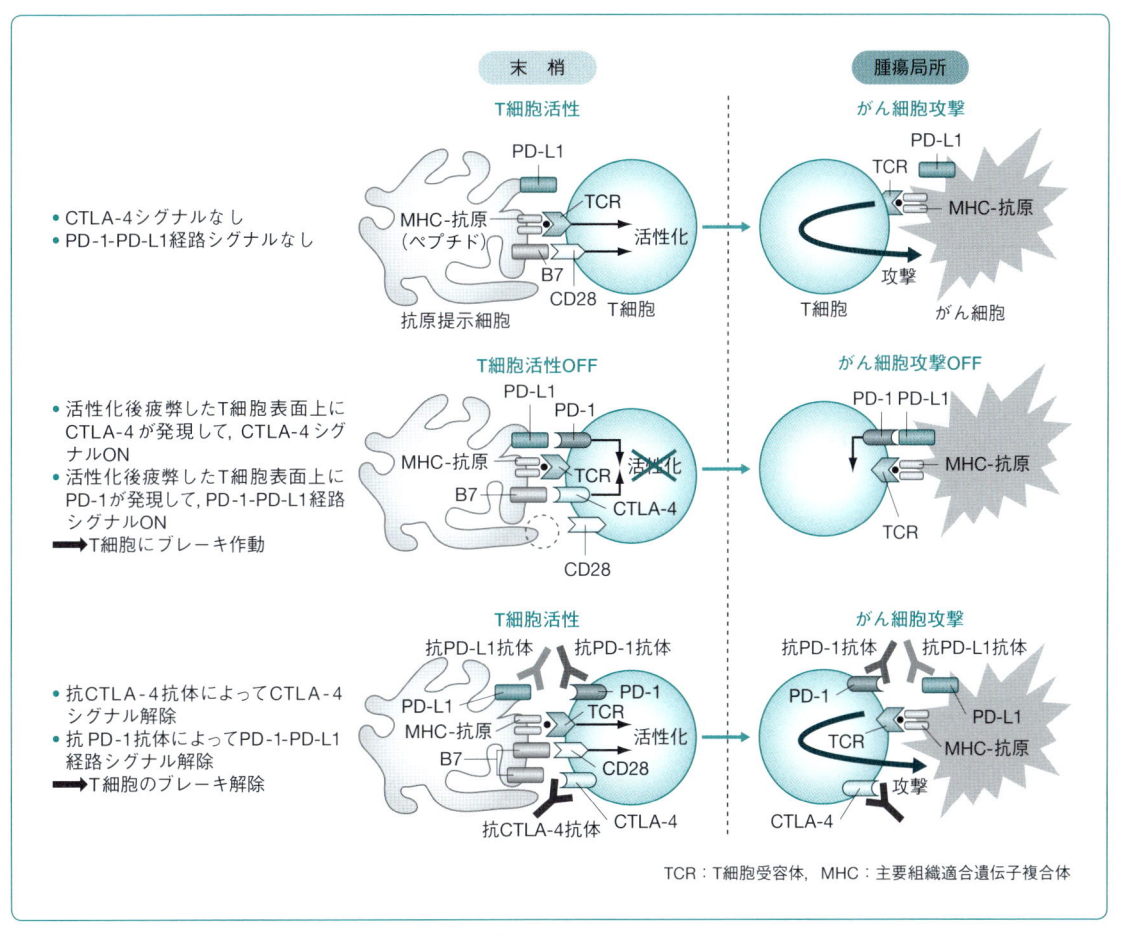

図18-2 抗PD-1抗体と抗CTLA-4抗体のおもな作用機序

regulatory T cell（Treg）を抑制する機能があることが示唆されている[2,3]（図18-3）．
前臨床研究に基づいて，抗CTLA-4抗体として，イピリムマブ[4,5]およびトレメリムマブ[6]が臨床開発された．また，マウスモデルでの検証や臨床試験登録患者での解析から，抗

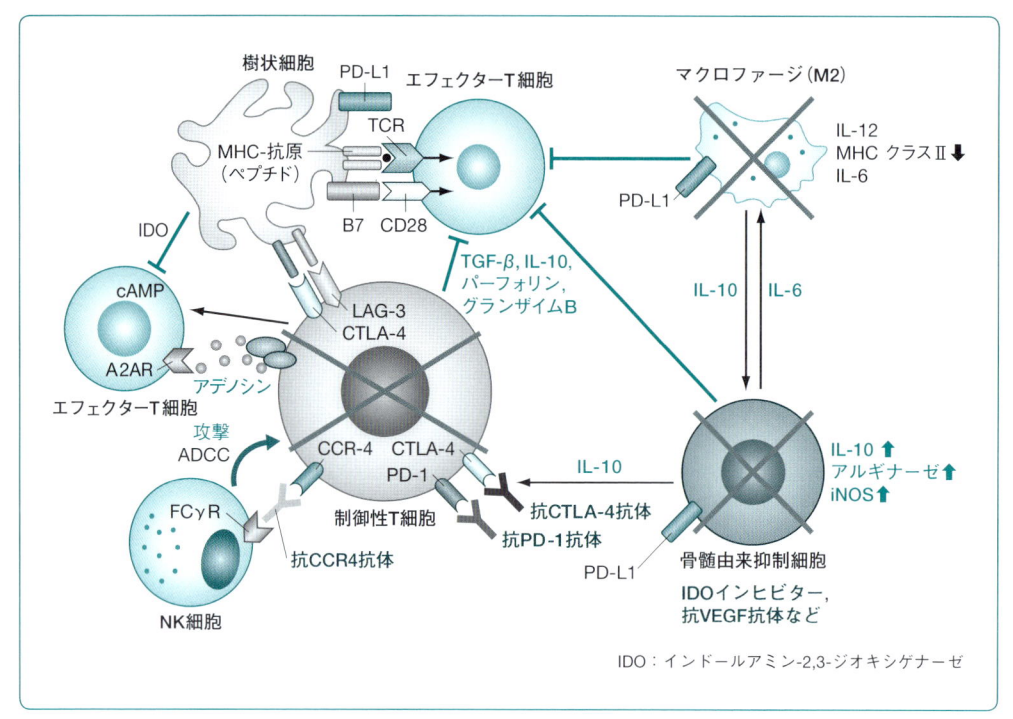

図18-3 免疫抑制にはたらく免疫細胞とその解除方法として期待される薬剤

CTLA-4抗体の機序としては，従来より考えられてきたCD8$^+$T細胞だけでなく，CD4$^+$T細胞にもがん抗原特異的に細胞傷害性機能を誘導・増強することが明らかになっており，抗腫瘍効果を発揮するうえで重要であることが示唆される[7,8]．

1) イピリムマブ

イピリムマブはCTLA-4をブロックする完全ヒト化IgG1κモノクローナル抗体である[4,5]．早期試験では，悪性黒色腫，前立腺がん，腎細胞がん，非ホジキンリンパ腫などを含む多種類の悪性腫瘍の患者においてイピリムマブが評価された[9-20]．前臨床試験のデータから，イピリムマブは0.1～20mg/kgの範囲で，3～4週間ごとに投与された．また，早期試験のいくつかにおいて，イピリムマブはペプチドワクチン，化学療法，IL-2と併用された．

第Ⅱ相臨床試験では，用量比較試験(0.3mg/kg，3mg/kg，10mg/kgで，いずれも3週間ごとに計4回投与)が行われた．さらに，イピリムマブに適応する患者においては，再導入療法(10mg/kg，3週間ごとに計4回投与)もしくは維持療法(12週間ごとに投与)が施行された．その奏効率は，10mg/kg群において3mg/kg群，0.3mg/kg群を上回っていた(11.1% 対 4.2% 対 0.0%)が，免疫に関連した有害事象〔immune related adverse event (irAE)〕でも10mg/kg群が高かった[18]．イピリムマブの適切な投与スケジュールおよび投与量についてはまだ完全には定まっていないため，3mg/kg群と10mg/kg群を比較するランダム化第Ⅲ相臨床試験(NCT01515189)が行われている．また，イピリムマブの計4回の投与以降における再導入療法と維持療法の意義についてはコンセンサスを得られていない[21,22]．前向き試験において，再導入療法と医師の選択による化学療法の比較試験が行われている(NCT00495066)．イピリムマブは，延命効果を示したきわめて重要なランダム化第Ⅲ相比較試験(RCT)の試練を経て，

2011年3月に切除不能な悪性黒色腫に対して免疫チェックポイント阻害剤として世界で初めて米国 FDA により承認された[23,24]。

既治療の転移性悪性黒色腫の患者に対して，イピリムマブ（3mg/kg，3週間ごとに計4回投与）と gp100ペプチドワクチン併用群，イピリムマブ単独群，gp100ペプチドワクチン単独群の3群比較臨床試験を行った．全生存期間（OS）の中央値は，イピリムマブと gp100ペプチドワクチン併用群では10.1カ月，イピリムマブ単独群では10.0カ月，gp100ワクチン単独群では6.4カ月であり，イピリムマブの投与を含む群が有意に gp100ペプチドワクチン単独群を上回っていた（ハザード比0.68，$P<0.001$）．グレード3，グレード4の irAE については，gp100ペプチドワクチン単独群では3％の患者に認められたが，イピリムマブの投与を含む群では10〜15％の患者に認められた．この試験全体では14人（2.1％）の治療関連死が認められ，そのうち7例が irAE によるものであった．長期のフォローアップ分析では，イピリムマブの投与を含む群における患者において約20％の生存率が確認された[23]．長期生存者における安全性プロファイルは3つの群のあいだで同程度であり，イピリムマブの最終投与後で新たに発症した irAE（すべてのグレードを含む）は8％のみに認めた[25]．

引き続き行われた，イピリムマブ単独群（10mg/kg，3週間ごとに計4回投与，その後，維持療法としてイピリムマブもしくはプラセボを12週間ごとに投与）とイピリムマブ＋抗悪性腫瘍薬ダカルバジンの併用群を比較した第Ⅲ相臨床試験が施行された[24]．全生存期間では，イピリムマブ＋ダカルバジンの併用群がイピリムマブ単独群に比較して有意に延長を認め（11.2カ月対9.1カ月），1年全生存率は47.3％対36.3％，2年全生存率は28.5％対17.9％，3年全生存率は20.8％対12.2％，死亡に関するハザード比0.72，$P<0.001$であった．グレード3，グレード4の irAE は，併用群でより多くの患者に認められた（56.3％対27.5％，$P<0.001$）が，併用群で治療関連死は認められなかった．

進行悪性黒色腫に対してイピリムマブが投与された過去の12の第Ⅱ相臨床試験と第Ⅲ相臨床試験における合計1,861例について解析が行われたところ，全生存期間は11.4カ月で，3年全生存率は22％であった．生存曲線はイピリムマブの投与量（3mg/kg もしくは10mg/kg），既治療の有無，維持療法の有無にかかわらず，3年前後で定常となった[26]．

また，再発高リスクのステージⅢの悪性黒色腫を対象とした術後アジュバント設定でのイピリムマブ投与群（10mg/kg，3週間ごとに計4回投与，その後は3年まで3カ月ごとに投与．475例）とプラセボ群（476例）との国際二重盲検ランダム化比較試験においてイピリムマブ投与群で有意に無再発生存率の延長（中央値で26.1カ月対17.1カ月）を認めた[27]．全生存率の解析結果が待たれる（NCT00636168）．

2）トレメリムマブ

トレメリムマブは CTLA-4をブロックするヒト化 IgG2モノクローナル抗体である[6]．トレメリムマブの早期試験では2〜17％の奏効率を認め，150日以上にわたってその効果が持続した[28-34]．前臨床試験および早期臨床試験のデータでの標準的な投与方法は3カ月ごとに15 mg/kg であり，代表的な有害事象は，皮疹，下痢，内分泌異常であったが，ほとんどは軽度でマネジメント可能であった．

第Ⅲ相臨床試験として，未治療の進行悪性黒色腫患者において，医師の選択による化学療法対トレメリムマブ（15mg/kg，3カ月ごとに投与）の比較試験が行われた[35]．全奏効率は10.7％対9.8％，全生存期間は12.6カ月対10.7カ月であり，トレメリムマブ投与群の有効

性を示すことはできなかったが,臨床効果の持続期間は,トレメリムマブ投与群では35.8カ月,化学療法群では13.7カ月であったことは注目される.この臨床試験では,患者の選択(血清LDH値が正常の2倍を超える場合は除外),コントロール群で後治療としてイピリムマブが投与されていること(drug crossover),投与量・投与スケジュールにおける改善の余地などが問題点として指摘されている.現在,トレメリムマブは開発元を変えて,ほかのがん種において単独療法および併用療法として臨床開発が進められている.

❸ 抗PD-1抗体

PD-1(CD279)は,CTLA-4と同様にCD28ファミリーに分類される共抑制受容体 co-inhibitory receptor である[36].CTLA-4がナイーブT細胞活性化のより早い時期に機能するのに比べて,PD-1はおもにより遅い時期に機能して,エフェクターT細胞の疲弊やアナジー(免疫不応答)に関与するため,ウイルス感染や腫瘍に対する曝露といった慢性炎症において重要な役割を果たすと考えられている[37].PD-1は,活性化T細胞,Treg[38],活性化B細胞,ナチュラルキラー細胞(NK細胞)などに発現して,抗原提示細胞や一部のがん細胞に発現しているB7ファミリーに属するリガンドのPD-L1(programmed cell death-1 ligand-1,B7-H1)やPD-L2(B7-DC)と結合する.腫瘍細胞はときに,PD-1-PD-L1/PD-L2経路を用いてT細胞を不活性化し,免疫系からの攻撃を逃れる[39].そして,これらの経路を抗体でブロックすることにより,T細胞の抗腫瘍効果を持続・拡大する[40].

1)ニボルマブ

ニボルマブ(BMS-936558/ONO-4538)は完全ヒト化IgG4モノクローナル抗体であり,PD-1をブロックする[40].第Ⅰ相臨床試験において,悪性黒色腫,非小細胞肺がん,腎細胞がんで20〜30%程度の奏効率を示し,1年以上におよぶ治療効果を認める症例も観察された.約20%の患者でグレード3以上の毒性を認めたが,忍容性が確認された[41-45].進行悪性黒色腫に対する第Ⅰ相臨床試験での長期的フォローアップでは,全生存期間(OS)の中央値は16.8カ月であり,1年生存率は62%,2年生存率は43%であった.治療の中断を必要とする患者においても,少なくとも16カ月間(16〜56カ月)は臨床効果を維持した.長期の安全性プロファイルは許容できるものであり,過去の報告と同様であった[42].

わが国での第Ⅱ相臨床試験におけるニボルマブ(2mg/kg,3週間ごとに投与)の治療効果は,切除不能の悪性黒色腫の患者35例において,奏効率は22.9%,無増悪生存期間(PFS)の中央値は169.0日であり,重篤な副作用として間質性肺炎(グレード2),甲状腺機能低下症(グレード2),肝障害(グレード3),乾癬(グレード3),細菌性肺炎(グレード3)を認めたものの,忍容性が確認された.この結果を受けて,2014年7月,ニボルマブは切除不能の悪性黒色腫について世界に先駆けてわが国での製造販売承認を取得した.また,切除不能の悪性黒色腫への適応で,2014年12月に米国FDAの承認を受けている.

未治療のB-Raf変異陰性の転移性悪性黒色腫の患者に対して,ニボルマブ単独療法(3mg/kg,2週間ごとに投与)とダカルバジン単独療法を比較する第Ⅲ相臨床試験(NCT01721772)が行われたが,ニボルマブ投与群の明らかな有効性のため,途中で早期終了となった[46].1年全生存率はニボルマブ投与群で72.9%,ダカルバジン投与群で42.1%であり,ニボルマブ投与群で有意に延長を認めた.無増悪生存期間の中央値は,ニボルマブ投与群で5.1カ月,ダカルバジン投与群で2.2カ月.さらに,奏効率はニボルマブ投与群で40.0%,ダカルバジ

ン投与群で13.9%と，有意にニボルマブ投与群で優れていた．ニボルマブに関連する一般的な有害事象は，疲労，掻痒，吐き気であった．グレード3，グレード4の薬物関連の有害事象は，ニボルマブ投与群で11.7%，ダカルバジン投与群で17.6%に認めた．また，腫瘍組織における免疫組織染色において，PD-L1の発現の有無にかかわらず，ニボルマブ投与群の臨床効果が上回っていた．

肺がんでの開発も進み，既治療(2レジメン以上)の進行扁平上皮肺がんに対するニボルマブ(3mg/kg，2週間ごとに投与)についての第II相臨床試験(NCT01721759)の結果が報告された[47]．117例のニボルマブ投与患者において，奏効率は14.5%，SDは26%(中間持続時間は6.0カ月)であった．グレード3，グレード4の有害事象は17%(倦怠感4%，肺臓炎3%，下痢3%など)，治療関連死は2例[肺臓炎，虚血性発作，複数の合併症をもつ腹膜透析(PD)の症例]を認めた．引き続き行われている，プラチナ製剤で不応となった進行扁平上皮肺がんの二次治療におけるニボルマブ対ドセタキセルのランダム化第III相臨床試験(NCT01642004)において，ニボルマブ投与群における全生存率の有意な延長を認めた[48]．これらの結果をうけて，2015年3月，ニボルマブは既治療の進行扁平上皮肺がんにおいてFDAの承認を受けた．さらに，プラチナ製剤やチロシンキナーゼ阻害剤を不応となった，進行非扁平上皮-非小細胞肺がんにおいても，ニボルマブ対ドセタキセルのランダム化第III相臨床試験(NCT01673867)が行われ，ニボルマブ投与群が全生存率の有意な延長を認めた[49]．加えて，未治療のセッティングでの第III相臨床試験も進行中である．

2014年5月，ニボルマブはFDAから非ホジキンリンパ腫に対するブレークスルー治療指定を受けている．さらに，早期試験において治療抵抗性のホジキンリンパ腫に対しても80%以上もの奏効率を示すことが報告された[50]．

2) ピディリズマブ

ピディリズマブ(CT-011)はヒト化IgG1κモノクローナル抗体であり，PD-1をブロックする．動物モデルにおいて，ピディリズマブが由来するBATモノクローナル抗体(バーキットリンパ腫細胞株の膜調製物に対して開発されたマウスモノクローナル抗体)で抗腫瘍効果が確認された[51,52]．ヒトでは，単回投与の安全性および忍容性は，進行造血器腫瘍を有する患者の第I相臨床試験で示された[53]．この臨床試験では，ピディリズマブが0.2〜6.0mg/kgの範囲で投与されたが，治療関連毒性は重篤なものは認めず，最大耐用量も同定されなかった．ピディリズマブは，自己造血幹細胞移植後のびまん性大細胞型B細胞リンパ腫の患者に対しては単独療法として[54]，再発濾胞性リンパ腫に対してはリツキシマブとの併用療法として[55]，それぞれ第II相臨床試験が行われ，ともに高リスクの患者群において臨床効果が認められた．また，前治療を受けた進行悪性黒色腫の患者における第II相臨床試験の結果が2014年の米国臨床腫瘍学会(ASCO)で報告された．奏効率[immune-related response criteria (irRC)で測定]は5.9%で，1年生存率は64.5%であった．イピリムマブによる前治療を受けていた患者(全症例の51%)はimmune-related stable disease (irSD)を認める傾向があり，イピリムマブによる前治療を受けていない患者に比べて無増悪生存期間(PFS)も長かった(2.8カ月対1.9カ月)．

3) ペンブロリズマブ

ペンブロリズマブ(MK-3475，旧名称ランブロリズマブ)は，ヒト化IgG4κモノクローナル抗体であり，PD-1をブロックする．第I相臨床試験の用量漸増試験において，複数の固

形腫瘍の患者に対して3段階の用量(1mg/kg, 3mg/kg, 10mg/kg, いずれも2週間ごとに投与)で評価がなされた．すべての用量レベルにおいて安全であり，最大耐用量は同定されなかった．臨床効果はすべての用量レベルで観察された．別の多施設共同国際第Ⅰ相臨床試験での用量増加試験(NCT01295827)において，進行悪性黒色腫の患者に対して3つのレジメン(2mg/kgで3週間ごと，10mg/kgで2〜3週間ごとに投与)で評価された[56]．有害事象は概して軽度であり，13％の患者にグレード3，グレード4の有害事象を認めた．RECIST (Response Evaluation Criteria In Solid Tumors．固形がんの治療効果判定のためのガイドライン)による評価では，10mg/kgで隔週投与のコホートにおいて，奏効率は38〜52％の範囲であり，各群のあいだに有意な差は認められなかった．3つのレジメンにおける無増悪生存期間の中央値は7カ月を超え，臨床効果が持続していることが観察された．さらに，同一の試験(NCT01295827)において，イピリムマブによる治療を2回以上されてから増悪(PD)となった進行悪性黒色腫の患者173例をペンブロリズマブ2mg/kg群(89例)もしくは10mg/kg群(84例．いずれの群も3週間ごとに投与)で比較したところ，両群あわせた奏効率は26％で，各群間に有意差を認めなかった．また，毒性についても両群間で同等であった．両群を通じて，2症例以上に認められたグレード3の毒性は倦怠感のみで，2mg/kg群に5例(3％)認めるのみであった[57]．

　2013年4月，ペンブロリズマブは米国FDAから進行悪性黒色腫に対してブレークスルー治療の指定を受けた．その後，FDAの迅速承認プログラムのもとで審査を受け，2014年9月にFDAの承認を受けた．

　イピリムマブ不応の進行悪性黒色腫に対して，研究者の選択による化学療法と2つの用量のペンブロリズマブを比較するランダム化第Ⅱ相臨床試験(NCT01704287)の中間解析結果が報告された．540症例が登録され，180例で2mg/kgの3週間ごとの投与，181例で10mg/kgの3週間ごとの投与，179例で化学療法が行われ，無増悪生存(6カ月)はそれぞれ，34％，26％，16％であり，有意にペンブロリズマブ投与群で優れていた．また，グレード3以上の治療関連毒性については，それぞれ11％，14％，26％と化学療法のほうが強かった．この結果により，イピリムマブ不応の進行悪性黒色腫に対するペンブロリズマブが標準療法として確立した[49]．

　未治療のPD-L1陽性非小細胞肺がん(NSCLC)に対するペンブロリズマブを評価する別の第Ⅰ相臨床試験(NCT01295827)の先行結果が2014年のASCOにて報告された．RECISTによる評価では，全体の奏効率は25％(2mg/kg, 3週間ごとの投与群では33％, 10mg/kg, 3週間ごとの投与群では20％, 10mg/kg, 2週間ごとの投与群では31％)であった．有害事象はおおむね軽度であったが，グレード3からグレード4の有害事象は，治療中止を必要とする肺炎を含めて3例発生した．その後，非小細胞肺がんにおけるPD-L1の発現(免疫組織染色)とペンブロリズマブの治療効果について検討され，未治療群および既治療群ともに50％以上の腫瘍細胞でPD-L1の発現を認める群で治療効果が良好であったと報告された[58] (NCT01295827)．

　2014年10月，進行非小細胞肺がんの治療薬として，ペンブロリズマブがFDAから進行非小細胞肺がん(*EGFR*遺伝子変異陰性および*ALK*融合遺伝子変異陰性で，プラチナ系抗がん剤を含む化学療法が不応となったもの)に対してブレークスルー治療の指定がなされ，承認への期待が高まっている．また，転移・再発頭頸部がん60例に対して，ペンブロリズマブ(2mg/kg, 2週間ごと)を単独投与する第Ⅰ相臨床試験が実施され，先行結果が報告さ

れた．16.7％の患者でグレード3からグレード5の有害事象が報告された．すべての患者における最良奏効率（RECIST 1.1によって評価）は20％であった．ヒトパピローマウイルス（HPV）陽性群と HPV 陰性群での検討では，奏効率はそれぞれ20.0％と19.4％を示し，両群で同等の結果であった（NCT 01295827）．

　現在，ペンブロリズマブの開発は加速しており，非小細胞肺がん，頭頸部がん，尿路上皮がん，胃がんなどで第Ⅲ相臨床試験が行われており，先行薬のニボルマブと開発競争を展開している．

❹ 抗PD-L1抗体

　PD-L1（B7-H1 あるいは CD274）や PD-L2（B7-DC あるいは CD273）は，B7ファミリーの抑制シグナルにかかわるリガンドである．PD-L1はヒトの腫瘍細胞や腫瘍微小環境内のさまざまな造血系細胞，非造血系細胞に発現しうる[39]．いくつかの腫瘍において，PD-L1の発現が予後不良因子であるとの報告がなされている．また，PD-L2はとくに造血系細胞に発現している．PD-1-PD-L1経路はがん細胞にとって免疫細胞からの攻撃を回避する機構の1つであり[39]，抗 PD-L1抗体はこの経路をブロックすることで抗腫瘍免疫活性を増強する[40]．PD-L1は CD80とも結合して，PD-1とは別の抑制シグナルを伝達するため[59,60]，抗 PD-L1抗体はより強い抗腫瘍免疫活性を増強できる可能性をもっている．

1）BMS-936559

　BMS-936559（MDX-1105）は，完全ヒト化 IgG4モノクローナル抗体であり，PD-L1をブロックして，PD-L1が PD-1や CD80と結合することを抑制する．用量増加第Ⅰ相臨床試験で，悪性黒色腫，非小細胞肺がん，卵巣がん，腎細胞がんを含む207例のがん患者において評価された．投与スケジュールは4つの用量レベル（0.3〜10 mg/kg）において，14日ごとに3回投与，6週間を1コースとして計16コースで行われ，完全寛解（CR），増悪（PD）のいずれかになるまで投与された．奏効率は6〜17％で，持続性の効果（奏効16例のうち，8例では1年以上）を認めた．グレード3，グレード4の有害事象は9％に認められ，治療薬関連のものは5％であった[61]．

2）アテゾリズマブ（MPDL3280A）

　アテゾリズマブはヒト化 IgG1κモノクローナル抗体で，PD-L1をブロックする．アテゾリズマブは Fc ドメインのアミノ酸が置換されており，PD-L1発現細胞に対する ADCC（antibody-dependent cell cytotoxicity，抗体依存性細胞傷害）活性を抑えている[62,63]．アテゾリズマブの各種の進行固形がんに対する第Ⅰ相臨床試験（NCT 01375842）の結果では，277例中35例（13％）にグレード3，グレード4の治療関連毒性を認め，3例（1％）に irAE が認められた[64]．患者背景をそろえて評価された175例のうち，32例（18％）で奏効（完全奏効と部分奏効）を認めた．各がん種での奏効率の内訳は，非小細胞肺がんでは21％（53例中11例），悪性黒色腫では26％（43例中11例），腎細胞がんでは13％（56例中7例），大腸がん，胃がん，頭頸部がんを含むその他のがんでは13％（23例中3例）であった．

　さらに，第Ⅰ相臨床試験における拡大コホートで，既治療の転移性膀胱がんにおける結果も報告され，6週後時点の奏効率は28％（評価可能であった60例中17例）であった．免疫組織染色で PD-L1陽性（IHC 2/3）の症例では奏効率は30例中13例（43％）であり，そのうち2例（7％）で完全寛解（CR）を認めた．グレード3の有害事象は4.4％（68例中3例）であり，グレー

ド3,グレード4のirAEは認めなかった[65].この結果を受けて,アテゾリズマブはFDAのブレークスルー治療の指定を受けた.2015年のASCOで,尿路膀胱がんに対する第Ⅰa相臨床試験の抗腫瘍効果と生存期間に関するデータがアップデートされた.

2015年2月に,プラチナ製剤ベースの化学療法を施行中または施行後に病勢が進行したPD-L1陽性の非小細胞肺がん(*EGFR*遺伝子変異陽性または*ALK*融合遺伝子変異陽性の肺がんに対して適切な分子標的療法が施行されていること)に対してFDAのブレークスルー治療の指定を受けた.2015年のASCOにおいて,二次治療,三次治療における非小細胞肺がんを対象とした,アテゾリズマブとドセタキセルを比較するランダム化第Ⅱ相臨床試験(POPLAR試験)における有効性,安全性および効果予測バイオマーカーに関する中間解析結果が報告された.287例がランダマイズされ,アテゾリズマブ投与群では腫瘍もしくは腫瘍浸潤免疫細胞におけるPD-L1の発現の程度ごとに解析され,それらの発現が強いものではドセタキセル投与群と比較して全生存期間の延長,およびより高い奏効率を認めた(NCT01903993).

現在,非小細胞肺がん,膀胱がんで,各種の第Ⅲ相臨床試験が行われている.

3) MEDI 4736

MEDI4736はヒト化IgG1κモノクローナル抗体で,PD-L1をブロックする.IgG1のH鎖の定常部領域に3つの変異をもち,エフェクター機能の惹起に関与する補体タンパク質C1qおよびFcγ受容体への結合を低下させている.

ヒトに対する初めての投与(ファースト・イン・ヒューマン)となる第Ⅰ相臨床試験(NCT01693562)において,さまざまな固形がんに対して,安全性,忍容性,薬物動態が評価された.中間報告によると,2014年7月の時点で,26例が用量増加パートにあり,6つのコホート(0.1〜10mg/kg,2週間ごとに投与,15mg/kg,3週間ごとに投与)が検討され,実際に投与された用量の中央値は2週間ごとの投与群で5mg(1〜25),3週間ごとの投与群で4.5mg(1〜7)であったが,用量制限毒性は認めず,最大耐用量は定まらなかった.治療関連有害事象は34%の患者に生じ,すべてグレード1,グレード2にとどまり,治療中止例はなかった.26例中4例で部分奏効(PR)を認めた.病勢制御率(PR+SD≧12週)は46%であった.11例に持続性の臨床効果(2〜14.9カ月)を認めた.2015年のASCOにおいて,頭頸部扁平上皮がん拡大コホート患者におけるMEDI4736の安全性と有効性について報告された.

現在,固形がんに対してMEDI4736と抗CTLA-4抗体トレメリムマブの併用療法の第Ⅰ相臨床試験が行われている(NCT01975831).2015年のASCOにおいて,進行非小細胞肺がん患者を対象としたMEDI4736とトレメリムマブの併用療法に関する第Ⅰb相臨床試験の結果が報告された.用量増加試験のなかで61例が登録され,トレメリムマブの用量増加と毒性に関連を認める傾向にあり,18%の患者が毒性中止となった.投与後18週以上の時点で評価できた31例では,8例(26%)でPR,11例(35%)でSDであった.また,PD-L1を発現していない10例のうち3例でPRであった(NCT02000947).

4) アベルマブ(MSB0010718C)

アベルマブはPD-L1に対する完全ヒト化IgG1モノクローナル抗体であり,ADCC活性をもつ.アベルマブに対する第Ⅰ相臨床試験(NCT01772004)において,さまざまな治療抵抗性の固形がんに対して,安全性,忍容性,薬物動態が評価されている.

2014年のASCOで報告され,27例が登録,用量増加試験(3+3デザイン,1mg/kg,3mg/kg,10mg/kg,20mg/kg,それぞれ2週間ごとに投与)において,2例が少なくとも4週以上経

過観察された．12例（52.2％）で治療が中止された〔PD（増悪）が9例（39.1％），AE（毒性）が2例（8.7％），死亡が1例（4.3％）〕．グレード3，グレード4の治療薬関連の毒性は3例で，血液検査上の異常であった．レベル4（20 mg/kg 投与群）の1例で用量制限毒性（クレアチンキナーゼ上昇，筋炎，心筋炎）が出現した．2015年の ASCO で，第Ⅰ相オープンラベル用量漸増試験における薬物動態と受容体占有率，第Ⅰ相拡大パートにおける安全性と忍容性の評価，進行非小細胞肺がん，卵巣がん，胃がん（日本人）での治療効果が報告された．

18-2 ▪ 免疫チェックポイント阻害剤を含む併用療法

　最近，ほかの薬剤と免疫チェックポイント阻害剤の組み合わせや，免疫チェックポイント阻害剤とほかのチェックポイント阻害剤，化学療法，分子標的薬，がんワクチン，サイトカイン療法，放射線療法などの組み合わせを検証する臨床試験が積極的に行われている．なかでも，進行がんの患者において増加する，Treg，骨髄由来抑制細胞（MDSC），腫瘍関連マクロファージ（TAM）などの免疫抑制細胞を除く治療法との併用療法の動向が注目されている（p.154，図18-3）．免疫チェックポイント阻害剤を含む併用療法の臨床試験はすでに多数が実施されており，また，今後も実施が予定されていることから，がん免疫療法の開発の鍵を握ることに疑いの余地はない．ここでは代表的な併用療法について紹介する．

❶ 抗CTLA-4抗体と抗PD-1抗体の併用療法

　進行悪性黒色腫の患者における抗 CTLA-4抗体のイピリムマブと抗 PD-1抗体のニボルマブの併用療法について第Ⅰ相臨床試験が行われ，毒性は高まるものの，著しい臨床効果を認めることが報告された[66]．この臨床試験において，登録患者はイピリムマブを3週間ごとに4回，ニボルマブを3週間ごとに8回，同時併用投与された．その後，適格患者では12週間ごとに2つの抗体の同時併用投与を計8回まで行われた．同時併用投与を行った患者では，グレード3およびグレード4の有害事象が53％に認められた．最大耐用量は，イピリムマブ3 mg/kg，ニボルマブ1 mg/kg であった．53％の患者で奏効（CR/PR）を認めた．フォローアップ調査では，このコホートの1年全生存率は94％，2年全生存率は88％であった．第Ⅱ/Ⅲ相臨床試験においてイピリムマブ3 mg/kg とニボルマブ1 mg/kg を3週間ごとに4回投与されたのち，ニボルマブ1 mg/kg を増悪（PD）まで2週間ごとに投与するというスケジュールが検証されている．さらに，切除不能な悪性黒色腫を対象に，イピリムマブ単独投与をコントロールとして，ニボルマブ単独投与もしくはニボルマブとイピリムマブ併用投与を比較するランダム化第Ⅲ相臨床試験が報告された．945例が登録され，奏効率，無増悪生存期間（PFS）の中央値はそれぞれ，イピリムマブ単独群で19.0％，2.9カ月，ニボルマブ単独群で43.7％，6.9カ月，ニボルマブ＋イピリムマブ併用群で57.7％，11.5カ月であった．一方，グレード3以上の治療関連毒性については，イピリムマブ単独群で27.3％，ニボルマブ単独群で16.3％，ニボルマブ＋イピリムマブ併用群で55.0％であった．なお，全生存期間（OS）については今後の報告が待たれる[67]（NCT01844505）．その他，未治療の転移・再発腎細胞がんに対して，イピリムマブ＋ニボルマブ対スニチニブの第Ⅲ相臨床試験が進行中である（NCT02231749）．

❷ 抗 PD-1 抗体と多標的キナーゼ阻害剤（抗 VEGF 抗体）の併用療法

2014年の ASCO 総会で，抗 PD-1 抗体と多標的キナーゼ阻害剤 multikinase inhibitor である抗 VEGF 抗体の併用療法（ニボルマブ＋パゾパニブ／スニチニブ）が転移性の進行腎細胞がんに対して，第Ⅱ相臨床試験で高い奏効率を示すことが報告された．とくに，ニボルマブ＋スニチニブ群では全例でがん縮小傾向を認めた．その他，アテゾリズマブ±ベバシズマブ対スニチニブの第Ⅱ相臨床試験（NCT01984242）が進行中である．

18-3 免疫チェックポイント阻害剤による免疫療法と従来の化学療法との効果発現の違い

化学療法では，通常，治療開始後いったん増悪（PD）と判定されれば治療中止とするのが原則であるが，免疫療法での効果発現までの時間と効果の持続期間は，化学療法のそれとは異なる場合があることが明らかになってきた．注目すべきは，いったん増悪（PD）と判定された症例のなかで，あとから治療効果が出てくる場合があり，そのような症例では予後は良い傾向にあることが報告されている．これをうけて，従来の RECIST による効果判定を修

表18-2 提唱されている免疫療法の効果判定方法

測定法	WHO 規準	irRC	irRECIST（ver1.1）
方向	2方向	2方向	1方向
測定可能病変	規定なし	≧5 mm×5 mm	腫瘍病変では長径 ≧10 mm，リンパ節病変では短径 ≧15 mm
測定病変数	規定なし	ベースラインでは，各臓器≦5病変，内臓病変≦10病変，皮膚病変≦5病変．新病変出現後，各病変上記と同数まで追加	各臓器≦2病変，合計≦10病変
腫瘍量	積和	積和	径和
総合判定	総腫瘍量の変化で判定（新病変分も加える）． 完全寛解（CR）：すべての病変が消失． 部分奏効（PR）：ベースラインに比べて50％以上減少． SD：いずれにも該当しない． 増悪（PD）：経過中の最小値に比べて25％以上増加．	標的病変の効果および非標的病変の効果（新病変分も加える）の組み合わせで判定． irCR：すべての病変が消失． irPR：ベースラインに比べて50％以上減少． irSD：いずれにも該当しない． irPD：経過中の最小値に比べて25％以上増加．	標的病変，非標的病変，新病変のそれぞれの効果の組み合わせで判定． irCR：すべての測定可能病変および測定不能病変が完全に消失．リンパ節では短径が10 mm 未満に減少． irPR：ベースラインとの比較で TMTB が30％以上減少，非標的病変が irNN，測定不能な新病変の明らかな増悪を認めない． irSD：irPD が認められず，irCR または irPR の規準を満たさない． irNN：ベースラインで標的病変が認められず，その患者が追跡時に irCR または irPD の規準を満たさない． irPD：経過中の最小値に比べて TMTB が20％以上増加かつ絶対値で5 mm 以上増加，もしくは，非標的病変の明らかな増悪または測定不能な新病変の出現． irNE：不十分なデータがある場合に例外的に用いる． irND：補助療法において病変が検出されない場合．
要確定項目	CR，PR	irCR，irPR，irPD	irPD

正した，免疫療法用の評価方法のガイドライン irRC (WHO 基準をもとに作成) が提唱された[68]．さらに，最近，O. Bohnsack らにより RECIST に対応するように改良した irRECIST が提唱されている (表 18-2)．増悪 (PD) となった症例でも免疫療法を継続できる目安としては，少なくとも，患者の全身状態が臨床試験開始時と同程度であること，病変が生命を脅かす (life-threatening) 状態でないと判断されること，発生した有害事象が治療薬の継続投与の際に許容できる場合を満たすことが必要であり，患者に対して，病状悪化のリスク，および中止した際はほかの治療へ変更可能なことについてインフォームド・コンセントを得ることが必要である．irRC および irRECIST については，後方視的解析の結果があるのみで，科学的根拠が確立されているわけではなく，現時点では増悪した症例にどこまで免疫療法を継続するか決めることは明確に規定することは困難な状況であり，取り扱いには十分な注意が必要である．現時点では，実地臨床においてはあくまで RECIST による評価が標準であることに留意されたい．

今後想定される問題点としては，免疫療法で増悪 (PD) と判定されたあとも投与を継続することによって，全身状態が悪化してしまった場合，ほかの治療の機会を失ってしまう可能性がある．実際，海外を中心に，免疫チェックポイント阻害剤は進行悪性黒色腫に対してはすでに第一選択薬として使用されはじめている．また，ほかの化学療法や分子標的薬と免疫療法の順序についても今後の検討課題である．

18-4 ■ 免疫チェックポイント阻害剤に特有の有害事象

免疫チェックポイント阻害剤にともなう有害事象〔immune related adverse event (irAE)〕としては，胃腸障害，肝障害，肺臓炎，皮膚障害 (中毒性表皮壊死症を含む)，神経障害，内分泌障害 (甲状腺機能低下，副腎不全，下垂体炎) などが生じることが知られている[69]．これらのおもな機序としては，免疫チェックポイント阻害剤によって活性化された T 細胞によって自己臓器が傷害を受けることが考えられているが，機序が解明されていない毒性も存在する．irAE の頻度については，これまでの報告では，抗 CTLA-4 抗体によるものが最も高く，抗 PD-1 抗体，抗 PD-L1 抗体の順に低くなっていく傾向が報告されている．多くの症例では irAE は治療中に発症するが，少数例では治療終了の数週から数カ月後に発症する例もあり，注意が必要である．

irAE が生じた場合，原則的に，グレード 2 以上となった場合は治療を中断 (延期) し，全身へのステロイド投与 (たとえば，メチルプレドニゾロンを 0.5～1.0 mg/kg/ 日) を開始する．注意点は，ステロイドの投与開始後，irAE の症状が軽快しても直ちにステロイドの減量を行うのではなく，1 週間ごとを目安にゆっくりと漸減し，4 週間以上をかけてステロイドを中止することが推奨されている．これは，早期にステロイドを減量すると irAE が再燃しやすい傾向があることがわかってきているからである．しかしながら，高齢の患者，糖尿病などの合併症のある患者ではステロイドの長期投与が困難であるため，このような患者には慎重投与かつ irAE をなるべく早期に発見することが肝要である．

18-5 ■ 臨床効果予測および毒性予測のバイオマーカーの現況

　免疫チェックポイント阻害剤の安全性と臨床効果が確かめられてきている一方で，重篤な有害事象を伴う症例も認められている．臨床効果を予測するバイオマーカーが見つかれば，患者ごとの個別の治療選択につながり，臨床効果を最大限発揮することができるようになるだろう．すなわち，治療前の段階で治療効果や重篤な有害事象を予測できるバイオマーカーの探索は重要な課題である．免疫チェックポイント阻害剤を投与した患者の臨床効果とT細胞の増殖・活性化，がん抗原特異的免疫応答にかかわるバイオマーカーの関連について検討されてきた．免疫組織染色による腫瘍組織でのPD-L1の発現は，抗PD-1抗体，抗PD-L1抗体それぞれの単独投与における治療効果予測のバイオマーカーの有力な候補と考えられ，臨床効果予測因子として検討が進められている．ニボルマブの第Ⅰ相臨床試験において，少数例での検討ではあるものの，治療前の腫瘍検体を用いた免疫組織染色でPD-L1の発現が陽性の患者で奏効が認められた[41]．この結果をうけて，製薬関連企業各社がコンパニオン診断薬を目指して免疫組織染色用の抗PD-L1抗体を開発してPD-L1陽性の患者を選択する治療戦略が検討されている．しかしながら，腫瘍細胞におけるPD-L1の発現は腫瘍局所環境によって変化しうる動的マーカーであり，実際には，腫瘍組織においてPD-L1の発現が認められない患者でも治療効果が認められる場合もある．また，少数例での検討であるが，ニボルマブとイピリムマブの同時併用療法群においては，PD-L1の発現と臨床効果に相関を認めていない[66]．進行腎細胞がんにおいても，ニボルマブとイピリムマブの併用療法や，すでに述べたニボルマブとパゾパニブ/スニチニブとの併用療法でも同様に，腫瘍組織でのPD-L1の発現と臨床効果に相関がないと報告されている．また，PD-L1の免疫染色自体にも技術的課題が残されている状況であり，治療前の腫瘍細胞におけるPD-L1の発現の治療効果予測バイオマーカーとしての意義については，現在進行中の第Ⅲ相臨床試験（NCT01721746）を含めた前向き試験の結果が待たれる．

　興味深いことに，抗PD-L1抗体のアテゾリズマブによる単独療法の第Ⅰ相臨床試験の拡大コホートでの解析では，腫瘍細胞に発現しているPD-L1よりも，むしろ腫瘍周辺に浸潤している免疫担当細胞に発現しているPD-L1のほうが治療効果と相関する傾向を認めるとの報告がなされた．腫瘍組織上のPD-L1の発現のバイオマーカーとしての位置づけはまだ混沌としており，引き続き慎重に検討をすべきものと考えられる．

　進行悪性黒色腫の患者において，予後予測バイオマーカーとして，治療前の末梢血での単球系骨髄由来抑制細胞 monocytic myeloid-derived suppressor cell（m-MDSC）の頻度や数があげられる．イピリムマブを投与された進行悪性黒色腫の患者において，治療前の末梢血中のm-MDSCの数が多いと予後が不良との報告がなされた[70, 71]．

　抗PD-1抗体のペンブロリズマブによって奏効した進行悪性黒色腫の患者では，治療前の腫瘍組織検体の解析において，腫瘍辺縁や腫瘍内にT細胞受容体のクローン性をもつ$CD8^+$ T細胞や，PD-1およびPD-L1を発現した免疫担当細胞が多く浸潤している傾向があることが示された[72]．また，抗PD-L1抗体のアテゾリズマブによって奏効した各種の固形がんの治療前の腫瘍組織の解析において，腫瘍浸潤免疫担当細胞におけるPD-L1の発現，Th1細胞の浸潤，CTLA-4の発現傾向やCX3CL1の発現を認めない傾向を示し，治療前にすでに免疫反応が生じていることが治療効果と相関することが示唆された[64]．その他，腫瘍組織に

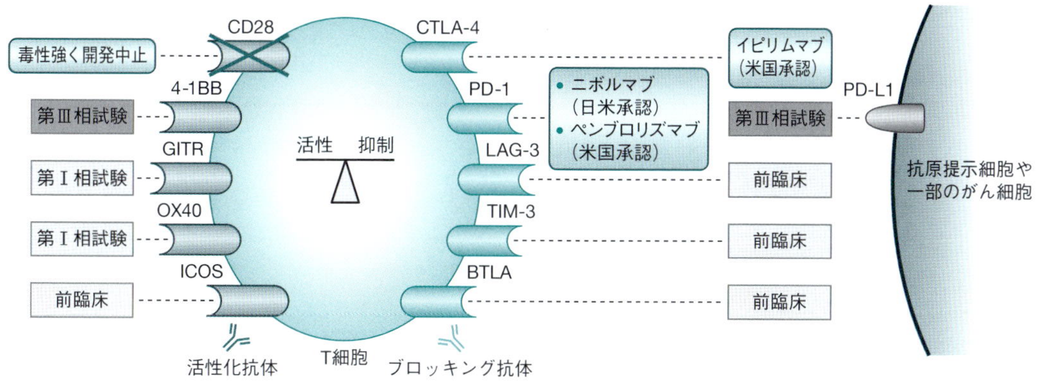

図18-4 T細胞の活性化を制御する抗体療法の開発状況

おける遺伝子発現プロファイルによる解析からもバイオマーカーが報告されている[73,74].

最近,がん細胞における体細胞変異の数とイピリムマブ,ペンブロリズマブといった免疫チェックポイント阻害剤の治療効果が相関するとの報告がなされた[75,76]. その機序としては,がん細胞に体細胞変異が生じると異常タンパク質をつくることがあり,その異常タンパク質が免疫系に異物(ネオ抗原)として認識される確率が上がると考えられている.患者個別に全ゲノムシークエンスを行って体細胞変異をカウントする必要があるため,現時点ではコスト面の問題があるものの,今後どのように応用されるか注目される.

さらに,DNAのミスマッチ修復欠損のある大腸がん患者やその他の固形がん患者では,ミスマッチ修復欠損のない大腸がん患者と比較して,抗PD-1抗体が高い奏効率を示し,無増悪生存期間,全生存期間の延長を認めたと報告された[77].

→ おわりに

現在,悪性黒色腫,非小細胞肺がん,腎細胞がん,頭頸部がん,膀胱がん,胃がんなどで各種の免疫チェックポイント阻害剤の第Ⅲ相臨床試験が行われている.また,本章で詳述した薬剤以外にも,T細胞の活性化を制御する抗体療法の開発が進んでいる(図18-4).今後,さまざまながん種に対して,単独療法および従来の薬剤や新しい薬剤と併用した多くの臨床試験が行われていくことだろう.

従来の化学療法とは異なり,有害事象がほとんど生じないことが多い一方,免疫療法特有のirAEを生じてしまうと,対応が遅れた場合には副作用が重症化・遷延化することもあるため,免疫チェックポイント阻害剤を用いる場合はあらかじめこれらの副作用とその対策を知っておく必要がある.

現時点で,免疫療法による治療効果,治療抵抗,耐性のメカニズムの理解は不十分であり,免疫療法によって奏効する症例は限られている.臨床開発と連動したかたちで治療に対する感受性や毒性をあらかじめ予測できるバイオマーカーの探索を行っていくことが求められている.

文　献

1) Leach DR, et al.: Science, 271: 1734-1736, 1996.
2) Peggs KS, et al.: J Exp Med, 206: 1717-1725, 2009.
3) Simpson TR, et al.: J Exp Med, 210: 1695-1710, 2013.
4) Hoos A, et al.: Semin Oncol, 37: 533-546, 2010.
5) Lipson EJ and Drake CG: Clin Cancer Res, 17: 6958-6962, 2011.
6) Ribas A, et al.: Oncologist, 12: 873-883, 2007.
7) Quezada SA, et al.: J Exp Med, 207: 637-650, 2010.
8) Kitano S, et al.: Cancer Immunol Res, 1: 235-244, 2013.
9) Phan GQ, et al.: Proc Natl Acad Sci U S A, 100: 8372-8377, 2003.
10) Maker AV, et al.: Ann Surg Oncol, 12: 1005-1016, 2005.
11) Small EJ, et al.: Clin Cancer Res, 13: 1810-1815, 2007.
12) Ansell SM, et al.: Clin Cancer Res, 15: 6446-6453, 2009.
13) Fong L, et al.: Cancer Res, 69: 609-615, 2009.
14) Hodi FS, et al.: Proc Natl Acad Sci U S A, 105: 3005-3010, 2008.
15) Yang JC, et al.: J Immunother, 30: 825-830, 2007.
16) Weber J, et al.: Clin Cancer Res, 15: 5591-5598, 2009.
17) O'Day SJ, et al.: Ann Oncol, 21: 1712-1717, 2010.
18) Wolchok JD, et al.: Lancet Oncol, 11: 155-164, 2010.
19) Hersh EM, et al.: Invest New Drugs, 29: 489-498, 2011.
20) Margolin K, et al.: Lancet Oncol, 13: 459-465, 2012.
21) Robert C, et al.: Clin Cancer Res, 19: 2232-2239, 2013.
22) Chiarion-Sileni V, et al.: Br J Cancer, 110: 1721-1726, 2014.
23) Hodi FS, et al.: N Engl J Med, 363: 711-723, 2010.
24) Robert C, et al.: N Engl J Med, 364: 2517-2526, 2011.
25) McDermott D, et al.: Ann Oncol, 24: 2694-2698, 2013.
26) Schadendorf D, et al.: J Clin Oncol, 33: 1889-1894, 2015.
27) Eggermont AM, et al.: Lancet Oncol, 16: 522-530, 2015.
28) Ribas A, et al.: J Clin Oncol, 23: 8968-8977, 2005.
29) Camacho LH, et al.: J Clin Oncol, 27: 1075-1081, 2009.
30) Ribas A, et al.: Clin Cancer Res, 15: 6267-6276, 2009.
31) Chung KY, et al.: J Clin Oncol, 28: 3485-3490, 2010.
32) Kirkwood JM, et al.: Clin Cancer Res, 16: 1042-1048, 2010.
33) Sangro B, et al.: J Hepatol, 59: 81-88, 2013.
34) Ralph C, et al.: Clin Cancer Res, 16: 1662-1672, 2010.
35) Ribas A, et al.: J Clin Oncol, 31: 616-622, 2013.
36) Chen L: Nat Rev Immunol, 4: 336-347, 2004.
37) Barber DL, et al.: Nature, 439: 682-687, 2006.
38) Francisco LM, et al.: J Exp Med, 206: 3015-3029, 2009.
39) Zou W and Chen L: Nat Rev Immunol, 8: 467-477, 2008.
40) Topalian SL, et al.: Curr Opin Immunol, 24: 207-212, 2012.
41) Topalian SL, et al.: N Engl J Med, 366: 2443-2454, 2012.
42) Topalian SL, et al.: J Clin Oncol, 32: 1020-1030, 2014.
43) Weber JS, et al.: J Clin Oncol, 31: 4311-4318, 2013.
44) Brahmer JR, et al.: J Clin Oncol, 28: 3167-3175, 2010.
45) Lipson EJ, et al.: Clin Cancer Res, 19: 462-468, 2013.
46) Robert C, et al.: N Engl J Med, 372: 320-330, 2015.
47) Rizvi NA, et al.: Lancet Oncol, 16: 257-265, 2015.
48) Brahmer J, et al.: N Engl J Med, 373: 123-135, 2015.

49) Ribas A, et al.: Lancet Oncol, 16: 908-918, 2015.
50) Ansell SM, et al.: N Engl J Med, 372: 311-319, 2015.
51) Hardy B, et al.: Int J Oncol, 19: 897-902, 2001.
52) Hardy B, et al.: Int Immunol, 17: 615-619, 2005.
53) Berger R, et al.: Clin Cancer Res, 14: 3044-3051, 2008.
54) Armand P, et al.: J Clin Oncol, 31: 4199-4206, 2013.
55) Westin JR, et al.: Lancet Oncol, 15: 69-77, 2014.
56) Hamid O, et al.: N Engl J Med, 369: 134-144, 2013.
57) Robert C, et al.: Lancet, 384: 1109-1117, 2014.
58) Garon EB, et al.: N Engl J Med, 372: 2018-2028, 2015.
59) Butte MJ, et al.: Immunity, 27: 111-122, 2007.
60) Park JJ, et al.: Blood, 116: 1291-1298, 2010.
61) Brahmer JR, et al.: N Engl J Med, 366: 2455-2465, 2012.
62) Chen DS, et al.: Clin Cancer Res, 18: 6580-6587, 2012.
63) Furness AJ, et al.: Trends Immunol, 35: 290-298, 2014.
64) Herbst RS, et al.: Nature, 515: 563-567, 2014.
65) Powles T, et al.: Nature, 515: 558-562, 2014.
66) Wolchok JD, et al.: N Engl J Med, 369: 122-133, 2013.
67) Larkin J, et al.: N Engl J Med, 373: 23-34, 2015.
68) Wolchok JD, et al.: Clin Cancer Res, 15: 7412-7420, 2009.
69) Weber JS, et al.: J Clin Oncol, 30: 2691-2697, 2012.
70) Meyer C, et al.: Cancer Immunol Immunother, 63: 247-257, 2014.
71) Kitano S, et al.: Cancer Immunol Res, 2: 812-821, 2014.
72) Tumeh PC, et al.: Nature, 515: 568-571, 2014.
73) Hamid O, et al.: J Transl Med, 9: 204, 2011.
74) Ji RR, et al.: Cancer Immunol Immunother, 61: 1019-1031, 2012.
75) Snyder A, et al.: N Engl J Med, 371: 2189-2199, 2014.
76) Rizvi NA, et al.: Science, 348: 124-128, 2015.
77) Le DT, et al.: N Engl J Med, 372: 2509-2520, 2015.

19 がんのウイルス療法

内橋俊大　藤堂具紀

Summary

がんのウイルス療法とは，がん細胞でのみ増殖するウイルスをがんに感染させて，ウイルスの直接的な殺細胞効果により，がんの治癒を図る新たな治療法である．近年，欧米を中心に，わが国においても，種々のウイルスを用いたウイルス療法の臨床試験が行われている．ウイルス療法は，ウイルスが複製する過程で宿主となったがん細胞が破壊されるという直接的な効果以外に，ウイルスが排除される過程で，がん細胞に特異的な免疫が効率よく惹起されるという，ほかのがん治療法にはない特徴をもっている．免疫系を刺激する外来遺伝子をウイルスゲノムに組み込んだり，免疫療法と組み合わせたりして，ウイルス療法の抗腫瘍免疫効果の増強を図る試みも進んでいる．

Keyword

◆ がん治療用ウイルス　　◆ 腫瘍関連抗原(TAA)　　◆ G47Δ

はじめに

がんのウイルス療法 oncolytic virus therapy とは，正常細胞では複製することができず，がん細胞でのみ複製するがん治療用ウイルス oncolytic virus を用いて，ウイルスが複製する過程で，ウイルスが感染したがん細胞を死滅させる治療法である．増殖したウイルスはさらに拡散して周囲のがん細胞に感染するというサイクルを繰り返し，ウイルスによる直接的な殺細胞効果を利用する治療であることから，非増殖型ベクターを用いて外来遺伝子を発現させることにより治療効果を狙う従来の遺伝子治療とは一線を画している（図19-1）．がん組織は不均一な集団であるため，放射線療法や化学療法などの単一の治療法で完治しないケースが多い．ウイルス療法の利点の1つとして，従来の治療法との組み合わせにより，相乗的もしくは相加的な抗腫瘍効果を示す可能性が報告されている[1]．さらに，ウイルス療法においては，感染したがん細胞に対して特異的な抗腫瘍免疫を効率よく惹起できるため，特定の腫瘍抗原を同定することなしにがんワクチンとしての効果が得られ，免疫療法との併用でさらに治療効果の増強が期待できる．したがって，これまで治療困難であった進行がんや膠芽腫などの難治がんに対する新たな治療法として期待されている．

19-1 がん治療用ウイルス

がん治療用ウイルスは，がん細胞内でのみ複製が可能で，がん細胞に対して傷害性をもち，一方，正常組織に対する病原性は最小限に保つ必要がある．そのため，レオウイルスやニュー

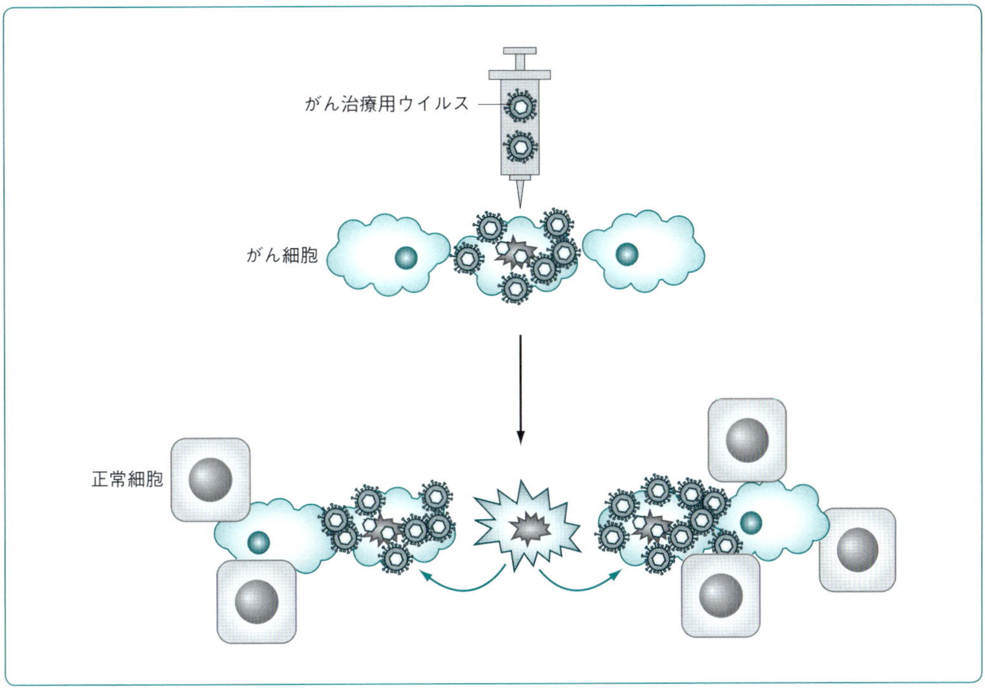

図19-1　がんのウイルス療法の概念
がん治療用ウイルスは，がん細胞に感染してそのなかで複製し，がん細胞の破壊とともに周囲に拡散し，つぎつぎに周囲のがん細胞へ感染・複製を繰り返してがんを死滅させる．一方で，正常細胞では複製することができないため，正常組織に対する傷害性は最小限にとどめられる．

カッスル病ウイルス(NDV)など，もともとヒトでは病原性を示さない，あるいは病原性が非常に弱いウイルスを用いる場合と，単純ヘルペスウイルスⅠ型(HSV-1)やアデノウイルス，麻疹ウイルス，ワクシニアウイルスなど，もともとヒトを宿主とするウイルスに遺伝子操作を加えて病原性を失わせて用いる場合に大別される．以下に，臨床開発が行われている代表的ながん治療用ウイルスの特徴を，とくに開発が進んでいる HSV-1 を中心に示す．また，近年施行されている代表的ながん治療用ウイルスを用いた臨床試験の例を示す(**表19-1**)．

Keyword解説

- **がん治療用ウイルス**：がん細胞では正常細胞に比べてウイルスが複製しやすいことを利用して，がんの治療(ウイルス療法)に用いるウイルス．がん細胞に特異的なウイルス複製能を得るため，ウイルスゲノムに遺伝子操作を加えることで正常細胞では複製しないような工夫をしたり，ヒトの細胞では病原性を示さないウイルスを活用したりする．
- **腫瘍関連抗原(TAA)**：一般的には正常細胞にはなく，腫瘍細胞のみがもつタンパク質・ペプチドであり，T細胞により認識されて腫瘍細胞を攻撃する標的となる抗原．
- **G47Δ**：2001年，藤堂具紀らにより開発された三重変異を有する世界初の第三世代遺伝子組換え単純ヘルペスウイルスⅠ型(HSV-1)．現存のがん治療用 HSV-1 のなかで，治療域(効果を示すために必要なウイルス量と毒性を呈するウイルス量の差)が最も広く，したがって，実用性が高い．がん細胞に限った高いウイルス複製能と強力な特異的抗腫瘍免疫惹起能を有する一方，高い安全性を維持している．

表19-1 臨床試験に使用されている代表的ながん治療用ウイルス

ウイルス	Phase	ウイルス名	がん腫	欠失遺伝子（Δ），不活化遺伝子（⁻）	挿入遺伝子	投与経路，併用療法
単純ヘルペスウイルスⅠ型 (HSV-1)	Ⅰ/Ⅰb	G207	膠芽腫	γ34.5Δ, ICP6⁻	lacZ	腫瘍内
	Ⅲ 終了	Talimogene laherparepvec (T-VEC)	悪性黒色腫	γ34.5Δ, α47Δ	GM-CSF	腫瘍内
	Ⅱ	G47Δ	膠芽腫	γ34.5Δ, ICP6⁻, α47Δ	lacZ	腫瘍内
アデノウイルス	Ⅱ/Ⅲ	CG0070	膀胱がん	E1Aプロモーター→E2F-1プロモーター E3不活化	GM-CSF	膀胱内
	Ⅲ 終了	Oncorine (H101)	頭頸部がん	E1B-55K⁻	—	腫瘍内（シスプラチン併用）
ワクシニアウイルス	Ⅱb	JX-594 (Pexa-Vec)	肝細胞がん	TK⁻	GM-CSF	静脈内・腫瘍内
レオウイルス	Ⅲ	REOLYSIN®	頭頸部がん	—	—	静脈内（パクリタキセル，カルボプラチン併用）
麻疹ウイルス	Ⅰ	MV-NIS	骨髄腫	—	ヒトNIS	静脈内（シクロホスファミド併用）
ニューカッスル病ウイルス (NDV)	Ⅰ	PV701	固形がん	—	—	静脈内

TK：チミジンキナーゼ，NIS：ナトリウム・ヨウ素共輸送体．

1 単純ヘルペスウイルスⅠ型（HSV-1）

HSV-1は，①ヒトのあらゆる細胞に感染可能である，②ウイルス遺伝子の機能解明が進んでおり，また，ウイルスゲノムが約152 kbと大きいため，遺伝子改変を加えることが可能で，大きい遺伝子あるいは複数の遺伝子の導入が可能である，③HSV-1に感受性を示すマウスやサルが存在するため，非臨床の安全性や効果の検討を行うことができる，④殺細胞効果が強く，少ないウイルス投与量で多くの腫瘍細胞を死滅させうる，⑤抗ウイルス薬が存在する，⑥血中の抗HSV抗体がウイルスの細胞間の伝搬に影響せず，反復投与が可能である，などの臨床応用に適した特徴を多くもち，さまざまな遺伝子組換えHSV-1の開発が進んでいる．

$γ34.5$遺伝子はHSV-1の病原性に必要な遺伝子であり，感染細胞において細胞死を阻止する機能を有しているが，$γ34.5$遺伝子を欠失させると，正常細胞ではウイルス複製能を失い，一方，もともとウイルス感染に呼応した細胞死の機構に異常があるがん細胞においてはウイルス複製が可能となる．また，ウイルスのDNA合成に必須であるリボヌクレオチド還元酵素 ribonucleotide reductase の遺伝子を不活化すると，HSV-1は正常細胞では複製できなくなるが，がん細胞のように増殖がさかんな細胞では，宿主となるがん細胞のリボヌクレオチド還元酵素を利用して複製することができる．これら2つの遺伝子を欠失または不活化した第二世代のがん治療用HSV-1であるG207は，すでに再発膠芽腫を対象とした臨床試験で用いられており，高い安全性が確認されたが，抗腫瘍効果については改善の余地があると考えられた[2]．また，$γ34.5$遺伝子と後述の$α47$遺伝子を欠失させ，ヒト顆粒球マクロファージコロニー刺激因子 granulocyte-macrophage colony-stimulating factor（GM-CSF）遺伝子を挿入した第二世代のがん治療用HSV-1であるOncoVEX^{GM-CSF}は，Amgen社により

Talimogene laherparepvec（T-VEC）の名称で臨床開発され，切除不能の悪性黒色腫に対する第Ⅲ相臨床試験において腫瘍縮小効果および延命効果が認められ，医薬品として申請された[3]。さらに，G207の安全性を維持しつつ，ウイルス複製能および抗腫瘍免疫惹起能の増強のため，G207にα47遺伝子の欠失を加えた三重変異を有する第三世代のがん治療用 HSV-1である G47Δ が開発された[4]。α47遺伝子の欠失により，通常のHSV-1感染の際に生じる TAP（transporter associated with antigen presentation）阻害による MHC クラスⅠ発現レベルの低下が阻止できるため，抗原提示が抑制されず，抗腫瘍免疫刺激が増強する。α47遺伝子の欠失は，α47遺伝子と重なる US11 プロモーターも欠失させるため，本来は晩期に発現する US11 遺伝子の発現時期が早まり，γ34.5 遺伝子の欠失によって減弱したウイルス複製能をがん細胞に限って復元させて，がん細胞に対する殺細胞効果を改善する。現在，G47Δ は，わが国において，前立腺がんおよび嗅神経芽細胞腫の患者を対象に第Ⅰ相臨床試験が，膠芽腫に対しては第Ⅱ相医師主導治験が進行中である。これまで治療困難であった難治がんに対して有望な治療法となることが期待されている[5]。

❷ アデノウイルス

アデノウイルスは，E1B-55Kが感染した細胞のp53と結合して不活化し，感染細胞がアポトーシスに陥るのを阻止する機能を有する。E1B-55K欠失変異をもつ遺伝子組換えアデノウイルス Onyx-015は，p53が正常な細胞では複製不能であるものの，p53に異常があるがん細胞では複製が可能となり，抗腫瘍効果を示すとされた[6]。Onyx-015と同じ構造のH101は中国で頭頸部がんに対する医薬品として承認されている[7]。

❸ レオウイルス

レオウイルスは，ヒトに感染しても通常は無症候であり，がん遺伝子 Ras が活性化したがん細胞において特異的に複製され，抗腫瘍効果を示すとされる。レオウイルス（REOLYSIN®）は，転移を有し白金系抗がん剤抵抗性の再発頭頸部扁平上皮がんに対して，パクリタキセル，カルボプラチンとの併用で優れた効果を認めたことから，現在，第Ⅲ相臨床試験が進行している[8]。

❹ ワクシニアウイルス

もともと天然痘のワクチンとして使用されたワクシニアウイルスは，約187 kb の大きなゲノムをもっており，チミジンキナーゼ遺伝子を欠失し，ヒト GM-CSF 遺伝子を組み込んだワクシニアウイルス（JX-594）を用いて，肝細胞がんを対象に第Ⅱ相臨床試験が行われた[8,9]。

❺ その他

HSV-1やアデノウイルスを用いたウイルス療法の臨床試験につづいて，その他のさまざまなウイルスもがん治療用としての開発が進んでいる。麻疹ウイルスのワクチン株（Edmonston株）は受容体として CD46と膜タンパク質 SLAM（signaling lymphocyte activation molecule，CDw150）の2つを介することが知られており，CD46が腫瘍で過剰発現していることから，Edmonston 株を用いた臨床開発が最初に進んだ。また，SLAM は免疫細胞をはじめ，バーキットリンパ腫などの血液腫瘍細胞にも高発現するため[10]，麻疹ウイルスは血液腫瘍に対

しても有効である可能性がある．

これまでに多発性骨髄腫を対象にナトリウム・ヨウ素共輸送体 sodium/iodide symporter（NIS）である SCL5A5 を発現する遺伝子組換え麻疹ウイルス MV-NIS の第 I 相臨床試験が行われたほか，卵巣がんに対しても臨床試験が進行している[11]．また，NDV の自然弱毒株 PV701 は固形がんに対して臨床試験が進んでいる[11]．ほかにも，コクサッキーウイルス A21 や水疱性口内炎ウイルス vesicular stomatitis virus（VSV）などもがん治療用ウイルスとして研究されている[10]．

19-2 ▪ がん治療用ウイルスによる特異的抗腫瘍免疫惹起のしくみ

がんのウイルス療法においては，がん治療用ウイルスがどんどん増えて拡散し，がん全体に広がって，すべてのがん細胞がウイルスにより直接破壊されることが理想である．しかし，仮にすべてのがん細胞がウイルスに感受性があったとしても，実際には，ある時点で宿主の免疫によってウイルスは排除されてしまうため，ウイルス複製に伴う直接的な殺細胞効果には限界がある[12]．その一方，がん治療用ウイルスは，がん細胞でウイルスが複製してがん細胞を破壊する過程で，がん細胞に対する特異的な抗腫瘍免疫を惹起し，抗腫瘍免疫がウイルスに感染していないがん細胞をも攻撃するようになる．ウイルス療法による有効な抗腫瘍免疫の誘導には，がん細胞選択的なウイルス複製，感染局所での免疫反応，腫瘍関連抗原 tumor-associated antigen（TAA）の曝露，の3つの要素が必要とされる[13]．がん細胞選択的にウイルス複製が起こることは，免疫反応の矛先をがん細胞にとどめ，正常細胞に対する免疫反応による傷害を引き起こさないために必要である．感染局所での免疫反応は，がん細胞へのウイルス感染により，腫瘍微小環境において免疫刺激系サイトカインが分泌され，それらのサイトカインがさまざまな自然免疫および獲得免疫にかかわる免疫担当細胞をがん細胞へ誘導して活性化する．TAA の曝露は，がん治療用ウイルスがウイルス複製に伴って，がん細胞表面にウイルスタンパク質を提示した状態でがん細胞を破壊して細胞断片とする．免疫によるウイルス排除の過程で，破壊されたがん細胞断片は樹状細胞などの抗原提示細胞によりプロセシングを受ける．正常細胞と異なるタンパク質は腫瘍特異的抗原として，ナイーブ T 細胞へ抗原提示され，腫瘍特異的な細胞傷害性 T 細胞 cytotoxic T lymphocyte（CTL）へと分化させ，抗腫瘍免疫を誘導する．

がん細胞は MHC の発現低下や免疫抑制性サイトカインの発現などにより，免疫抵抗性を獲得している．また，がん組織は一般的に骨髄由来抑制細胞 myeloid-derived suppressor cell（MDSC）や制御性 T 細胞 regulatory T cell（Treg）の存在に代表されるように，免疫が作用しにくい環境にある．がん治療用ウイルスの特長として，これら免疫抑制状態を解除し，特異的な抗腫瘍免疫を惹起できることがあげられる．

ひとたびウイルスによる腫瘍破壊が起こると，ウイルス排除の過程で，ウイルスとともに破壊されたがん細胞断片も樹状細胞などの抗原提示細胞によりプロセシングを受け，それまで認識されていなかったいわゆる TAA が提示されるようになる．また，ウイルス感染による局所の免疫反応より，I 型 IFN（IFN-α，IFN-β）などの作用により樹状細胞上の CD 80／CD 86 の発現を増加させて，T 細胞上の共刺激分子 CD 28 との会合による補助シグナルによ

り，ナイーブT細胞から腫瘍特異的なエフェクターT細胞への分化を促進する[14]．また，同時に，Ⅰ型IFNや樹状細胞が産生するIL-12によりNK細胞が活性化し，MHCクラスⅠの発現が低下しているがん細胞を攻撃する．

がん治療用ウイルスに起因する抗腫瘍免疫の惹起は，おもにT細胞によるものであると考えられている[15]．NK細胞については，感染初期にウイルスを排除し，ウイルスの拡散を阻害することから，ウイルス療法においては負に作用するとする報告がある[16]．一方，手術侵襲によりMDSCが増大し，NK細胞の活性が低下して術後再発および術後転移を起こすリスクが上昇することが，動物モデルにおいても臨床的にも知られている[17]．しかし，術前にがん治療用ウイルスを投与することで，樹状細胞が分化・成熟して，NK細胞を活性化することで，術後の微小転移，再発を制御しうる可能性が報告されており[18]，NK細胞はウイルス療法にとってプラスにもマイナスにもはたらきうる二面性のあるリンパ球と考えられる．

19-3 ▪ 外来遺伝子発現型ウイルスを利用したさらなる抗腫瘍免疫の惹起

すでに述べたように，がん治療用ウイルスは，もともと腫瘍特異的な免疫惹起作用を引き起こす．また，G47Δのように，より抗腫瘍免疫を強力に惹起できるようウイルスに遺伝子操作を加えたがん治療用ウイルスの開発も行われてきた．近年，さらに，IL-12，IL-18，可溶型CD80などの免疫刺激因子を発現する遺伝子をウイルスゲノムに組み込んだがん治療用ウイルスの開発が行われている（図19-2）．たとえば，Th0からTh1への分化に必須のサ

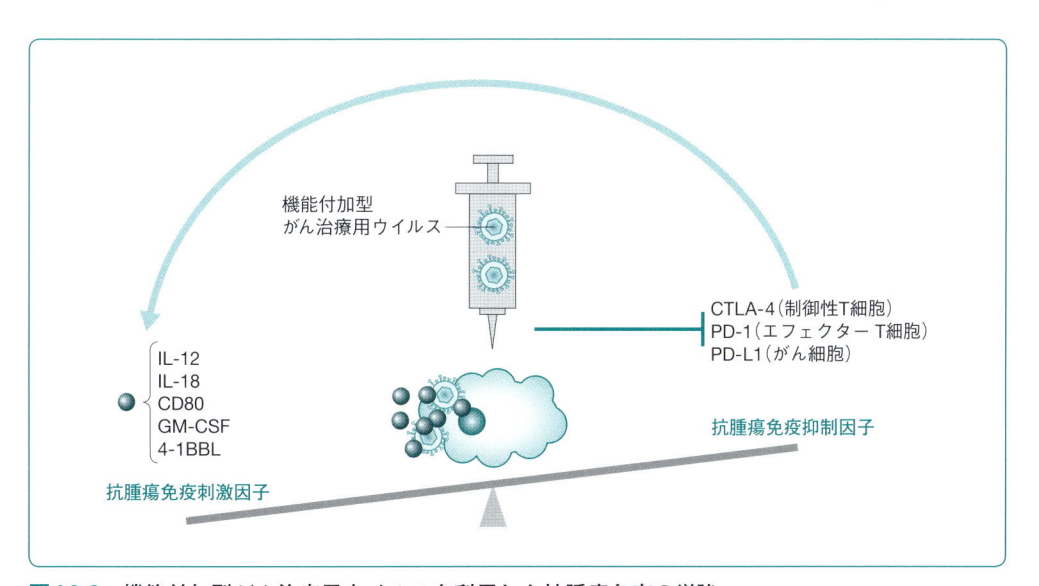

図19-2　機能付加型がん治療用ウイルスを利用した抗腫瘍免疫の増強
がん組織では，制御性T細胞（Treg）によるCTLA-4の発現，エフェクターT細胞におけるPD-1やそのリガンドであるがん細胞におけるPD-L1の発現など，抗腫瘍免疫が作用しにくい環境にある．がん治療用ウイルスはそれ自体が抗腫瘍免疫の惹起に有効に寄与するが，さらに，IL-12，IL-18，CD80などの免疫刺激因子発現型ウイルスを用いることで，全身性の副作用を起こすことなく，感染局所においてのみ，ウイルスの複製過程で効果的にそれらの因子が発現し，より強力な特異的抗腫瘍免疫を惹起する．また，抗腫瘍免疫抑制因子を阻害する抗体の投与により，抗腫瘍効果がさらに増強する可能性がある．

イトカインであるIL-12は強力な免疫惹起作用を有するが，単独で抗腫瘍効果を呈する量を全身的に投与すると，全身の連鎖的な免疫反応を惹起し，大きな副作用を起こす．しかし，がん治療用ウイルスに組み込んだ*IL-12*遺伝子は，感染したがん細胞でのみ発現するため，全身性の副作用を大きく軽減できる．さらに，がん組織では新たに感染するがん細胞からIL-12が発現され続けるため，がん組織局所におけるIL-12濃度が高くなり，効率的に抗腫瘍免疫惹起作用をもたらすことができる．たとえば，G207と同じ構造をもつ第二世代HSV-1の基本骨格に*IL-12*遺伝子を挿入したHSV-1は，対照ウイルスに比べて優れた抗腫瘍効果を示し，IL-18発現型や可溶型CD80発現型との組み合わせでさらに抗腫瘍効果の増強がみられた[19]．また，バクテリア人工染色体 bacterial artificial chromosome（BAC）を用いてG47Δのゲノムに任意の治療遺伝子を組み込むことができるシステムを用いて，IL-18および可溶性CD80を同時に発現するがん治療用HSV-1が開発され，対照ウイルスやそれぞれを単独に発現するHSV-1に比べて抗腫瘍効果の増強が認められた[20]．ほかにも，4-1BBLやGM-CSFなどの免疫刺激作用をもつ因子の遺伝子を組み込んだウイルスなど，種々の外来遺伝子発現型ウイルスが開発されている[13]．加えて，がん組織由来の抑制性共シグナルを伝達する免疫チェックポイント分子であるCTLA-4（cytotoxic T lymphocyte-associated antigen-4），PD-1（programmed cell death-1），PD-L1（programmed cell death-1 ligand-1）などを阻害することで，さらに抗腫瘍免疫効果が増大することが期待され（図19-2），現在，T-VECと抗CTLA-4抗体製剤であるイピリムマブを組み合わせた臨床試験が悪性黒色腫を対象に行われている[21]．

➡ おわりに

　がん治療用ウイルスは，近年，急速に開発が進み，つぎつぎに臨床試験がスタートしている．生存期間の延長や抗腫瘍免疫に起因するものと思われる遠隔の腫瘍縮小効果の報告がある一方，遠隔転移巣の制御や進行がんに対する奏効率という点ではまだまだ改善の余地がある．今後は，さらに改良された新たながん治療用ウイルスの開発や，ほかの免疫療法との組み合わせ，投与経路や投与方法の工夫などさらなる発展が望まれる．また，将来的には，異なるウイルスによる複数のウイルス療法を，がんの種類や進展様式に合わせて，併用したり順に実施したりして，より優れた臨床効果を発揮する可能性もある．ウイルス療法の近年の急速な発展からも，近い将来，がん治療の重要な一翼を担うことが期待されている．

文　献 //////

1) Bennett JJ, et al.：FASEB J, 18：1001-1003, 2004.
2) 藤堂具紀, 稲生 靖：実験医学, 24：11-16, 2006.
3) Andtbacka R. H. I, et al.：J Clin Oncol, 31：e283-287, 2013.
4) Todo T, et al.：Proc Natl Acad Sci U S A, 98：6396-6401, 2001.
5) Ino Y and Todo T：Gene Therapy and Regulation, 5：101-111, 2010.
6) Heise C, et al.：Nat Med, 3：639-645, 1997.
7) Garber K：J Natl Cancer Inst, 98：298-300, 2006.
8) Miest TS and Cattaneo R：Nat Rev Microbiol, 12：23-34, 2014.
9) Heo J, et al.：Nat Med, 19：329-336, 2013.
10) Msaouel P, et al.：Methods Mol Biol, 797：141-162, 2012.

11) Russell SJ, et al.: Nat Biotechnol, 30: 658-670, 2012.
12) Smith E, et al.: Hum Gene Ther, 22: 1053-1060, 2011.
13) Lichty BD, et al.: Nat Rev Cancer, 14: 559-567, 2014.
14) Gujar SA and Lee PW: Front Oncol, 4: 77, 2014.
15) Cheema TA, et al.: Proc Natl Acad Sci U S A, 110: 12006-12011, 2013.
16) Alvarez-Breckenridge CA, et al.: Nat Med, 18: 1827-1834, 2012.
17) Tai LH, et al.: Cancer Res, 73: 97-107, 2012.
18) Zhang J, et al.: Mol Ther, 22: 1320-1332, 2014.
19) Ino Y, et al.: Clin Cancer Res, 12: 643-652, 2006.
20) Fukuhara H, et al.: Cancer Res, 65: 10663-10668, 2005.
21) Puzanov I, et al.: J Clin Oncol, 32: 1020-1030, 2014.

20 次世代ペプチドワクチン療法の開発

塚原智英　鳥越俊彦　廣橋良彦　金関貴幸　Vitaly Kochin　佐藤昇志

Summary

がんのヒト免疫による制御を目指したペプチドワクチン療法の開発の歴史は，すなわち，優れたがん抗原の探索の歴史である．がん抗原の発見にはforward immunologyといわれる腫瘍反応性のヒト自家細胞傷害性T細胞（CTL）クローンを用いたcDNAライブラリー発現クローニング法が大きく貢献し，さらに，既知の候補のなかからがん抗原を求めるreverse immunologyによって多くのがん抗原が同定され，世界中でがん抗原を標的としたペプチドワクチンの開発が行われてきた．筆者らも独自に同定したがん抗原を標的としたペプチドワクチンの臨床試験を行って，その効果と免疫応答を解析してきた．一方，これまでは多くのがんに共通のがん抗原が優れた標的と考えられていたが，近年は，腫瘍拒絶における変異抗原の重要性が免疫チェックポイント阻害剤において示されつつある．筆者らは，高い腫瘍選択性と免疫原性をもち，かつ，造腫瘍能制御機能をもつがん幹細胞抗原の同定が次世代ペプチドワクチンの開発に重要と考えている．

Keyword

◆ がん抗原　　◆ ペプチドワクチン　　◆ がん幹細胞

はじめに

がん免疫とは，がんに対する免疫応答であり，がんに対する免疫応答はがん抗原に対して起こる．ペプチドワクチンはがん抗原由来の細胞傷害性T細胞 cytotoxic T lymphocyte（CTL）エピトープペプチドをヒトに接種することで，ペプチド特異的CTLによる免疫応答を増強して，がんの拒絶を目指す治療である（図20-1）．つまり，ペプチドワクチンの開発は新しいがん抗原の同定によってなされてきた．ペプチドワクチンはきわめて安全性が高く，簡便に実施可能であるが，末期がん症例における臨床効果はまだ十分ではない．

一方，より強いがん免疫制御を目指して，米国では，腫瘍浸潤性T細胞やT細胞受容体（TCR）導入遺伝子改変T細胞，抗体の可変領域を発現する遺伝子改変T細胞を用いた細胞移入療法が開発され，高い臨床効果が報告された．しかし，機能を高めた移入細胞による重篤な副作用が問題とされ，腫瘍選択性の高い標的がん抗原の模索が重要視されている．そして，近年，免疫チェックポイント阻害剤が開発され，おもにメラノーマ（悪性黒色腫）に対して行われた臨床試験で優れた臨床効果が報告された．しかし，免疫チェックポイント阻害剤は抗原非特異的に免疫反応の活性化を誘導するため，そのがん拒絶の機序についてはまだ不明な点が多く，また，自己免疫応答による副作用が懸念されている．

筆者らは，細胞移入療法や免疫チェックポイント阻害剤におけるがん拒絶と副作用の機序を理解することは，ペプチドワクチン療法を含むがん免疫制御の実効性と安全性の向上を目指すうえでとても重要であると感じている．本章では，がん抗原の同定と筆者らが行ってき

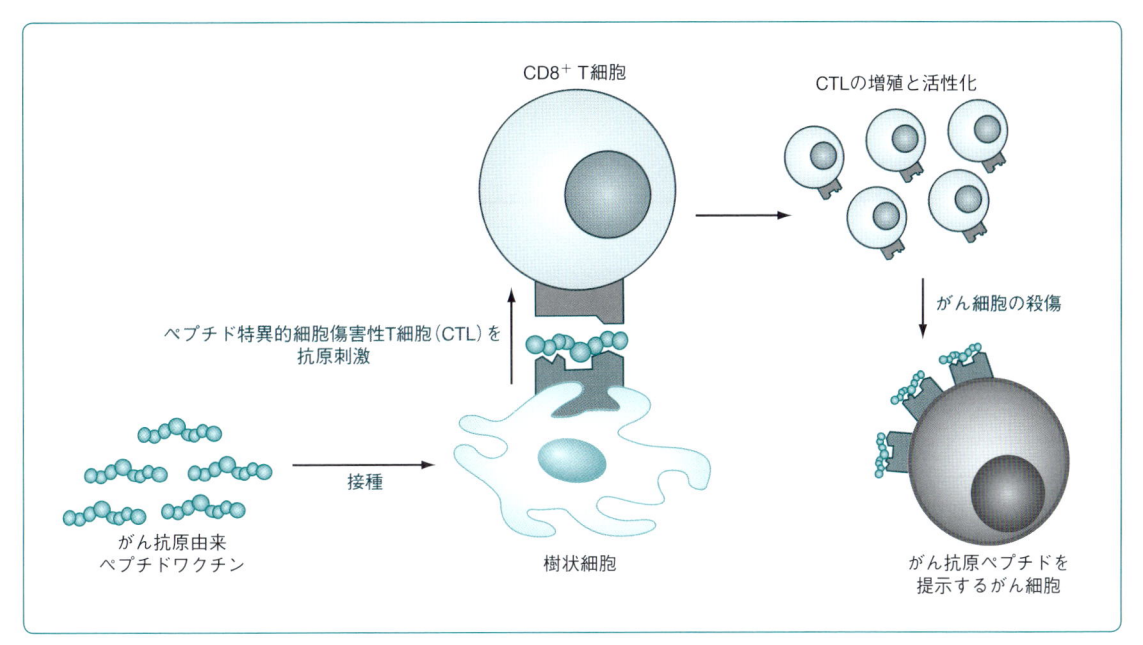

図20-1 ペプチドワクチンの概念図

たペプチドワクチンの実際，細胞移入療法と免疫チェックポイント阻害剤におけるがん拒絶と副作用の機序，そして，筆者らが理想的と考えるがん幹細胞抗原について概説し，次世代ペプチドワクチン療法の開発について述べる．

20-1 ▪ がん抗原の同定

① forward immunology

ヒト CTL に認識される多くのがん抗原は，がん細胞株と自家 CTL からなる autologous pair を用いた cDNA ライブラリー発現クローニング法により単離される．世界で初めて同定されたヒトがん抗原の MAGE（melanoma antigen）は，この方法によって同定され，この方法は

> **Keyword解説**
> - **がん抗原**：がん細胞に発現していて，ヒト免疫に認識されうるタンパク質全般を指す．本章では，とくにタンパク質に由来する8〜10個のアミノ酸からなるペプチドが HLA クラス I によって細胞表面に提示され，細胞傷害性 T 細胞（CTL）によって認識されるものをがん抗原とよんでいる．
> - **ペプチドワクチン**：がん抗原に由来するペプチドをがん患者に接種することで，がん抗原ペプチド特異的免疫応答を誘導して，がんの拒絶を目指す治療法．がん抗原の同定によって開発された．
> - **がん幹細胞**：自己複製能，薬剤・放射線耐性能，造腫瘍能，分化能をもつ細胞集団を指す．種々の抗がん治療に抵抗性であり，再発・転移の源といわれている．筆者らはとくに造腫瘍能の高さに着目してがん幹細胞を分離・解析している．

forward immunology ともよばれる．この方法の長所は，がん患者の宿主細胞性免疫を自然に賦活化できる免疫原性の比較的高いがん抗原を単離できることである．そして，メラノーマおよび正常なメラノサイトに発現する分化抗原としては，gp100, チロシナーゼ，MART-1, がん組織では過剰発現しているが，正常組織での発現は低い過剰発現抗原としては，SART-1, PRAME などが知られており，forward immunology によって同定された．MAGE はがんと精巣のみに発現しており，がん・精巣抗原（CT 抗原）とよばれる．精巣には HLA クラス I が発現していないため，CTL に認識されない．よって，がん・精巣抗原はがん免疫制御の標的として最も理想的である．ちなみに，この方法に必須の autologous pair の樹立はメラノーマ以外のがんではむずかしく，とくに骨軟部肉腫においては困難をきわめる．筆者らは骨肉腫細胞株 OS2000 と自家 CTL クローンからなる autologous pair を用いて，世界で初めての骨肉腫抗原遺伝子 *PBF* と HLA-B55に提示される抗原ペプチドを同定した[1]．また，自家 CTL をプローブとして用いるがん抗原の同定には，筆者らの予想が及ばないセレンディピティーがときに存在する．

❷ reverse immunology

すでに述べたように，メラノーマ以外の多くの腫瘍では，forward immunology による腫瘍抗原の同定は困難である．この場合，腫瘍抗原の候補として腫瘍選択的に発現する遺伝子を選択する．発現のプロファイリングについては，cDNA マイクロアレイや種々のバイオインフォマティクスが用いられる．つづいて，候補抗原のアミノ酸配列より HLA クラス I に対する結合モチーフをもつペプチドを設計し，ペプチド特異的 CTL の誘導を試みる．そして，CTL のペプチドおよびがん細胞株に対する細胞傷害活性を検討することで，ペプチドががん細胞に提示されることを確認する．この方法は，がん抗原を発現プロファイルで選択し，のちに抗原性を検討する手法であるため，forward immunology に対して，reverse immunology とよばれる．

　forward immunology および reverse immunology によって同定された多くのがん抗原由来ペプチドは，データベース上に公開されている[2]．筆者らははじめ，がん抗原ペプチドとして，アポトーシス抑制分子のサバイビンよりサバイビン2B ペプチド（HLA-A24/AYACNTSTL），滑膜肉腫特異的転座融合遺伝子 *SYT-SSX* より SS393ペプチド（HLA-A24/GYDQIMPKK），およびアンカーモチーフ改変ペプチド K9I（HLA-A24/GYDQIMPKI）を同定した．また，forward immunology によって同定した骨肉腫抗原 PBF より PBF A24.2ペプチド（HLA-A24/AYRPVSRNI）および PBF A2.2ペプチド（HLA-A2/ALPSFQIPV）を同定している[3]．

　また，筆者らは，がん細胞株より酸抽出法によって HLA-A24および HLA-A2に結合するペプチド配列を網羅的に解析し，新規がん抗原の同定とペプチド特異的 CTL の誘導とクローニングを進めている．驚くべきことに，網羅的解析によって得られたペプチド配列には既存のがん抗原ペプチドはほとんど含まれておらず，未知の優れたがん抗原ペプチドが多く含まれていることがわかった．また，強力な CTL 誘導能をもつ免疫原性の高いペプチドが存在する一方で，確実にがん細胞表面に提示されているにもかかわらず，CTL 誘導がきわめて困難なペプチドも存在した．CTL 誘導能をもつ免疫原性の高いペプチドはペプチドワクチンの標的として優れているが，CTL 誘導がきわめて困難なペプチドを標的とするには，

後述する HLA-ペプチド複合体を認識する人工抗体の開発が必要である．

20-2 ■ がん抗原ペプチドワクチンの第 I 相臨床試験

筆者らは，すでに述べたがん抗原ペプチドを用いたペプチドワクチンの第 I 相臨床試験を行ってきた（表20-1）．以下にその結果を概説する．

❶ サバイビン2Bペプチド

2004年より，サバイビン2Bペプチドを用いた第 I 相臨床試験を実施し，57例の末期がん患者にサバイビン2Bペプチドを接種した．使用した併用アジュバントは不完全フロイントアジュバント（IFA）とインターフェロン-α（IFN-α）である．臨床効果〔病勢安定（SD）または部分効果（PR）〕が19例（33％），テトラマー陽性細胞の増加が29例（51％）であり，IFN-α併用症例においてとくに臨床効果とテトラマー陽性細胞の増加が観察された[4-7]．また，2012年より行ったサバイビン2Bペプチド単独投与の第 I 相医師主導治験では，病勢コントロール率は53％であった．現在，膵がんを対象とした二重盲検第 II 相医師主導治験を，札幌医科大学，東京大学医科学研究所附属病院，神奈川県立がんセンターと共同で実施している．

表20-1 ペプチドワクチンの第 I 相臨床試験

対象疾患	プロトコール	症例数	腫瘍抑制効果[*1]	免疫応答[*2]
HLA-A24陽性大腸がん	IFN-α のみ	3	0（0％）	0（0％）
サバイビン2Bペプチド				
HLA-A24陽性大腸がん	サバイビン2Bペプチドのみ	15	4（27％）	2（13％）
	サバイビン2Bペプチド＋IFA	5	1（20％）	0（0％）
	サバイビン2Bペプチド＋IFA＋IFN-α	8	4（50％）	6（75％）
HLA-A24陽性膵臓がん	サバイビン2Bペプチド＋IFA＋IFN-α	6	4（67％）	4（66％）
HLA-A24陽性口腔がん	サバイビン2Bペプチドのみ	8	1（12％）	6（75％）
	サバイビン2Bペプチド＋IFA＋IFN-α	6	3（50％）	6（100％）
HLA-A24陽性膀胱がん	サバイビン2Bペプチド＋IFA	9	2（22％）	5（56％）
SYT-SSX 転座融合遺伝子由来ペプチド				
HLA-A24陽性滑膜肉腫	SS393ペプチドのみ	6	1（17％）	3（50％）
	K9Iペプチドのみ	3	0（0％）	1（33％）
	SS393ペプチド＋IFA＋IFN-α	6	3（50％）	0（0％）
	K9Iペプチド＋IFA＋IFN-α	6	3（50％）	3（50％）
PBFペプチド				
HLA-A24陽性骨肉腫または HLA-A2陽性骨肉腫	PBFペプチド1 mg＋IFA	6	0（0％）	5（83％）
	PBFペプチド10 mg＋IFA	3	2（67％）	3（100％）
	PBFペプチド1 mg＋IFA＋IFN-α	1	1（100％）	1（100％）
PBFペプチド＋サバイビン2Bペプチド				
HLA-A24陽性粘液性線維肉腫	PBF＋サバイビン2Bペプチド＋IFA＋IFN-α	1	1（100％）	1（100％）

[*1] RECIST基準でPR（部分効果）またはSD（病勢安定）を認めた症例．
[*2] テトラマー陽性細胞またはELISPOT陽性スポット数がワクチン接種後に1.5倍以上増加した症例．
IFA：不完全フロイントアジュバント，IFN-α：インターフェロン-α．

❷ *SYT-SSX*転座融合遺伝子由来ペプチド

　2002年より，滑膜肉腫に対して *SYT-SSX* 転座融合遺伝子由来ペプチドの SS393ペプチドおよび K9I ペプチドを用いた第Ⅰ相臨床試験を実施し[8]，21例の末期滑膜肉腫患者に接種した．7例で臨床効果〔病勢安定(SD)〕，7例でテトラマー陽性細胞の増加が観察された．サバイビン2B ペプチドと同様，IFN-α併用症例において臨床効果がより多く観察され，K9I ペプチド，IFA，IFN-α併用の1例において，肺転移巣の縮小と長期生存(27カ月)が得られた．現在，サバイビン2B ペプチド，PBF ペプチドおよび K9I ペプチドを用いたカクテルペプチドワクチン療法の第Ⅰ相臨床試験を計画している．

❸ PBFペプチド

　2009年より，骨肉腫に対して PBF A24.2ペプチドまたは PBF A2.2ペプチドを用いた第Ⅰ相臨床試験を実施した．のべ10例の末期骨肉腫患者に接種して，3例で病勢安定(SD)，6例でテトラマー陽性細胞の増加または ELISPOT 陽性スポットの増加が観察された．PBF ペプチドにおいては，1mg 投与群より10mg 投与群において，より高いテトラマー陽性細胞の増加または ELISPOT 陽性スポットの増加が観察された．そして，長期生存(31カ月)が得られた病勢安定(SD)例は，化学療法未施行例であった．サバイビン2B ペプチドおよび *SYT-SSX* 転座融合遺伝子由来ペプチドで観察された IFN-α併用の効果は現在のところ明らかではない．

❹ PBFペプチドとサバイビン2Bペプチドを用いたカクテルワクチン

　2013年より，後腹膜原発の粘液性線維肉腫の術後症例に対して，予備研究として PBF A24.2ペプチド10mg とサバイビン2B ペプチド1mg を用いたカクテルワクチン療法を IFA と IFN-αを併用して2週間ごとに行った．驚くべきことに，わずか1回のワクチン投与で PBF A24.2ペプチド特異的テトラマー陽性細胞が大きく増加した(図20-2)．そして，サバイビン2B ペプチド特異的テトラマー陽性細胞の増加を伴いながら，2カ月にわたって，その効果が維持された．初回ワクチンのあと，定期検査で切除断端に再発病変が観察されたが，腫瘍径は不変のまま維持された．この再発腫瘍を切除して検索した結果，多数の CD8$^+$細胞の浸潤と腫瘍のおよそ半分の領域に壊死が認められた(巻頭写真4)．PBF A24.2ペプチド特異的 CTL またはサバイビン2B ペプチド特異的 CTL が臨床効果に深くかかわっている可能性がある．現在，ペプチドワクチンを継続するとともに，末梢血のテトラマー陽性細胞および腫瘍浸潤リンパ球の T 細胞受容体レパトア解析を行っている．

20-3 ■ 細胞移入療法の効果と問題点

　米国国立衛生研究所(NIH)では，S. A. Rosenberg らがペプチドワクチンに対する否定的な見解を示しており，積極的な養子細胞移入療法が行われてきた[9]．メラノーマ患者に対する化学療法と全身放射線照射による前処置を併用した腫瘍浸潤性 T 細胞の大量移入では70%を超える臨床効果が示された．また，近年は，外来性 TCR を導入した遺伝子改変リンパ球の移入療法によって，適応疾患をメラノーマだけでなく肉腫にも拡大した[10]．しかし，そ

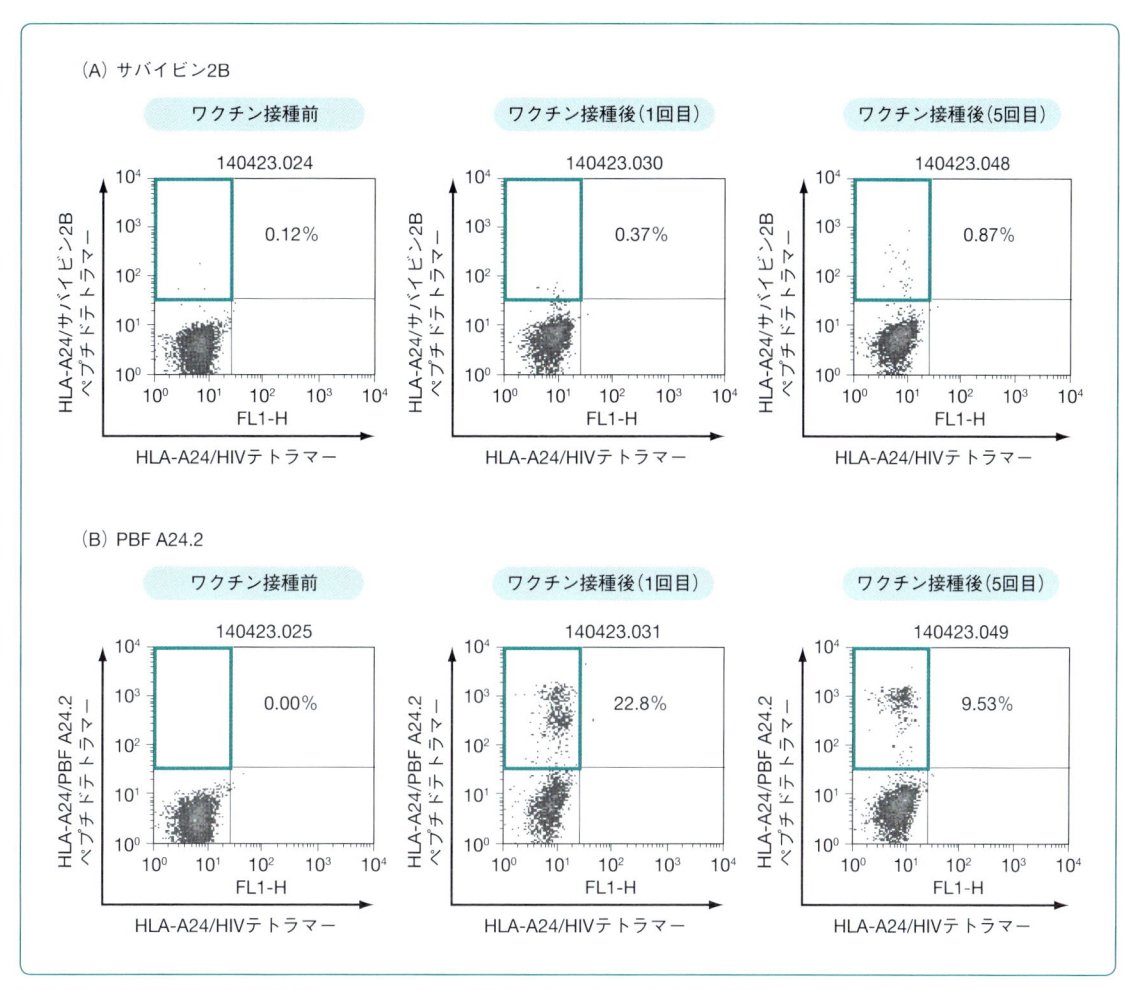

図20-2 粘液性線維肉腫症例におけるペプチドワクチンに対する免疫応答のテトラマー解析
ペプチドワクチン接種後，(A) HLA-A24/サバイビン2Bペプチドテトラマーおよび(B) HLA-A24/PBF A24.2ペプチドテトラマー陽性CTLの増加がみられた．

の一方で，ペプチドワクチン療法ではほとんど観察されなかった副作用が問題となった．MAGE-A3特異的TCRを導入したT細胞の移入において，致死的副作用として白質脳症が出現した．また，ERBB2特異的キメラ抗原受容体を発現したT細胞の移入においては，急性呼吸促迫症候群(ARDS)による死亡例がみられた．いずれも，移入されたエフェクター細胞が正常組織にも発現している特異抗原に反応した結果と考えられている．よって，今後の細胞移入療法においては，きわめて高い腫瘍選択性を示すがん抗原の選択が重要となり，また，そのような抗原の同定が望まれている[11]．

20-4 ■ 免疫チェックポイント阻害剤とがん抗原

すでに述べた細胞移入療法が臨床効果をきわめた一方で，おもにメラノーマにおいて免疫チェックポイント阻害剤の著効が報告された．代表的な免疫チェックポイント阻害剤である抗

CTLA-4抗体，抗PD-1抗体および両者の併用によって，約40％の臨床効果〔完全寛解（CR）または部分奏効（PR）〕が得られ，今後は細胞移入療法に代わって新たな隆盛になると考えられる[12]．しかし，腫瘍拒絶を担うCTLが認識するがん抗原は未知であり，そのレパトアと機能はいまだに不明である．一方，抗CTLA-4抗体は滑膜肉腫に対してはまったく効果を示さないことが報告されており[13]，免疫チェックポイント阻害剤のメラノーマでの結果をすべてのがん腫に適応することはむずかしいと考えられる．メラノーマと滑膜肉腫の違いとして，メラノーマは皮膚に発生するため，腫瘍の周囲に抗原提示能の高いランゲルハンス細胞が多く存在しており，腫瘍抗原特異的CTLを効率よく賦活化できる，紫外線などの外的刺激によりDNA損傷が起こりやすく，その結果として免疫原性の高い変異抗原が多く生成される，の2点があげられる．P. F. Robbinsらは，次世代シーケンサーを用いたディープシーケンスによるHLA-A2に提示される変異抗原ペプチドを網羅的に同定して，自家の腫瘍浸潤性T細胞（TIL）が変異抗原を認識していることを示し[14]，変異抗原特異的CTLクローンが腫瘍浸潤性T細胞の大量移入療法における腫瘍拒絶を担っている可能性が示唆された．そして，抗PD-1抗体の治療患者においても，変異抗原ペプチドを認識するCTLが存在することが示され[15]，変異抗原ペプチドががん免疫制御の新たな標的として脚光を浴びている．そして，変異抗原ERBB2IP特異的CD4$^+$腫瘍浸潤性T細胞の大量移入によって肝内胆管がんが拒絶されることが示された[16]．変異抗原の概念は，古くは1980年代からおもにマウスの系で唱えられていた[17]．ヒト変異抗原は1990年代にがん抗原がforward immunologyによって同定される過程で，β-カテニン（HLA-A24/SYLDSGIHF），カスパーゼ8（HLA-B35/FPSDSWCYF）などが報告された[2]．変異抗原は腫瘍選択性がきわめて高いものの，発現が症例によってユニークなために幅広い患者に適応できず，治療標的としては不適切と長年信じられてきた．そんな変異抗原が再び脚光を浴びる時代がくるとは予想していなかった．

20-5 ■ がん幹細胞抗原の同定

　この10年のあいだに，がん組織におけるがん幹細胞の存在が唱えられた．がん幹細胞はがん組織中の1～2％程度を占め，自己複製能，多分化能，そして，強力な造腫瘍能をもつことが特徴であり，がん幹細胞を標的とした新たな治療戦略を開発することは理にかなっている．筆者らは，がん幹細胞抗原の同定を目指して，まず，がん幹細胞の単離を試みた．がん幹細胞が高い薬剤排出能をもつことに着目して，がん幹細胞をサイドポピュレーション細胞 side population cell（SP細胞）としてフローサイトメーターで検出した．そして，骨原発悪性線維性組織球腫細胞株MFH2003よりSP細胞を単離することができた．SP細胞は *in vitro* において浮遊細胞塊を多く形成し，また，免疫不全マウスにおいて高い *in vivo* での造腫瘍能を示した[18]（図20-3，巻頭写真5）．また，筆者らは新しい類上皮肉腫細胞株ESXを樹立した．ESXにはSP細胞の存在頻度は少なかったが，がん幹細胞に高く発現しているといわれているアルデヒド代謝酵素ALDH1活性の高いALDH^{high}細胞が多く存在することを見いだした．ALDH^{high}細胞はSP細胞と同様に，高い *in vitro* および *in vivo* での造腫瘍能を示した（図20-4，巻頭写真6）．そして，ALDH^{high}細胞に発現する類上皮肉腫幹細胞抗原としてCD109

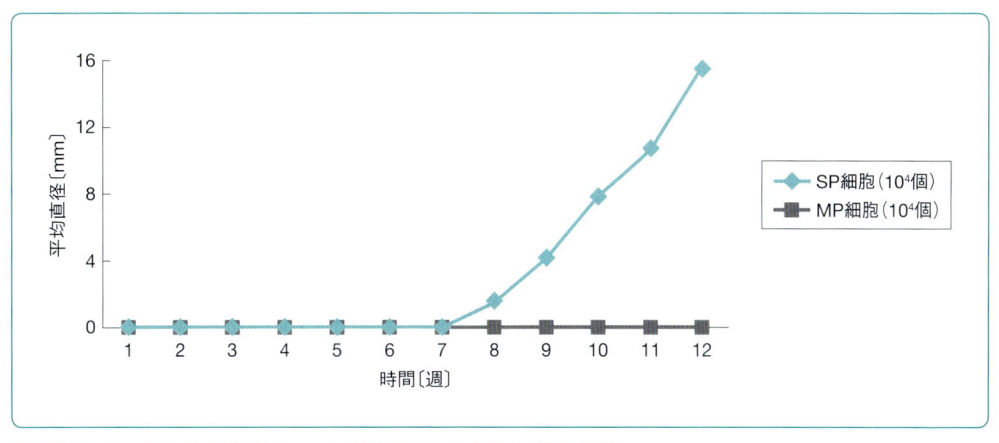

図20-3 SP細胞の免疫不全マウス移植における高い造腫瘍能

[Murase M, et al.：Br J Cancer, 101：1425-1432, 2009を一部改変]

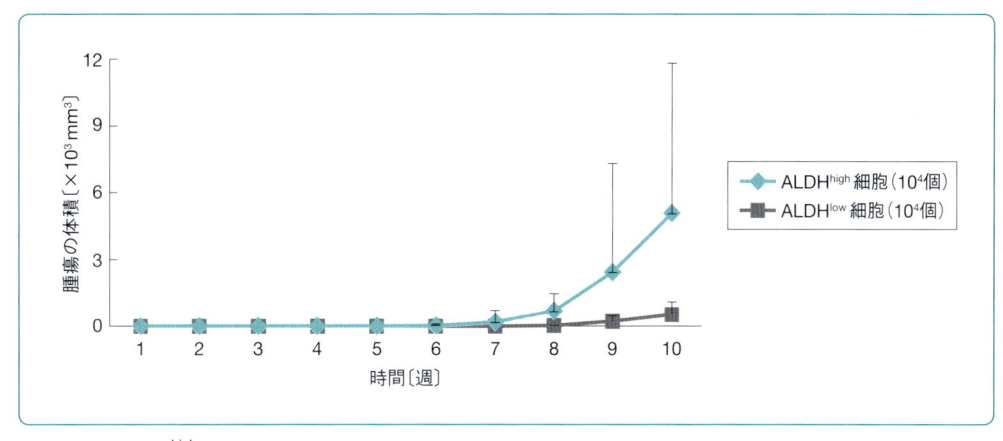

図20-4 ALDH^{high}細胞の免疫不全マウス移植における高い造腫瘍能

[Emori M, et al.：PLoS One, 8：e84187, 2013を一部改変]

を同定している[19]．がん腫においては，ヒト腎がん細胞株ACHNのSP細胞に高発現する腎がん幹細胞抗原としてDNAJB8を同定した[20]．DNAJB8は腫瘍組織において高い発現を示すが，正常組織では精巣以外では発現が検出されないがん・精巣抗原である．また，DNAJB8の遺伝子発現抑制により造腫瘍能は著しく抑制される．そして，DNAJB8由来ペプチド（HLA-A24/AFMEAFSSF）はヒト末梢血におけるCTL誘導能が高く，また，ペプチド特異的CTLクローンはSP細胞をより高く傷害した[21]．以上より，DNAJB8は高い免疫原性と優れた腫瘍特異性をもち，さらに造腫瘍能に必須な機能抗原であり，がん免疫における標的抗原として理想のひとつであると考えている．すでに述べたように，腫瘍選択性のきわめて高い理想の腫瘍拒絶抗原として変異抗原が現在脚光を浴びているが，がんの生存や増殖に機能的に関与しない抗原は，免疫逃避の過程で容易に抗原の発現を失うと考えられる．筆者らは共通のがん幹細胞抗原が次世代ペプチドワクチンの理想的な標的と考えて，現在も新たながん幹細胞抗原の同定に精力を注ぎ込んでいる．

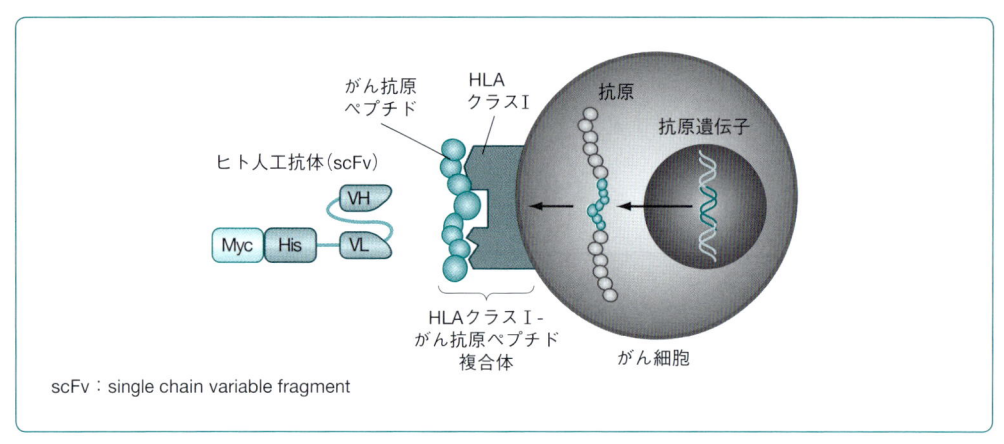

図20-5 HLAクラスI-がん抗原ペプチド複合体を特異的に認識するヒト人工抗体(scFv)の模式図

→ おわりに

　筆者らが肉腫に対するペプチドワクチンの第I相臨床試験から実感したことは，ペプチドワクチンの標的腫瘍は直径2cm以下が望ましい，そして，化学療法未試行例が望ましい，ということの2点である．これらの要素を鑑みると，次世代のペプチドワクチンは化学療法施行前のより早期での介入が望まれる．とくに骨肉腫に対して施行される強い骨髄抑制をきたす大量化学療法は，患者の生存率を飛躍的に改善したが，同時に，二次がんの発生率上昇をもたらしている[22]．これは大量化学療法によってがん抗原特異的CTLの機能または頻度が長期にわたって低下する可能性を示唆している．

　筆者らは，薬剤耐性能および抗原刺激に対する増殖能が高い免疫記憶T幹細胞の集団を新たに見いだしている．これらの細胞はCD73$^+$であり，米国より報告されたCD95$^+$記憶T幹細胞[23]よりもさらにナイーブT細胞に近い形質をもつ可能性がある．将来，免疫記憶T幹細胞の制御が可能になれば，ペプチドワクチンの効果増強，化学療法後の再発転移や二次がんの予防につながるかもしれない．

　一方で，直径2cmを超える大きな腫瘍に対してペプチドワクチンが単独で治療効果をあげることはむずかしい．免疫チェックポイント阻害剤併用ペプチドワクチンは1つの選択肢であるが，筆者らはHLAクラスI-がん抗原ペプチド複合体を特異的に認識する人工抗体が，今後，新しい治療薬になりうると考えている（図20-5）．これまでに筆者らはヒト抗体ファージディスプレイライブラリーを構築して，骨肉腫抗原由来のHLA-A2/PBF A2.2ペプチド複合体に特異的な人工抗体を開発した[24]．この技術ががん幹細胞抗原特異的人工抗体の創薬につながると考えている．

文　献

1) Tsukahara T, et al.：Cancer Res, 64：5442-5448, 2004.
2) Van Der Bruggen P, et al.：Cancer Immun, 13: 15, 2013.
3) Tsukahara T, et al.：Curr Immunol Rev, 4：235-241, 2008.
4) Tsuruma T, et al.：J Transl Med, 2：19, 2004.
5) Honma I, et al.：Cancer Immunol Immunother, 58：1801-1807, 2009.

6) Miyazaki A, et al.: Cancer Sci, 102: 324-329, 2011.
7) Kameshima H, et al.: Cancer Sci, 104: 124-129, 2013.
8) Kawaguchi S, et al.: Cancer Sci, 103: 1625-1630, 2012.
9) Rosenberg SA, et al.: Nat Rev Cancer, 8: 299-308, 2008.
10) Robbins PF, et al.: J Clin Oncol, 29: 917-924, 2011.
11) Rosenberg SA: Cancer Gene Ther, 21: 45-47, 2014.
12) Postow MA, et al.: J Clin Oncol, 33: 1974-1982, 2015.
13) Maki RG, et al.: Sarcoma, 2013: 168145, 2013.
14) Robbins PF, et al.: Nat Med, 19: 747-752, 2013.
15) Rizvi NA, et al.: Science, 348: 124-128, 2015.
16) Tran E, et al.: Science, 344: 641-645, 2014.
17) Srivastava PK: Adv Cancer Res, 62: 153-177, 1993.
18) Murase M, et al.: Br J Cancer, 101: 1425-1432, 2009.
19) Emori M, et al.: PLoS One, 8: e84187, 2013.
20) Nishizawa S, et al.: Cancer Res, 72: 2844-2854, 2012.
21) Morita R, et al.: Cancer Sci, 105: 389-395, 2014.
22) Lee JS, et al.: Cancer, 120: 3987-3993, 2014.
23) Gattinoni L, et al.: Nat Med, 17: 1290-1297, 2011.
24) Tsukahara T, et al.: J Biol Chem, 289: 22035-22047, 2014.

日本語索引

あ

悪性黒色腫
　（→メラノーマもみよ）……… 16, 52, 71, 120, 140, 151
悪性リンパ腫…………………………………… 133
アジュバント…………………………………… 73, 80
　　　──，RNA ………………………………… 43
　　　──，免疫 ……………………………… 42
アダプタータンパク質 ………………………… 105
アテゾリズマブ ………………………………… 159
アナジー ………………………………… 66, 68, 98, 120
アベルマブ ……………………………………… 160
アリール炭化水素受容体（AHR）……………… 38
アルギナーゼ-1（Arg-1）…………………… 105, 114
L-アルギニン …………………………………… 106
アロ反応性 T 細胞 …………………………… 142

い

移植腫瘍 ………………………………………… 52
移植片対宿主病（GVHD）…………………… 84, 142
I 型インターフェロン（I 型 IFN）………… 24, 112
遺伝子改変 T 細胞 ……………………………… 17
遺伝子操作 T 細胞療法 ……………………… 133
遺伝子治療 …………………………………… 133
イピリムマブ ……………………………… 151, 154, 161
インターフェロン（IFN）……………………… 43
　　　──-γ（IFN-γ）………………… 32, 37, 124
インドールアミン-2,3-ジオキシゲナーゼ（IDO）… 69, 105

う～お

ウイルス療法 …………………………………… 168

液性免疫 ………………………………………… 84
エクソソーム …………………………………… 69
エフェクターT 細胞 ……………………… 101, 120, 123
炎症性疾患 ……………………………………… 84
エンドソーム …………………………………… 80
　　　──，後期 ……………………………… 80
　　　──，初期 ……………………………… 80
オールトランスレチノイン酸（ATRA）……… 107

か

化学療法 ……………………………………… 162
核移植 ………………………………………… 141
獲得免疫 ……………………………………… 5, 32
活性酸素種（ROS）………………………… 48, 102, 106
活性窒素種（RNS）…………………………… 106
滑膜肉腫 ……………………………………… 182
可変部領域 ……………………………………… 63
α-ガラクトシルセラミド（α-GalCer）……… 32, 81
顆粒球コロニー刺激因子（G-CSF）………… 104
顆粒球マクロファージコロニー刺激因子
　（GM-CSF）………………… 79, 104, 114, 170
ガレクチン-9 ………………………………… 128
がん幹細胞 …………………………………… 177
　　　── 抗原 ……………………………… 182
がん関連微小環境 …………………………… 68
がん抗原 ………………………… 5, 52, 65, 176, 177, 181
　　　── 特異的 T 細胞 …………………… 142
がん・精巣抗原（CT 抗原）…………… 52, 54, 178
がん治療用ウイルス ………………………… 168
がん免疫応答 ………………………………… 3, 62
　　　── 療法 ……………………………… 6, 79
がん免疫監視機構 ……………………… 3, 11, 12

き～け

記憶 T 細胞（メモリーT 細胞）…………… 65
キメラ抗原受容体（CAR）………… 4, 17, 127, 133
急性骨髄性白血病 …………………………… 148
急性リンパ性白血病（ALL）……………… 6, 133
共刺激 ………………………………………… 78
　　　── シグナル ………………………… 135
　　　── 分子 ……………………… 120, 121, 151

187

日本語索引

胸腺間質性リンパ球新生因子(TSLP) ········· 38
共抑制分子 ···································· 120
キラー細胞免疫グロブリン様受容体(KIR) ········· 21
近交系マウス ·································· 52

グランザイム ································ 32, 61
クローニング法 ································ 143
クローン ······································· 142

形質芽細胞 ····································· 85
形質細胞 ···································· 84, 85
血管新生 ···························· 87, 105, 112, 116
血管内皮増殖因子(VEGF) ··············· 73, 104, 116
ケモカイン ························· 104, 109, 111, 116

こ

抗 Bv8 抗体 ··································· 109
抗 CD20 抗体 ································ 87, 88
抗 CTLA-4 抗体 ········· 4, 16, 72, 120, 121, 140, 152, 156
抗 PD-1 抗体 ··········· 4, 16, 72, 120, 121, 140, 151, 156
抗 PD-L1 抗体 ································ 159
抗 VEGF 抗体 ································ 162
効果相 ···································· 123, 125
抗原提示 ······································· 84
　── 細胞(APC) ····························· 97
抗原ペプチド ··································· 78
交差提示 ······································· 77
抗腫瘍免疫 ································· 168, 173
抗体依存性細胞傷害(ADCC) ················· 23, 152
抗体療法 ··································· 140, 151
骨髄由来抑制細胞(MDSC) ········· 6, 48, 68, 102, 117
　──（PMN-MDSC），多形核細胞系 ······· 102, 103
　──（M-MDSC），単球系 ················ 102, 103

さ

サイトカイン ····· 19, 24, 32, 38, 43, 61, 84, 111, 124, 138
　──，炎症性 ························· 104, 112, 114
　──，抗炎症性 ··························· 114, 117
　── 放出症候群(CRS) ···················· 134, 138
細胞傷害性 T 細胞(CTL) ············ 52, 60, 140, 172
サバイビン 2B ペプチド ························· 179

シクロオキシゲナーゼ-2 (COX-2) ············ 73, 105
自己免疫寛容 ························ 5, 66, 68, 84, 95, 140
自然免疫 ···························· 4, 32, 42, 111, 112
自然リンパ球(ILC) ······························ 37
樹状細胞(DC) ··························· 42, 43, 45, 76
　──，形質細胞様 ···························· 74

腫瘍関連抗原(TAA) ························ 169, 172
腫瘍関連マクロファージ(TAM) ······· 48, 104, 112, 116
腫瘍拒絶抗原 ·································· 52
腫瘍形成 ······································· 40
腫瘍浸潤リンパ球(TIL) ··············· 17, 105, 134
腫瘍内微小環境 ································ 104
初期化 ·· 141
人工アジュバントベクター細胞(aAVC) ········· 77, 81
人工抗原受容体 ································ 127
人工抗体 ······································ 184
新生血管 ······································· 40

制御性 B 細胞 ································ 85, 88
制御性 T 細胞(Treg) ·· 6, 60, 68, 78, 95, 96, 102, 104, 120
センチネルリンパ節(SLN) ······················· 68

増殖因子 ······································ 111

た

単純ヘルペスウイルスⅠ型(HSV-1) ·········· 169, 170

中枢性免疫寛容 ································· 66
腸内細菌 ······································· 70
　── 叢 ······································ 72
チロシンキナーゼ阻害剤 ························ 107

低酸素誘導因子(HIF) ·························· 117
定常部領域 ····································· 63
転移 ···································· 105, 116, 177
転写因子 ··································· 111, 114

頭頸部がん ····································· 33
逃避相 ······································ 12, 13
トシリズマブ ·································· 138
ドレス現象 ································ 20, 27, 28
トレメリムマブ ································ 155

な

ナイーブ T 細胞 ······················· 64, 77, 98, 123
ナチュラルキラー細胞(NK 細胞) ················ 19
ナチュラルキラー T 細胞(NKT 細胞) ··········· 31, 32
　──（iNKT 細胞），インバリアント ············ 31

ニボルマブ ································ 151, 156, 161

ネオ抗原 ···························· 16, 52, 58, 66, 71, 165
ネクロプトーシス ······························· 42

は 行

バイオマーカー ……………………………… 164
肺がん ……………………………………… 33, 77
　――（NSCLC），非小細胞 ………… 7, 16, 158
排除相 ……………………………………… 12, 13
パターン認識受容体(PRR) ………… 42, 79, 111
パターン分子 ……………………………… 42, 43
パッセンジャー突然変異 …………………… 72
パーフォリン ……………………… 3, 25, 32, 61

ピディリズマブ …………………………… 157
ヒンジ領域 …………………………………… 63

不応答（→アナジーもみよ）………… 66, 68, 120
不完全フロイントアジュバント(IFA) …… 179
副作用 ……………………………………… 181
フラジェリン ……………………………… 112
プラズマ細胞 …………………………… 84, 85, 88
プラズマブラスト ……………………… 84, 85, 88
プロキネチシン2 ………………………… 105
フローサイトメトリー解析 ………………… 38
プロスタグランジン E_2(PGE$_2$) ………… 73, 104

平衡相 ……………………………………… 12, 13
併用療法 …………………………………… 161
ベバシズマブ ……………………………… 109
ペプチド …………………………………… 76
　――ワクチン …………………… 176, 177
ペプチドグリカン ………………………… 46
ヘルパーT細胞(Th) ……………………… 61
変異抗原 …………………………………… 146
ペンブロリズマブ ………………………… 157

補助刺激 …………………………………… 120

ま 行

マイクロサテライト不安定性(MSI) ……… 72
マクロファージ ………………………… 6, 42, 111
　――，M1 ………………… 48, 111, 112, 114
　――，M2 ………………… 48, 111, 112, 114
　――，M2様 ……………………………… 74
マクロファージコロニー刺激因子(M-CSF) …… 104, 114
末梢性免疫寛容 ………………… 66, 77, 78, 95
マトリックスメタロプロテアーゼ(MMP) …… 116
　――-9(MMP-9) ………………………… 105
慢性リンパ性白血病(CLL) ……………… 133

ミッシングセルフ ………………………… 20
ミュータノーム …………………………… 58
　――解析 ………………………………… 58

メチルコラントレン誘発腫瘍 …………… 58
メラノーマ ……………… 7, 52, 120, 140, 151, 182
免疫監視機構 ……………………… 51, 68, 84
　――，がんの …………………… 3, 11, 12
免疫系 ……………………………… 3, 51, 111
免疫自己寛容（→自己免疫寛容をみよ）
免疫受容抑制性チロシンモチーフ(ITIM) …… 23
免疫チェックポイント …………… 120, 121, 151
　――阻害剤 ……… 16, 60, 120, 140, 153, 181
　――阻害療法 …………………… 11, 12, 68
　――分子 ……………………………… 6, 7, 16
　――療法 ……………………………… 101
免疫複合体 ……………………… 85, 86, 114
免疫不全マウス …………………………… 51
免疫編集 …………………………………… 68
　――，がん ……………………… 3, 11, 12

モノクローナル抗体 …………………… 85, 140

や〜わ

有害事象(irAE) …………………………… 163
遊走 ………………………………………… 116
誘導型一酸化窒素合成酵素(iNOS) …… 48, 105, 114
誘導相 …………………………………… 123, 124

4-1BB …………………………………… 126, 137
4-1BBL …………………………………… 126

リプログラミング ………………………… 141
リポ多糖(LPS) ………………………… 24, 112
リポタンパク質 …………………………… 112
リポペプチド ……………………………… 46
リンホトキシン ………………………… 89, 128

レチノイド関連オーファン受容体α(RORα) …… 37

濾胞ヘルパーT細胞(Tfh) ……………… 70, 80

ワクチン …………………………………… 42, 76
　――，カクテル ……………………… 180
　――，がん …………………………… 57
　――療法 ……………………………… 42

外国語索引

A

αβ T 細胞 ····· 60
aAVC (artificial Adjuvant vector cell) ····· 77, 81
adaptive resistance ····· 69
ADCC (antibody-dependent cell cytotoxicity) ····· 23, 152
AHR (aryl hydrocarbon receptor) ····· 38
ALL (acute lymphoblastic/lymphocytic leukemia) ····· 6, 133, 137
AP-1 ····· 112
APC (antigen-presenting cell) ····· 97
Arg-1 (arginase-1) ····· 105, 114
ATRA (all-trans retinoic acid) ····· 107

B

B 細胞 ····· 5, 60, 84
B 細胞性非ホジキンリンパ腫 ····· 137
B7-DC ····· 156, 159
B7-H1 ····· 156, 159
B10 細胞 ····· 88
BCG ····· 6, 44
BCG-CWS ····· 44
BCR (B cell receptor) ····· 84
BRAF ····· 73
BTLA (B and T lymphocyte attenuator) ····· 127
Bv8 ····· 105

C

C 型レクチン ····· 77, 79
——様受容体(C-type lectin-like receptor, CLR) ····· 43
C 領域 ····· 63
cancer immuno-editing ····· 3, 12
cancer immuno-surveillance ····· 3, 11
CAR (chimeric antigen receptor) ····· 4, 17, 127, 133
CAR-T 遺伝子治療 ····· 133〜135
CCL2 ····· 116
CCL4 ····· 73
CCL20 ····· 74
CCR7 ····· 78
CD1d ····· 32, 81
CD3 ····· 63
$CD8^+$ T 細胞 ····· 5, 61, 70, 98
CD11b ····· 102
CD15s ····· 99
CD19 抗原 ····· 134, 136
CD25 ····· 95, 97
CD27 ····· 126
CD28 ····· 5, 123, 136, 156
CD70 ····· 126
CD80 ····· 5, 96, 98, 123
CD86 ····· 5, 96, 98, 123
CD155 ····· 126, 127
CD160 ····· 128
CD226 ····· 126, 127
central tolerance ····· 66
cGAS (cyclic GMP-AMP synthase) ····· 113
CLL (chronic lymphocytic leukemia) ····· 133, 136
COX-2 ····· 73, 74, 105
——阻害剤 ····· 109
cross presentation ····· 77
CRS (cytokine-release syndrome) ····· 138
CT7 ····· 54
CT10 ····· 54
CT 抗原(cancer/testis antigen) ····· 54, 178
CTL (cytotoxic T lymphocyte) ····· 52, 86, 140, 172
CTLA-4 (cytotoxic T lymphocyte-associated antigen-4) ····· 7, 95, 96, 121, 123
CT-X 遺伝子 ····· 55
——，non ····· 55
CXCL13 ····· 73
CXCR5 ····· 73

D〜G

DAMP (damage-associated molecular pattern) ····· 42
DC (dendritic cell) ····· 76

外国語索引

DNA 突然変異数 ······ 72
DNA ミスマッチ修復酵素 ······ 72

EGFR (epidermal growth factor receptor) ······ 56
engineered T cell therapy ······ 133
ES 細胞 ······ 141
ex vivo 樹状細胞療法 ······ 79

Fas リガンド ······ 32
forward immunology ······ 177
Foxp3 ······ 70, 95

$\gamma\delta$ T 細胞 ······ 22, 60, 62
G47Δ ······ 169
α-GalCer (α-galactosylceramide) ······ 32, 81
—— パルス樹状細胞療法 ······ 34
GATA3 (GATA binding protein 3) ······ 38
GATA6 ······ 114
G-CSF ······ 104
GITR ······ 127
GITRL ······ 127
glucocorticoid-induced TNFR-related gene ······ 127
GM-CSF (granulocyte-macrophage colony-stimulating factor) ······ 79, 104, 114, 170
GVHD (graft vs host disease) ······ 84, 142

H〜K

HIF (hypoxia inducible factor) ······ 117
HIF-1α ······ 105
HLA (human leukocyte antigen) ······ 60, 144
—— ハプロタイプ ······ 144
HVEM (herpes virus entry mediator) ······ 128

ICOS (inducible T cell co-stimulator) ······ 125
ICOSL ······ 125
IDO (indoleamine-2,3-dioxygenase) ······ 69, 105
—— 阻害剤 ······ 74
IFN-γ ······ 3, 19, 37, 61, 70
IL-1β ······ 38
IL-2 ······ 24, 97
IL-3 ······ 104
IL-4 ······ 24
IL-5 ······ 38
IL-6 ······ 74
IL-9 ······ 38
IL-10 ······ 73, 74, 88, 114, 117
IL-12 ······ 24, 37, 39, 47
IL-13 ······ 38
IL-15 ······ 24, 73

IL-17 ······ 38
IL-18 ······ 24, 37
IL-22 ······ 38
—— 結合タンパク質 ······ 40
IL-23 ······ 38
IL-25 ······ 38
IL-33 ······ 38
ILC (innate lymphoid cell) ······ 37
ILC1 ······ 37, 39
ILC2 ······ 37, 39
ILC3 ······ 37, 40
immunogenic cancer cell death ······ 73
induced self ······ 20
iNKT 細胞 (invariant natural killer T cell) ······ 31
iNOS (inducible nitric oxide synthase) ······ 48, 105, 114
IPEX 症候群 (immune dysregulation, polyendocrinopathy, enteropathy, X-linked syndrome) ······ 97
iPS 細胞 ······ 141
irAE (immune related adverse event) ······ 154, 163
IRF3 ······ 112
ITAM (immunoreceptor tyrosine-based activation motif) ······ 64
ITIM (immunoreceptor tyrosine-based inhibition motif) ······ 23

KIR (killer immunoglobulin like receptor) ······ 21
—— ファミリー ······ 21, 23

L〜N

LAG-3 (lymphocyte activation gene-3) ······ 122, 128
LAGE ······ 54
LIGHT (lymphotoxin-like, exhibits inducible expression, and competes with herpes simplex virus glycoprotein D for HVEM, a receptor expressed by T lymphocytes) ······ 128
LPS (lipopolysaccharide) ······ 24, 112
Ly49 ファミリー ······ 21, 23

MAGE (melanoma antigen) ······ 53, 177
MAGE-A ······ 54
MART-1 抗原 ······ 142
M-CSF (macrophage colony-stimulating factor) ······ 104, 114
MDSC (myeloid-derived suppressor cell) ······ 48, 68, 74, 102
MHC (major histocompatibility complex) ······ 60
—— クラス I ······ 23, 53, 76, 81
—— クラス II ······ 76, 81
—— 拘束性 ······ 61, 76
microsatellite instability ······ 72
missing self ······ 20
M-MDSC (monocytic MDSC) ······ 102, 103

MMP（matrix metalloproteinase） ･･･････････････ 116
MMP-9 ･･ 105
MyD 88 ･･････････････････････････････････････ 105
　　── 経路 ･･････････････････････････････ 46, 49

naive T cell ･･･････････････････････････････････ 64
neo-antigen ･･･････････････････････････ 5, 14, 71
NF-κB ･･･････････････････････････ 74, 105, 112
NK 細胞（natural killer cell） ･･････････････････ 19
NKG 2D ･･････････････････････････････････ 22, 25
　　── リガンド ･･･････････････････････ 23, 25
NKT 細胞（natural killer T cell） ･･････････ 31, 32
NKT リガンド ･･･････････････････････････････ 81
NOD 様受容体（NOD-like receptor, NLR） ･･･ 43, 79, 113
Nox 1（NADPH oxidase 1, NADPH オキシダーゼ 1） ･･･ 106
NY-ESO-1 ････････････････････････････････････ 54

O～R

oncolytic virus ･･････････････････････････････ 168
oncolytic virus therapy ･･････････････････････ 168
OX 40 ･･･････････････････････････････････････ 127
OX 40L ･････････････････････････････････････ 127

PAMP（pathogen-associated molecular pattern） ･･････ 42
PBF ペプチド ･･･････････････････････････････ 180
PD-1（programmed cell death-1） ･････ 7, 47, 118, 121, 156
PD-1-PD-L1 抑制経路 ･･･････････････････････ 69
pDC ･･･ 74
PD-L1（programmed cell death-1 ligand-1） ･･ 118, 156, 159
PD-L2 ･･････････････････････････････････ 156, 159
peripheral tolerance ･･･････････････････････ 66, 78
PGE$_2$ ･････････････････････････････ 73, 104, 109
PMN-MDSC（polymorphonuclear MDSC） ･･････ 102, 103
PNT（peroxynitrite） ･････････････････････････ 106
poly I-C ･････････････････････････････････ 44, 80
PRR（pattern recognition receptor） ･･････ 42, 79, 111

Rag 遺伝子 ･････････････････････････････････ 147
reverse immunology ･････････････････････････ 178
RIG-I 様受容体（RIG-I-like receptor, RLR） ･･････ 43, 113
RIP3 経路 ･･････････････････････････････････ 49
RMA 腫瘍細胞 ･･････････････････････････････ 26
RMA-RAE-1 腫瘍細胞 ････････････････････････ 26
RNS（reactive nitrogen species） ･･････････････ 106
RORα（RAR-related orphan receptor α） ････ 37
RORγt ･･･････････････････････････････････ 38
ROS（reactive oxygen species） ･･････････････ 106

S～Z

self-tolerance ･･･････････････････････････････ 66
SEREX 法 ･･････････････････････････････････ 53
shared antigen ･･･････････････････････････････ 5
SSX 2 ･･････････････････････････････････････ 54
STAT 3 ･･････････････････････････････ 40, 74, 105
STAT 6 ･････････････････････････････････････ 115
SYT-SSX 転座融合遺伝子由来ペプチド ･････ 180

T 細胞 ･･･････････････････････････････････ 5, 60
　　── の輸注療法 ･･････････････････････ 11, 17
T 細胞受容体（TCR） ･･････････････ 60, 63, 135, 141
T 細胞製剤 ･････････････････････････････････ 150
TAA（tumor-associated antigen） ･･････････ 169, 172
TAM（tumor-associated macrophage） ･･･ 48, 104, 112, 116
T-bet ･･･ 37
TCR（T cell receptor） ･･･････････ 17, 60, 63, 135
　　── 遺伝子治療 ･･････････････････････ 134, 135
　　── 親和性 ････････････････････････････ 98
TCR-iPS 細胞 ･･････････････････････････････ 148
Tfh ･･････････････････････････････････････ 70, 80
TGF-β ･･･････････････････････････ 74, 87, 89
Th ･･ 61
Th 1 ･･･････････････････････････････ 37, 46, 61, 87
Th 2 ･･･････････････････････････････ 37, 46, 61, 87
Th 17 ･････････････････････････････････････ 37, 62
TICAM-1 経路 ･･････････････････････････････ 46
TIGIT ･･････････････････････････････････････ 126
TIL（tumor-infiltrating lymphocyte） ･･ 17, 70, 105, 134, 140
TIM-3（T cell immunoglobulin and mucin protein-3） ･･ 122, 128
T-iPS 細胞バンク ･･････････････････････････ 144
TLC（tertiary lymphoid structure） ･････････････ 70
TLR 2 ･･････････････････････････････････ 46, 49
TLR 3 ･･････････････････････････････ 46, 49, 73
TNF-α ･････････････････････････････････ 61
Toll 様受容体（Toll-like receptor, TLR） ･･ 25, 43, 79, 105, 111
Treg（regulatory T cell） ･･･ 6, 68, 74, 78, 95, 96, 102, 104, 123
TSLP（thymic stromal lymphopoietin） ･･････････ 38

V 領域 ･･････････････････････････････････････ 63
VEGF（vascular endothelial growth factor） ････ 73, 104, 116
VEGFR ････････････････････････････････････ 107

Wnt-β-カテニン ･････････････････････････ 73
WT1 抗原 ･･････････････････････････････････ 145

XAGE 1 ･････････････････････････････････････ 54

がん免疫療法のメカニズム解明と臨床への展開
がんと免疫　　　　　　　　　　　　　　　©2015

定価（本体 5,000 円＋税）

2015 年 10 月 15 日　1 版 1 刷

編　者　　坂口　志文
　　　　　西川　博嘉

発行者　　株式会社　南山堂
　　　　　代表者　鈴木　肇

〒113-0034　東京都文京区湯島 4 丁目 1-11
TEL 編集(03)5689-7850・営業(03)5689-7855
振替口座　00110-5-6338
ISBN 978-4-525-13471-6　　　　　Printed in Japan

本書を無断で複写複製することは，著作者および出版社の権利の侵害となります．

JCOPY　〈(社)出版者著作権管理機構 委託出版物〉
本書の無断複写は著作権法上での例外を除き禁じられています．複写される場合は，そのつど事前に，(社)出版者著作権管理機構(電話 03-3513-6969，FAX 03-3513-6979，e-mail: info@jcopy.or.jp)の許諾を得てください．

スキャン，デジタルデータ化などの複製行為を無断で行うことは，著作権法上での限られた例外（私的使用のための複製など）を除き禁じられています．業務目的での複製行為は使用範囲が内部的であっても違法となり，また私的使用のためであっても代行業者等の第三者に依頼して複製行為を行うことは違法となります．